能量生命与健康之道

陶 然 ◎ 著

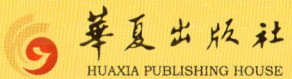

图书在版编目（CIP）数据

能量生命与健康之道/陶然著.--北京：华夏出版社，2018.9
ISBN 978-7-5080-9577-6

Ⅰ.①能… Ⅱ.①陶… Ⅲ.①常见病－慢性病－防治 Ⅳ.①R4

中国版本图书馆 CIP 数据核字（2018）第 203351 号

能量生命与健康之道

作　　者	陶　然
责任编辑	梁学超
出版发行	华夏出版社
经　　销	新华书店
印　　刷	三河市腾飞印务有限公司
装　　订	三河市腾飞印务有限公司
版　　次	2018 年 9 月北京第 1 版 2018 年 9 月北京第 1 次印刷
开　　本	710×1000　1/16 开
印　　张	22.5
字　　数	240 千字
定　　价	89.00 元

华夏出版社 　地址：北京市东直门外香河园北里 4 号　邮编：100028
网址：www.hxph.com.cn　电话：(010) 64663331（转）
若发现本版图书有印装质量问题，请与我社营销中心联系调换。

1. 陶然院士
2. 陶然院士获得联合国生态与生命安全科学院院士证书
3. 联合国常务秘书长泰格奈瓦克·盖图对陶然院士取得的成就表示祝贺
4. 陶然院士荣获"首都优秀医务工作者"荣誉称号
5. 陶然院士与中国工程院蔡吉人院士、沈昌祥院士、周仲义院士、魏正耀院士、倪光南院士，中国科学院郑建华院士共同参加第23届Internet安全利用学术研讨会并发言

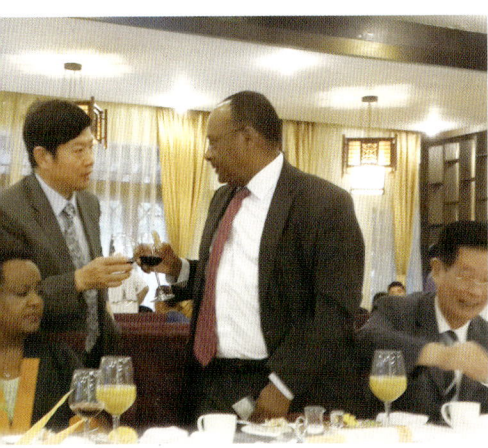

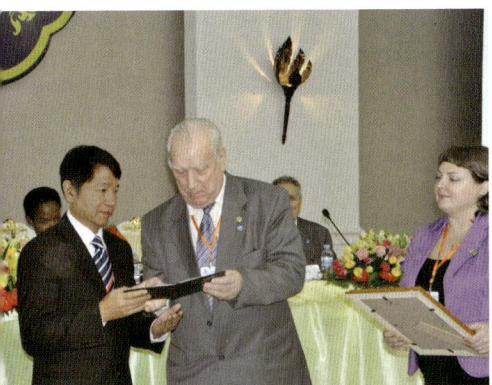

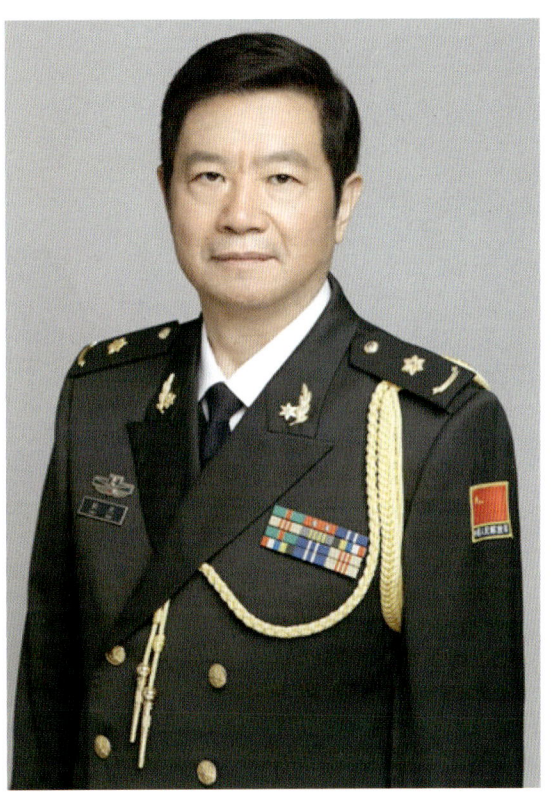

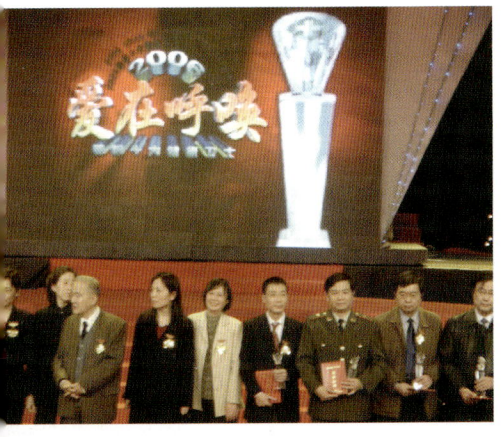

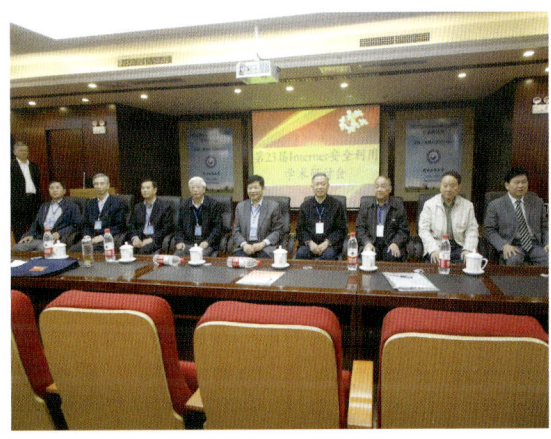

1	2
3	4
5	6

1. 陶然教授在中俄医科大学联盟理事会暨学术交流会议发表演讲
2. 陶然教授被卫生部聘任为京津冀临床心理服务联盟国家战略执行专家
3. 陶然教授与中国航天总工程师王永志将军、钱学森之子钱永刚合影
4. 陶然院士与心理学家海蓝博士合影
5. 陶然教授与少儿节目主持人鞠萍、青少年犯罪心理专家王大伟共同关注青少年心理健康
6. 陶然院士与登呷堪布讨论大健康问题

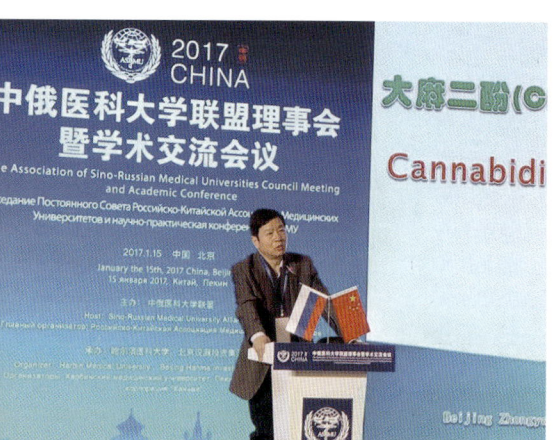
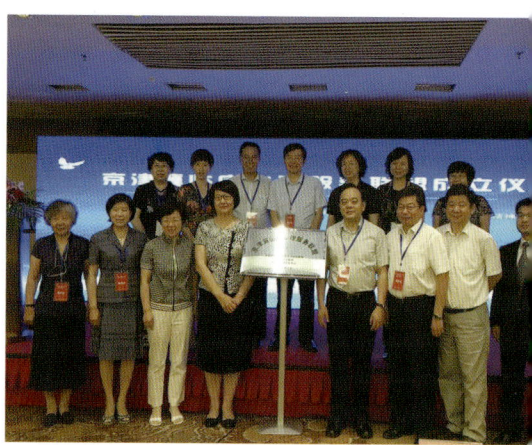
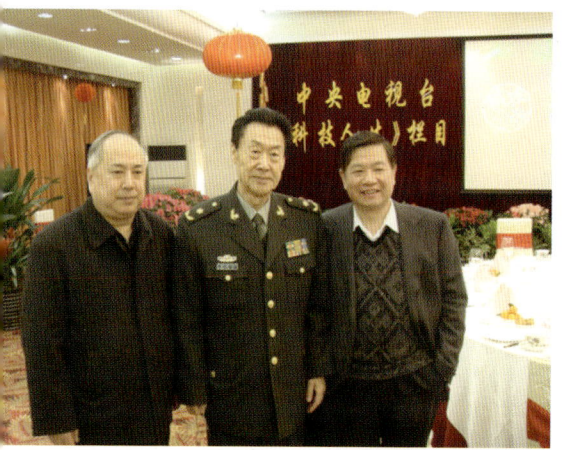
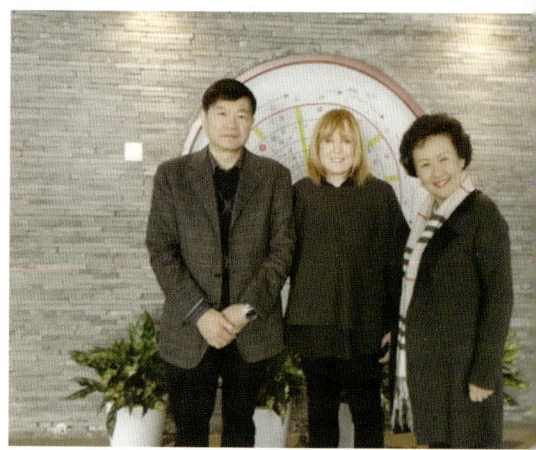
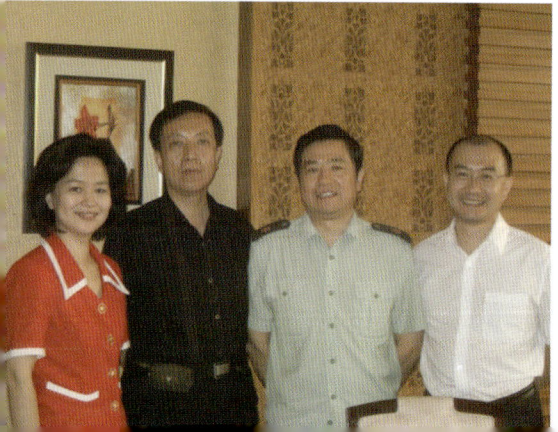
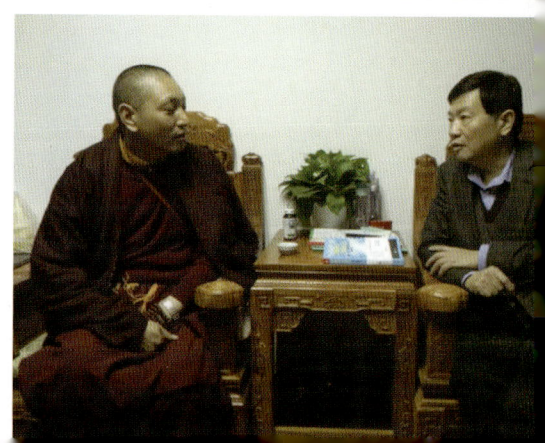

1	2
3	4
5	6

1. 陶然教授接受央视新闻台采访
2. 陶然教授与白岩松做汶川灾后心理救援节目
3. 陶然教授与著名电视节目主持人崔永元合影
4. 陶然教授做客中央电视台《健康之路》节目
5. 陶然教授接受著名主持人阿丘采访并合影
6. 陶然教授接受著名主持人撒贝宁采访并合影

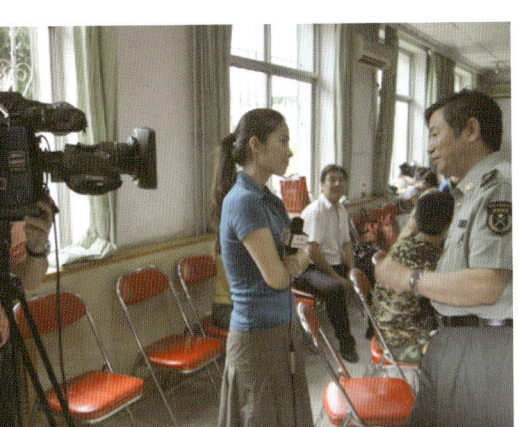
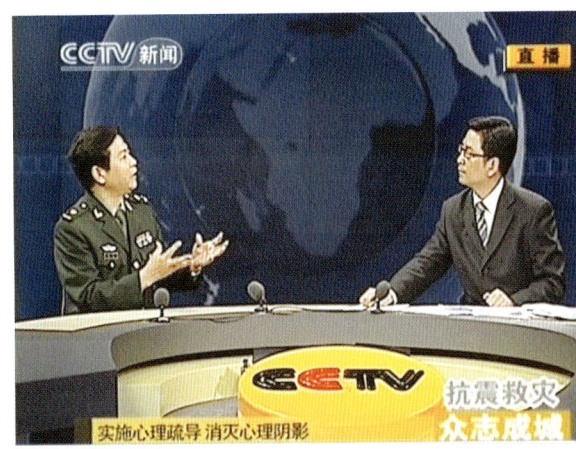
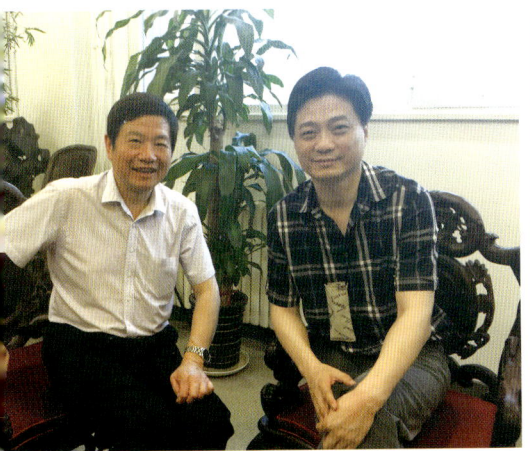
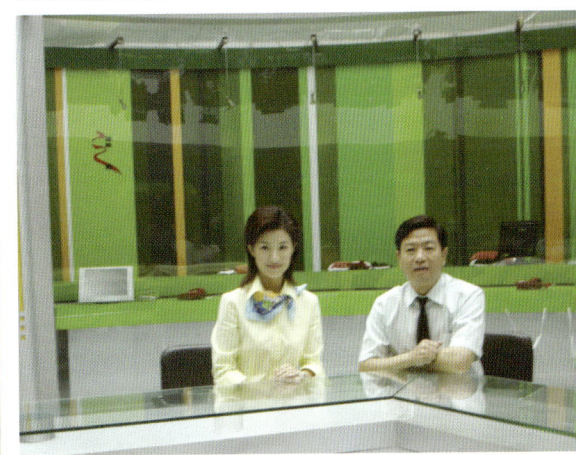
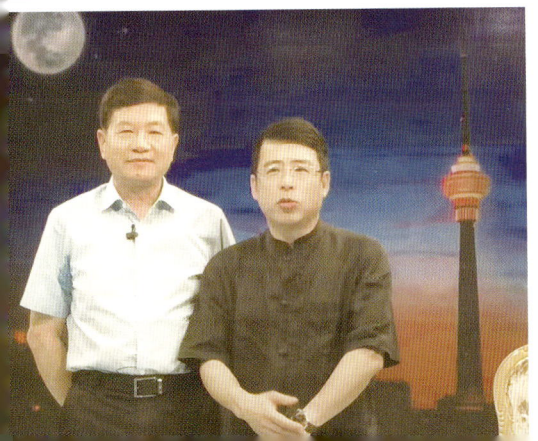
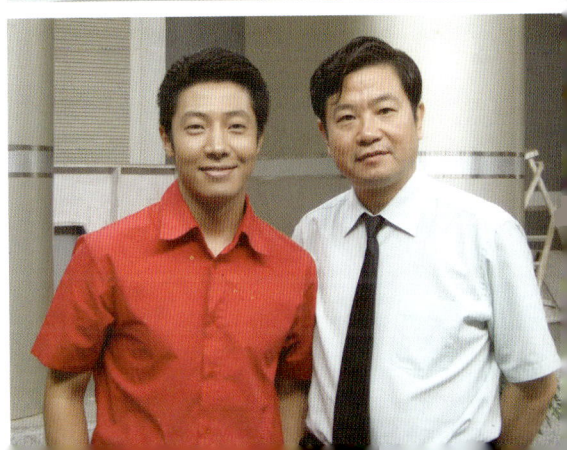

1	2
3	4
5	6

1. 陶然教授应邀到荷兰参加世界卫生组织（WHO）成瘾大师级学术交流
2. 陶然教授接受法国电视台采访
3. 陶然教授接受德国RLT电视台采访
4. 陶然教授接受丹麦国家广播电视台采访
5. 陶然教授接受澳大利亚电视新闻七台采访
6. 陶然教授接受西班牙电视台记者采访

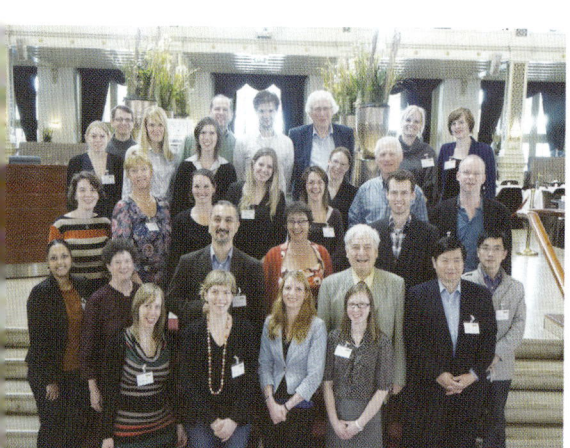
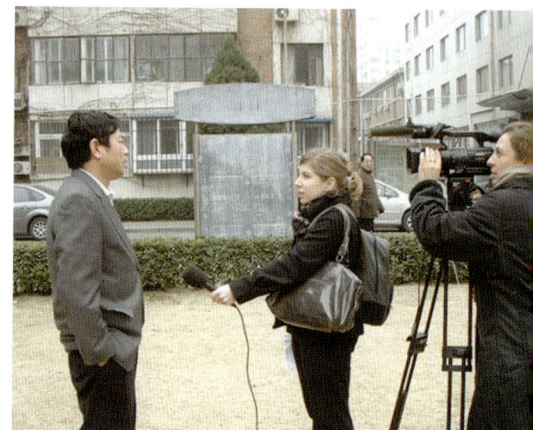
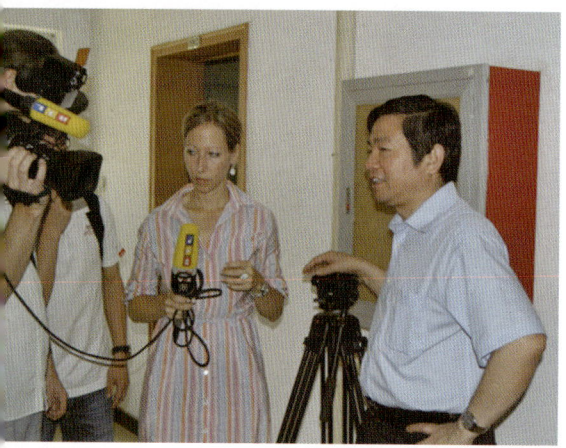
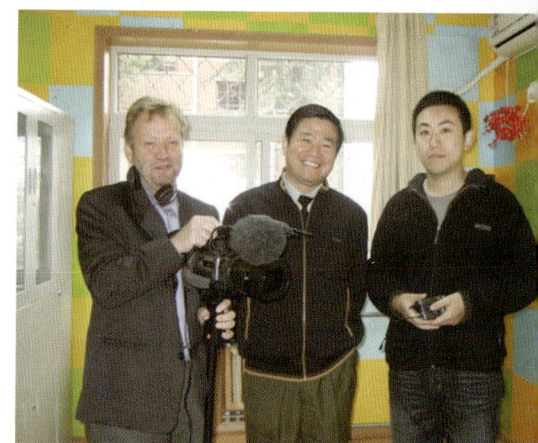
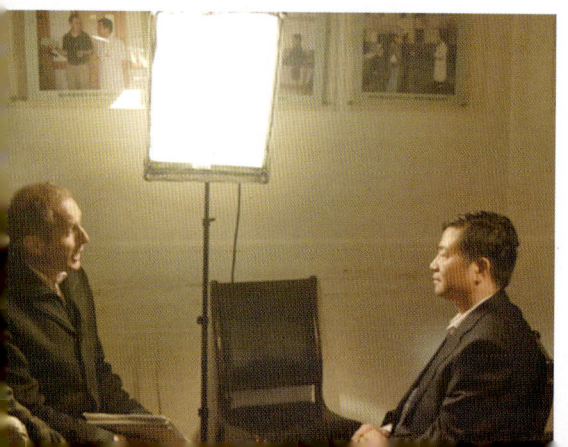
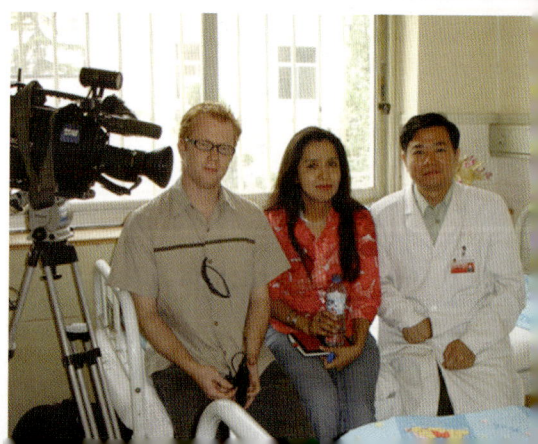

1	2
3	4
5	6

1. 陶然教授接受美国NBC广播公司采访
2. 陶然教授接受荷兰国际新闻电视台采访
3. 陶然教授接受半岛电视台采访
4. 陶然教授接受英国路透社记者的采访
5. 陶然教授接受美国《时代周刊》记者采访
6. 陶然教授接受美国哥伦比亚广播公司记者采访

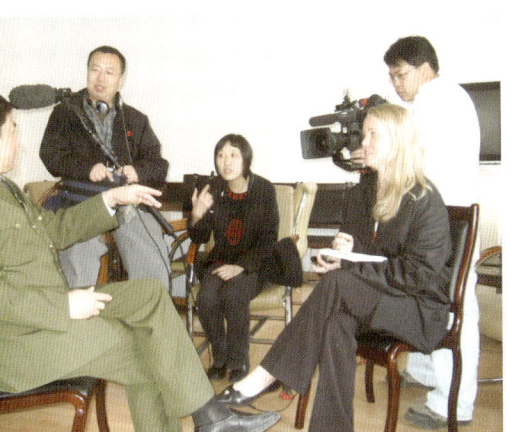
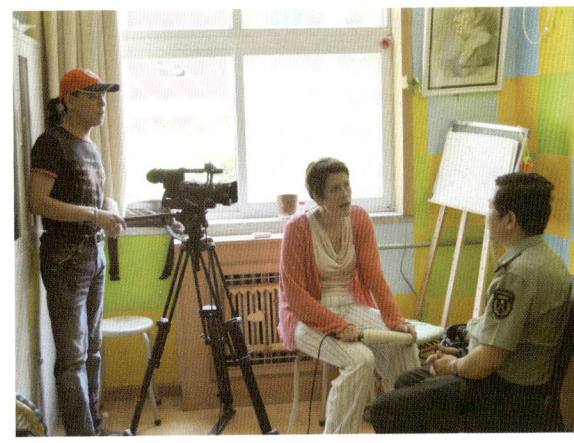
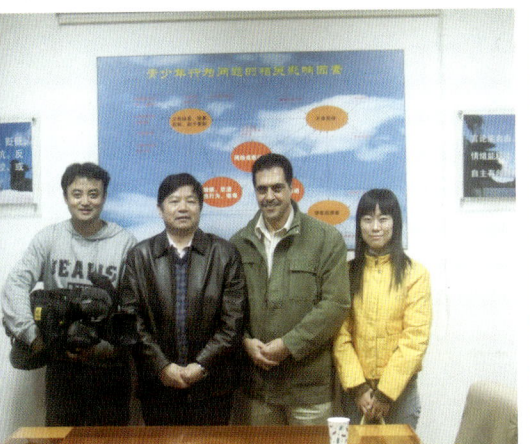
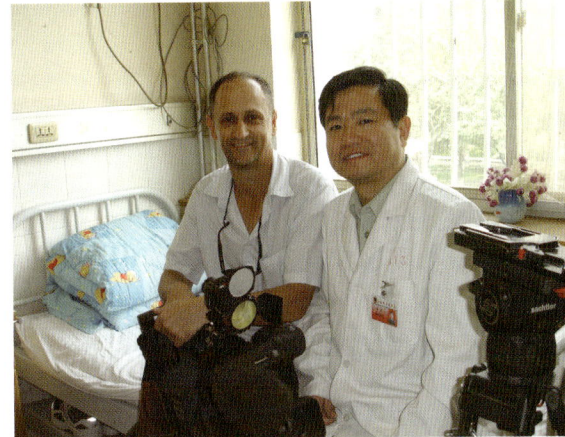
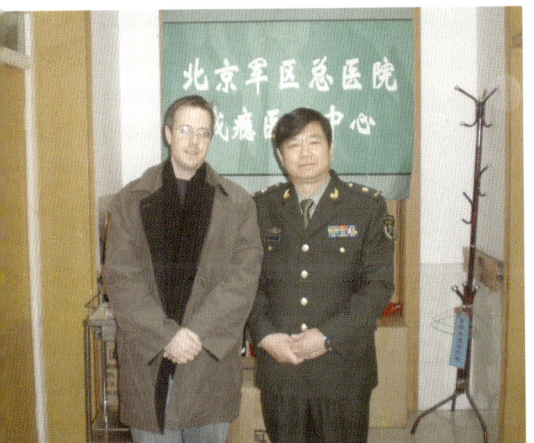
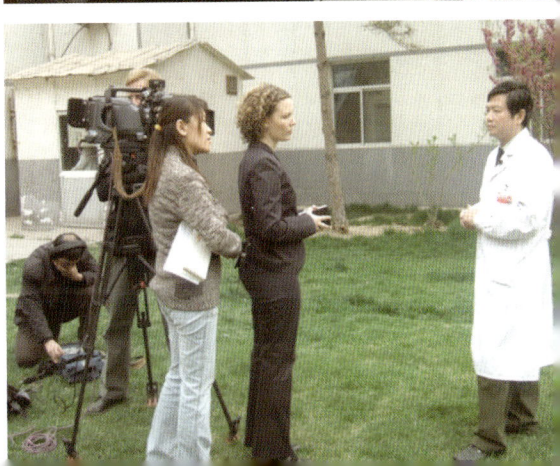

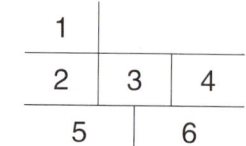

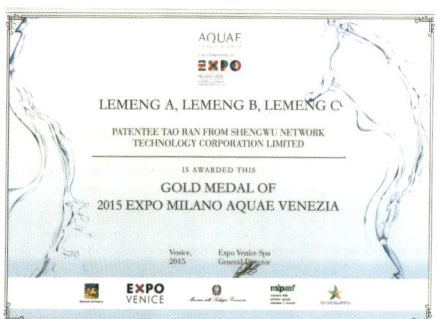

1. 第42届米兰世博会金奖
2. 科学杂志封面
3. 德国《明镜》周刊对陶然教授进行采访与报道
4. 美国《时代》周刊对陶然教授就网瘾与抑郁症治疗进行采访和报道
5. 牛津大学出版《行为成瘾》（behavioral addictions）的编者之一
6. 陶然教授是德国斯普林格出版社《物质成瘾》的作者之一

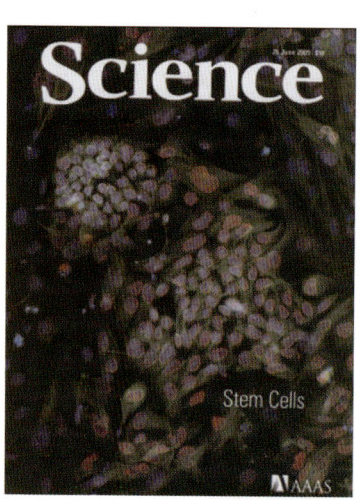
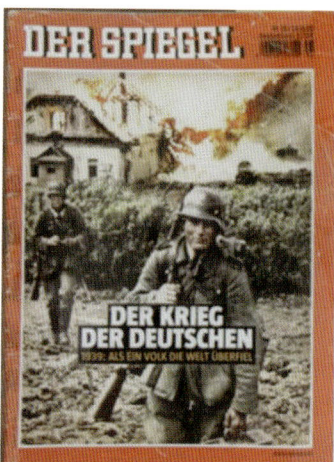
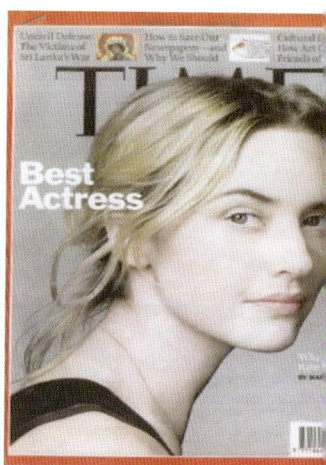
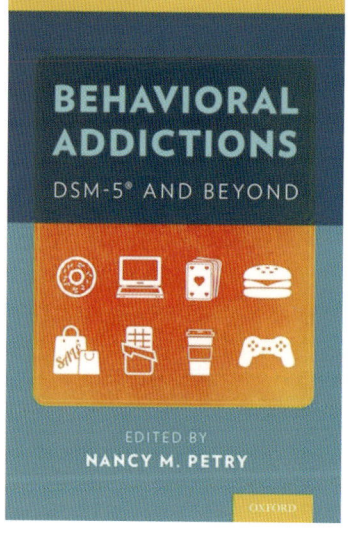
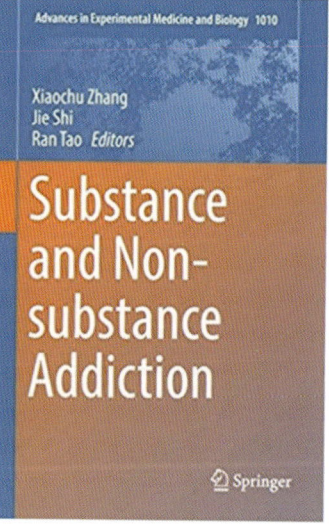

目 录

自序　十年磨出能量医学一剑　001

序言一　健康才是王道　005

序言二　慢性疾病真的不可防治吗？　009

第一章
能量生命

引　言　002
第一节　能量生命与《黄帝内经》　009
第二节　能量生命与中药、经络　012
第三节　能量生命与慢性病　015

一、能量生命与抑郁症　　015
　　　二、能量生命与癌症　　016
　　　三、能量生命与糖尿病　　017
　第四节　能量生命无处不在　　018
　　　一、能量生命与四季　　018
　　　二、能量生命与风水　　022
　　　三、能量生命与民族兴亡　　022
　第五节　如何修灵（修能量）　　026
　第六节　负性精神能量的源头　　041
　　　一、成长过程中爱的缺失　　042
　　　二、家庭的伤害（控制教育）　　043
　　　三、家庭的人际关系不良　　045
　　　四、家庭积极能量和消极能量对孩子成长的影响　　049
　第七节　负性精神能量是怎样进入体内的　　054
　　　一、情绪刺激和身体伤害殊途同归　　054
　　　二、你为什么比别人容易感冒　　056
　　　三、我们不要生活在草木皆兵的世界里　　058

第二章

生物生命

　引　言　　064
　第一节　饮食与基因不匹配，基因病态或变异表达与营养失衡　　066
　第二节　氧化、抗氧化失衡与免疫识别"误判"及慢性炎症　　078
　　　一、氧化（氧自由基、抗氧化）　　078
　　　二、免疫识别"误判"与慢性炎症　　084

第三节 不良的生活方式　092
　　一、炎性饮食：糖、面、米摄入过多　092
　　二、劳、逸不结合　094
　　三、过量吸烟、喝酒　095
　　四、饮食不节、不洁、不律，偏食、挑食　097

第四节 胃肠道生态环境的重创　100
　　一、胃肠道在人体中的功能　100
　　二、破坏胃肠道功能的主要因素　103
　　三、肠道菌群　107

第五节 其他慢性疾病致病因素　111
　　一、神经递质失调　111
　　二、内分泌失调　112
　　三、排毒、解毒功能下降　115

第六节 生命健康教育的缺乏与西医的"奴化"　117

第三章
能量生命与生物生命的关系

第四章
西医的弊端与优势

第一节 西医理论的缺陷　135
　　一、注重对抗性治疗，对预防重视不够　135
　　二、缺乏系统论和整体观　136
　　三、在诊疗过程中缺乏平衡观的应用　137

四、不够重视"医食同源"的思想　138

五、不够注重心理因素、社会因素，缺乏人文关怀　140

六、在治疗过程中易产生医源性损伤　142

七、对人体自身修护能力重视不足　144

第二节　西医疾病的分类体系　145

一、创伤性疾病——西医辅助，主要靠自身愈合的疾病　145

二、代谢性疾病——令西医无奈的疾病　146

三、精神性疾病——家庭社会负担重，西医无力治好的疾病　147

四、感染性疾病——西医卓有成效，又面临新挑战的疾病　149

五、其他——令西医望洋兴叹的疾病　150

第三节　西医的治疗手段　151

一、药物治疗　151

二、手术治疗　157

三、放射治疗　159

第五章

抑郁症——由免疫和代谢紊乱引发，根源在肠道，表现在大脑

第一节　概述　164

一、抑郁症的现状　164

二、抑郁症的定义　165

三、抑郁症的症状　165

　　　　四、抑郁症的诊断标准　167
第二节　西医对抑郁症的认识　169
　　　　一、西医对抑郁症发病机制的认识　169
　　　　二、西医对抑郁症的治疗　171
　　　　三、西医在抑郁症诊疗上的缺陷　172
第三节　对抑郁症的新认识　178
　　　　一、抑郁症病因及发病机制的新认识　178
　　　　二、抑郁症是一种由免疫紊乱引发的代谢性疾病　186
　　　　三、多项检测指标有利于抑郁症的早期诊断　188
　　　　四、对抑郁症治疗的新思路　192
　　　　五、对抑郁症治疗的展望　195

第六章
糖尿病——肝胰肾慢性炎症的结果

第一节　概述　203
　　　　一、糖尿病的现状　203
　　　　二、对糖尿病的认识　204
　　　　三、糖尿病的症状　205
　　　　四、糖尿病的并发症　205
　　　　五、糖尿病的分型　206
第二节　西医对糖尿病的认识　208
　　　　一、西医对糖尿病发病机制的认识　208
　　　　二、西医对糖尿病发病机制的解释　209
　　　　三、西医对糖尿病的治疗　210
　　　　四、西医在糖尿病诊疗上的缺陷　212

第三节　对糖尿病的新认识　214
　　一、对糖尿病病因及发病机制的新认识　214
　　二、对糖尿病治疗的建议　220

第七章
心脑血管疾病——血管的慢性炎症性疾病

第一节　概述　227
第二节　西医对心脑血管疾病的认识　228
　　一、西医对心脑血管疾病病因及发病机制的认识　228
　　二、西医对心脑血管疾病的治疗　229
　　三、西医在心脑血管疾病诊疗上的缺陷　231
第三节　对心脑血管疾病的新认识　234
　　一、对心脑血管疾病病因及发病机制的新认识　234
　　二、对心脑血管疾病防治的新认识　237

第八章
痛　风——肝肾慢性炎症的结果

第一节　概述　243
　　一、痛风的现状　243
　　二、痛风的定义　244
　　三、痛风的临床症状　244
　　四、痛风的诊断依据　245
第二节　西医对痛风的认识　247

　　　　一、西医对痛风病因的认识　247
　　　　二、西医对痛风的治疗　249
　　　　三、西医在痛风诊疗上的缺陷　250
　　第三节　对痛风的新认识　255
　　　　一、对痛风病因及发病机制的新认识　255
　　　　二、对痛风治疗的新看法　261

第九章
癌　症——长期营养失衡的结果

　　第一节　概述　267
　　　　一、癌症的现状　267
　　　　二、癌症的定义　268
　　第二节　西医对癌症的认识　269
　　　　一、西医对癌症的治疗　269
　　　　二、西医在癌症诊疗上的缺陷　269
　　第三节　对癌症的新认识　274
　　　　一、对癌症病因及发病机制的新认识　274
　　　　二、对癌症治疗的新认识　282

第十章
精神心理疾病——与免疫紊乱和代谢有关的疾病

　　第一节　西医在精神心理疾病诊疗方面的缺陷　287
　　第二节　对精神心理疾病的新认识　289

一、精神心理疾病的病因　289

二、精神心理疾病治疗的建议　295

第十一章
失　眠——由免疫紊乱引发的神经递质代谢异常的结果

第一节　概述　298

　　一、失眠的现状　298

　　二、失眠的定义及诊断标准　298

第二节　西医对失眠的认识　303

　　一、西医对失眠病因的认识　303

　　二、西医对失眠的治疗　304

　　三、西医在治疗失眠上存在的弊端　305

第三节　失眠与其他疾病　307

　　一、失眠与抑郁、焦虑　307

　　二、失眠与痴呆　308

　　三、失眠与心脑血管疾病　308

第四节　对失眠的新认识　309

　　一、对失眠病因的新认识　309

　　二、对失眠治疗的建议　312

第十二章
骨关节炎——由免疫紊乱引发的骨关节慢性炎症的结果

第一节　概述　318
　　一、骨关节炎的定义及现状　318
　　二、骨关节炎的临床症状　318
　　三、骨关节炎的诊断标准　319
第二节　西医对骨关节炎的认识　322
　　一、西医对骨关节炎发病机制的认识　322
　　二、西医对骨关节炎的治疗　323
第三节　对骨关节炎的新认识　325
　　一、对骨关节炎病因及发病机制的新认识　325
　　二、对骨关节炎治疗的建议　326

参考文献　328

自　序
十年磨出能量医学一剑

> 哲学思维和人文情怀是做良医的必备条件。
>
> ——陶然

写这本关于能量医学的书，我酝酿了十年却迟迟未敢动笔，掣肘的是，它涉及到多学科（整合医学）、多领域（儒释道文化）的知识，需要耗费大量时间和精力去广泛涉猎，特别是需要靠悟性取其精粹，融会贯通，更重要的是在此基础上需进行创新和发展，趟出一条防治慢性疾病的新理论、新途径，真正让疾病医学走向健康医学。

近几年来，有几件事促使我坚定了写下此书的决心。

——一些从事医学工作的研究生同学和好友英年早逝,我在痛心之余,深感生命的脆弱和医学的无力,如果这些人能早日意识到和掌握预防疾病和自我保健的知识,这种悲剧便可避免。

——本人曾罹患高血压、高血糖、高血脂,西医让我终生服药的恐惧感和无力感,促使我另辟蹊径探索能量生命与生物生命的平衡疗法,用于自身成功后得到了自我救赎。随后将此方法应用于临床效果理想,所以想以书的形式与广大朋友分享。

——特别是能量医学里面的能量生命理论与实践较为碎片化,加之没有科学地贯穿到生物生命理论之中,广大患者因此在实践中往往不能取得应有的效果,有的甚至适得其反。比如在现实生活中,有的高德之人非常注重修炼精神能量和宇宙能量,却忽视了细胞能量的必要性而罹患各种慢性疾病。因此,将能量生命和生物生命有机统一、融合和贯通,就显得尤为重要。

——中医的阴阳理论较为抽象,难以理解、应用。而能量医学包含的能量生命的"阳"与生物生命的"阴"能很好地诠释中医的阴阳理论,并让其具体化、实操化、与时俱进。

——近几年来,大健康产业如火如荼、风起云涌。问题是,什么是大健康?用什么理论来指导大健康产业?让其既有理论指导,又能落地实施。因此,迫切需要此方面的健康"指南"。

——慢性疾病为多因素致病,而西医多采用单因素对抗干预,迫切需要整合医学理论来扭转此现象。此书就是一本整合了中医、精神心理学、免疫营养学、基因组学、生物学、民族医学等理论及儒释道文化合一的专著。

自　序

　　本人是一名从医30多年的西医临床医生，此书无意否认西医在医学领域的成就，书中的一些观点可能与目前医疗主流观点不一致甚至相反（我认为，大多数慢性疾病与基因和免疫低下没有太大关系，而与免疫紊乱有关），但希望能够起到抛砖引玉的作用，引起对慢性疾病防治的反思和思考，希望能探索出一个新的诊疗理念和模式。

　　同时呼吁西医同行们放下傲慢与偏见，关注五千年的中医理论、民族医学、儒释道哲学文化。

　　《能量生命与健康之道》这本书的问世，得到了方方面面的关心、支持和帮助，在此一一表示感谢。

　　感谢我的好友冯飞先生参与写作并提出宝贵意见。

　　感谢我的学生赵薇、阎杏杏帮助查阅资料，并参与内容的整理和写作。

　　感谢我的弟子李赫对此书的精心策划与编辑。

　　感谢我的好友桑吉平措的鼎力支持。

　　感谢我的好友杨华良、郭威、丁军波给予的信任与支持。

　　感谢我的学生任楚远和李焕参与此书理论数据的科学研究和临床总结。

　　感谢李彬董事长、周美群和谭湘蓉副院长给予此书写作的大力支持。

　　感谢山东教育电视台刘涛台长的支持。

　　感谢香港城市大学岳晓东博士的支持。

　　感谢彬彬帮心理应用研究院执行院长应力的支持。

　　感谢安定医院李占江院长及姚淑敏医生的支持。

感谢著名心理学家杨凤池的支持。

感谢李冬升董事长的支持。

感谢陆军总医院的领导程齐波、王亚平、袁士宗长期给予的关心支持。

感谢陆军总医院肖利军博士、黄秀琴主任的支持。

感谢北京医生有限责任公司董事长罗苏东的支持。

感谢北京彼康健康科技有限责任公司董事长彭广春、总经理宫强的支持。

感谢朝闻道公司田镜远大师的支持。

感谢戴宝顺先生的支持。

感谢麦德信专业药房连锁（菏泽）有限公司户秀菊总经理的支持。

感谢崂山太清宫郭清礼道长。

感谢国安阳周易学院程振清教授的支持。

感谢中研万康中医医院和中国青少年心理成长基地全体同仁。

感谢联合国生态生命安全科学院院长鲁萨克。

感谢好友谭峰云、张峰的长期大力支持。

感谢陶氏医学每一位弟子的大力支持。

感谢我的家人。

陶然

2018年8月10日

序言一
健康才是王道

人生最大的本事是什么？

每个人的角度不一样，答案就会有 N 多种：做高官、得厚禄、娶娇妻、成名人……

其实，上述这些只是人生本事之一，算不得"最大的本事"。

那么人生最大的本事究竟是什么呢？

古人云："百金买骏马，千金买高爵。万金买美人，何处买青春。"但我们要问的是，何处买健康？

在我们身边，事业有成者却因病英年早逝的例子比比皆是，这种阴阳两隔的悲剧让其家人肝肠寸断，追悔莫及。拥有亿万家产的乔布斯，却买不到一个健康的胰腺；演艺明星傅彪尽管进行了两次肝移植手术，也未能阻止生命走向终结，让人扼腕叹息……

由此可见，唯有真正洞悉健康奥秘的人，自己当好自己的保健医，在健康的前提下，得以长寿，尽享生活的美好，才真正可以称得上掌握了"人生最大的本事"。

《红楼梦》里的《好了歌》有诸多注解，但浓墨重彩的一笔还是在喟叹生命的无常和健康的重要——

世人都晓神仙好，惟有功名忘不了！

古今将相在何方？荒冢一堆草没了。

世人都晓神仙好，只有金银忘不了！

终朝只恨聚无多，及到多时眼闭了。

世人都晓神仙好，只有姣妻忘不了！

君生日日说恩情，君死又随人去了。

世人都晓神仙好，只有儿孙忘不了！

痴心父母古来多，孝顺儿孙谁见了？

无论是达官贵人还是商贾富豪，一旦失去健康，那些荣誉、财富、地位、权力、成就能伴您多久？生命一旦结束，您拥有的一切就随之消失。人生的所有财富和名誉是无数个"0"，只有身体健康才是"1"，如果没有这个"1"，人生也只是一个"0"。

所以仓央嘉措无限感慨地在诗中说："世间事，除了生死，哪一件不是闲事？"

古人云："父母不懂医，为不慈；子不懂医，为不孝。"作者认为还应加上一句：自己不了解自己的健康，为不智。

那么，我们怎么才能当好自己的保健医，了解和掌握生命健康的基本知识，不去糟蹋（熬夜、吸烟、过度饮酒等）自己的生命健康，避免疾病特别是慢性疾病降临到自己头上呢？

那就请拨冗了解此书核心内涵：能量医学，特别是其中能量生命和生物生命的关系，并在生活中去践行和提升。还要细致了解：一、饮食与基因的不匹配，首先导致营养失衡与抗氧化能力弱化，然后导致基因病态或变异表达及炎性反应；二、氧化与抗氧化失衡与免疫"误判"及慢性炎症之间的关系；三、修正生活中的不良习惯；四、保护肠道的重要性；五、内分泌失调、解毒排毒能力低下对生命健康的影响等方面的知识，才能更好地保护自己和家人，也减少了因病对社会造成的负担。

另外，在日常生活中还需要多读一些中医、修禅、太极、瑜伽、心理学等与健康有关的书籍。纸上得来终觉浅，绝知此事要躬行，此话就是要求我们在掌握了相关的健康知识后，还需要理论联系实际，积极实践，身体力行。

作为一名长期从事健康教育的宣传者，我在第一时间拜读此书，其独特的视角、新颖的理论、科学的论证、循证医学的总结，给人以醍醐灌顶、耳目一新的科普充电。既颠覆了以往被我们视为圣经的错误科学理念，又开辟了一种全新的、科学的健康医学方向。

此书建立了一种防治慢性疾病的新理论体系，是疾病医学迈向健康医学的里程碑，是当下大健康产业最具实操性的健康指南，更是首部实至名归的整合医学专著（第三医学），必将对防治慢性疾病产生积极而深远的影响！

健康才是王道！祝愿您掌握健康之道，觉察生命健康的奥秘，触摸和感知到虚幻缥缈却又无处不在的"灵",让自己的能量生命和生物生命融汇贯通,充盈勃发!

中国医院院长杂志社主任记者

冯飞

序言二
慢性疾病真的不可防治吗？

  我国慢性疾病呈井喷式增长，大多数人死于慢性疾病，其间病人及家人所承受的巨大身心痛苦难以言表。绝大多数的病人得了慢性疾病之后都去看西医，但总是满怀希望而去，带着失望而归。医生总告知病人，你得了慢性疾病，没有什么好办法，需要终生服药（从一级医院到三甲医院用的药物没有太多变化）。在临床上，西医医生每天重复着机械的动作：检查、开方、下一位。

  慢性疾病不可防治的惯性思维，与西医对我们的长期"奴化"密不可分。在我们潜意识里总认为西医是科学的、权威的、不可置疑的，而五千年的中医却被认为是不科学的、民间的、"旁门左道"的。因此，凡是被西医确诊为慢性疾病而不可治愈的人，就"理所当然"地认命了。

慢性疾病真的不可防治吗？答案是否定的。

本书作者通过多年的临床研究发现，西医面对慢性疾病之所以无能为力，究其原因是其理论过于片面化、不辨证，没有整体观和辨证论，慢性疾病是多因素发病，而西医多采用单因素对抗治疗，更没有从本书作者研究的能量生命和生物生命的角度来考虑人体的健康。能量生命和生物生命贯穿整个中医（及佛医、道医、民族医学等）、西医的理论体系，是首部实至名归的整合医学专著。

该书主要从能量医学的能量生命（宇宙能量、精神能量、细胞能量）到生物生命（饮食与基因不匹配、氧化与抗氧化失衡与免疫识别"误判"及慢性炎症、不良生活方式等）两方面入手，揭示了慢性疾病的发生、发展、转归的规律性，奠定了从疾病医学到健康医学的理论基础。

本书以科普的形式将能量生命、生物生命和慢性疾病的关系进行了详细阐述，旨在让人们尽量了解和掌握防治慢性疾病的科学知识，并在日常生活中加以应用，并有意识地改变不良习惯，以保证身心健康，摆脱慢性疾病不可治愈的固化思维。

在中国，采取各种方式方法进行修身养性的人比比皆是，但真正掌握能量生命（细胞、精神、宇宙）精髓和要诀进行顺序修身养性（由上至下或由下至上）或三者同修的人寥寥无几。正因如此，许多人在修身养性的过程中，没有取得应有的效果，甚至适得其反。市面上有不少介绍修能的书籍，但大多过于碎片化和片面化，缺乏整体观和系统论。作者恰恰弥补了上述不足，在此书中详细阐述了能量生命的内涵及获得与贯通的方法，并将其与生物生命相结合进行综合论述，填补了这方面的空白。

此书在生物生命章节中详细阐述了饮食与基因不匹配和营养失衡（国外权威文献报道95%的人均营养失衡）与基因病态或变异表达的关系及如何防治，告知国人怎么吃、吃什么才是科学的，进而阐述基因不是导致慢性疾病的罪魁祸首，让人耳目一新的认知到，慢性疾病不可防治不应该成为理所当然，从而提高人们对慢性疾病防治的信心。

引发慢性疾病的主要因素之一——饮食与基因不匹配，首先导致营养失衡引发抗氧化能力弱化，其次导致基因病态或变异表达及炎性反应。这是作者多年来苦心孤诣探索出来的理论成果，此理论对科学饮食，预防慢性疾病具有重要的指导意义。

书中氧化与抗氧化的严重失衡会使细胞氧化受损、衰老，功能下降，受损的细胞结构、形态发生改变，不能被自身的免疫细胞识别，进而出现"误判"，被当作"敌人"攻击，因而错误地、被动地、过度地激活其自身免疫系统进行不该有的长期"内战"，这种不分青红皂白的"自相残杀"加速了机体的老化，免疫能量和抗氧化能量的耗竭，再加上继续氧化的叠加作用，进而产生慢性炎性反应，导致各种慢性疾病。作者此理论在国内外首次揭示了氧化、免疫、炎症三者与慢性疾病的关系，是对慢性疾病发病机制的重要贡献。

作者是一名从医30多年的西医临床医生，也曾深受慢性疾病的困扰，与千千万万被慢性疾病折磨的病人感同身受。为了破解慢性疾病的发病机制，作者痛定思痛，对中医、精神心理学、免疫营养学、基因组学、生物学等学科进行了潜心研究，并结合儒释道文化和大量的成功案例写出此书。

此书无意去否定西医对医疗事业的贡献（作者在专著《西医治不好的病》中已详细阐述西医对人类健康的贡献），旨在抛砖引玉，呼唤同行们对有五千年历史的中医高度关注（作者甚至也曾一度不认同自己父亲所从事的中医事业），探索出更多更好的防治慢性疾病的新方法新途径，为广大慢性疾病病人带来希望和福音。

北京世健联合医学科学研究院

中辰心理医学研究院

北京中研万康中医医院

研究员：赵薇

第一章 能量生命

> 天地互根，万物一体。
>
> ——老子

引 言

物华天宝，地灵人杰。

此乃地势使然，也就是能量（阳）与物质（阴）共同作用引发的两种迥然不同的结果。

提出力学理论的牛顿对能量也进行过这样的阐述，他警告，不要用力学知识把宇宙看成是机器，犹如一个大时钟。他说："**重力可解释行星的运行，但不能解释是谁使行星运行。上帝治理万物，知道一切可做或能做的事。**"这充分说明能量无处不在，无所不能。

阴阳平衡是古老中医最核心的理念，但我们现代人总感觉阴阳抽象化、高深莫测，不易于理论联系实际，因此在现实生活中不能很好地理解和应用，阻碍了中医理论与时俱进和更好地应用于临床。我们创立的能量医学体系：能量生命（阳）和生物生命（阴）理论将中医的阴阳平衡学说进一步科学化、具体化、实操化，这是对中医核心理论的继承、发展和创新。

能量医学认为，我们的人体是由能量生命（阳）和生物生命（阴）这两部分组成。它们相互滋养、相互依存、相互贯通，这种平衡关系一旦打破，就会产生各种身心疾病。传统的西医主要关注生物生命，而忽视了能量生命的存在。我们中医恰恰是整体观，注重天人合一，天人合一就是能量生命和生物生命的高度融合贯通。

能量医学认为，慢性疾病井喷式增长的真相是多种原因造成的，但最主要原因是能量生命和生物生命失衡所致。人是一个小宇宙，要与大宇宙（又叫宇宙粒子，其运动会产生引力波）不断进行能量交换，从而对人体的细胞产生各种影响。**正能量与正能量是相互吸引的，并产生碰撞，激发更大的正能量；而负能量与负能量也是相互吸引并碰撞，激发更大的负能量。**

人体的能量来源主要由三部分组成：第一，我们吃进的食物经过代谢产生的能量，也叫细胞能量（也包括受精卵形成之初所带的能量，中医称为元气）。此能量是初始的、基础的、物质的。第二，思想和意识，也叫精神能量，此能量是看不见的（相由心生就是这个道理）。第三，来源于宇宙空间（包括风水、玉石等），也叫宇宙能量，此能量以波的形式存在（例如航天员把种子带到太空，种子获得宇宙能量后，会更加优质地生长）。这三部分能量共同作用于人体，如果能量的波有序并同频共振，那就是正能量，是带来喜悦和积极的正能量；反之则为负能量，是带来消极和破坏性的能量。也就是说，人体细胞的正能量如果能与精神能量和宇宙能量的波同频共振，那身体就是健康的。宇宙空间及思想意识的正能量用现在的话说，是"清洁能源"，不产生任何垃圾和污染。

我们学佛、修禅、修身养性，其目的就是利用清洁能源对我们身心健康产生积极作用。而吃进去的物质所产生的能量，会产生一些有害的代谢产物，如自由基、尿酸、同型半胱氨酸、炎性因子等。

上述物质会直接造成细胞形态、结构及功能的损害，破坏能量生命的平衡，因而产生各种慢性疾病。

这三部分能量从广义上来讲，都属于宇宙能量。供应细胞能量和精神能量的物质皆来源自然界。例如动植物等均需要水、阳光、空气等才能生长，这些物质在进入人体后可转化为细胞能量，细胞能量又可以转化为精神能量。

纵观历史，国内外很多高僧大德们都冥冥之中感觉人的生命有一种无形的力量在操控，却一直没有找到明确的答案，但这种探索从未间断和停止过。欧洲人注重研究人与物（化学、物理等）的关系，印度人注重研究人与"神"（宗教）的关系，我们的祖先注重研究人与人（代表人物有孔子、孟子）的关系。这三方面的探索都有局限性，我们的古人发现了在这方面的不足（代表人物是李世民和唐玄奘）。李世民开创了贞观之治和大唐盛世，成为当时世界上最发达的国家，人们的生活比较富有和安逸，但还没有真正寻找到一种值得精神依止的宗教体系。因此，很多文人墨客尽管过着"花天酒地"的生活，但诗词歌赋中却流露出一种对自己和现实的不满，"精神之舟"难以靠岸停泊。特别是李世民是通过玄武门之变才坐上皇帝宝座的，在这场兵变中杀戮了很多人，其中包括他的两个亲兄弟，此事让李世民深陷内疚和痛苦之中，常常在深夜被噩梦惊醒，无法解脱。

李世民在自我反思和高人指点下，为了求得精神和心灵的安慰，支持唐玄奘去印度求取真经，以便超度亡灵，并使自己的灵魂得以安宁。其实，从汉、隋朝开始，就有高僧意识到精神能量（只是那个时代还没有精神能量之说）的重要性，它可以帮助解脱人类的精神痛苦，获得精神层面的愉悦感和满足感，但真正完成此任务的人是唐玄奘。

虽然佛学从汉代开始传入我国，但直到隋唐时期，我们才逐渐将印度的佛学引进中国（其目的就是补充人的精神能量与宇宙能量）加以改造、吸收和融合，形成了中国传统的儒释道文化与文明，我们称之为**智慧文明**。为什么称之为智慧文明呢？**儒家文化解决了人与人、人与社会的关系；释家文化解决了人与"神"的关系；道家文化解决了人与自然的关系。没有哪个国家的文化可以如此系统地阐述这些关系，所以我们没有理由不文化自信。**

爱因斯坦说："任何宗教如果有可以和现代科学共依共存的，那就是佛家。"

从三大宗教来看，**佛学最能体现三种能量与人体的密切关系**。落实到现实，佛家提倡积德行善，祛除执念，能够做到这些的人往往长寿，后代有福报，福报就是积累了自身及家人的能量生命。另外，古人崇尚读书，并写下诗文：腹有诗书（知识）气自华，这里的"气自华"也是能量生命的体现。

人类在不断追求身心灵的健康，那什么是健康的灵呢？**就是身体的细胞能量与思想意识的精神能量、大自然的宇宙能量的高度和谐统一、贯通和充盈形成的能量团**。"一念心清净，莲花处处开"。如果一个人达到以上能量的和谐统一和充盈就具有了佛性。那些得道高人常说的采天地之灵气，汲日月之精华就是这个道理。

中医认为糖尿病、抑郁症、癌症、心脑血管疾病均是虚、湿、痰、瘀体质，为正气下降，邪气上升所为，体内不单有物质代谢的异常，更重要的是他们的生命能量出现异常，不能很好地祛湿、化痰、活瘀。

无论中医及其他自然医学的针灸、按摩、拔罐、太极、武术、五禽戏、八段锦、真气运行、雷火神针、坐禅等传统疗法，还是现代开发的利用光、波、磁场等的医疗仪器，都是为了提高能量生命。将其开发并合理运用，必将造福全人类！

从深层次上来看，能量医学中的能量生命就是人的能量要与思想意识的能量、宇宙空间的能量三者关系和谐统一。具体到人来说，就是人与自然、人与社会、人与他人、自己与自己关系的和谐。

为了让大家更加直观地感受到各种关系与能量生命之间的有机联系以及对生命健康的影响，我们做了下面两幅示意图。图一是各种关系和谐或相对和谐产生的正性能量对生命健康起到的积极作用。图二是各种关系不和谐产生的负性能量对生命健康起到的消极作用。**因此，从很大程度上来说，不健康的深层次原因是各种关系不和谐所致。真正高明的精神心理医生在接诊病人时，是将治疗的重点和核心放在对各种关系的调整上，特别是用本土的文化在实际诊疗中来解决各种关系问题。**

第一章 能量生命

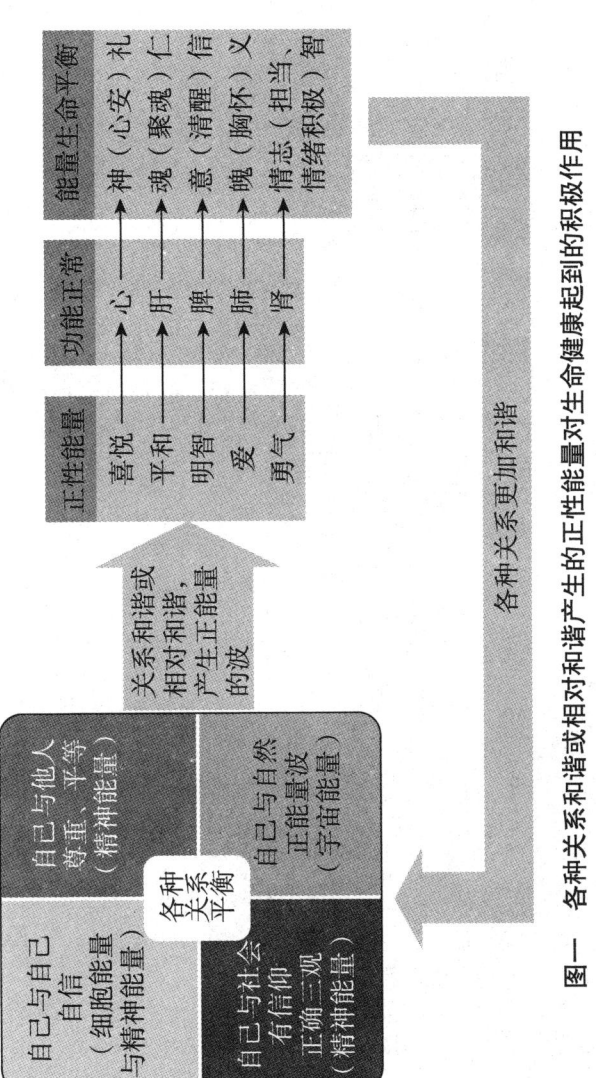

图一 各种关系和谐或相对和谐产生的正性能量对生命健康起到的积极作用

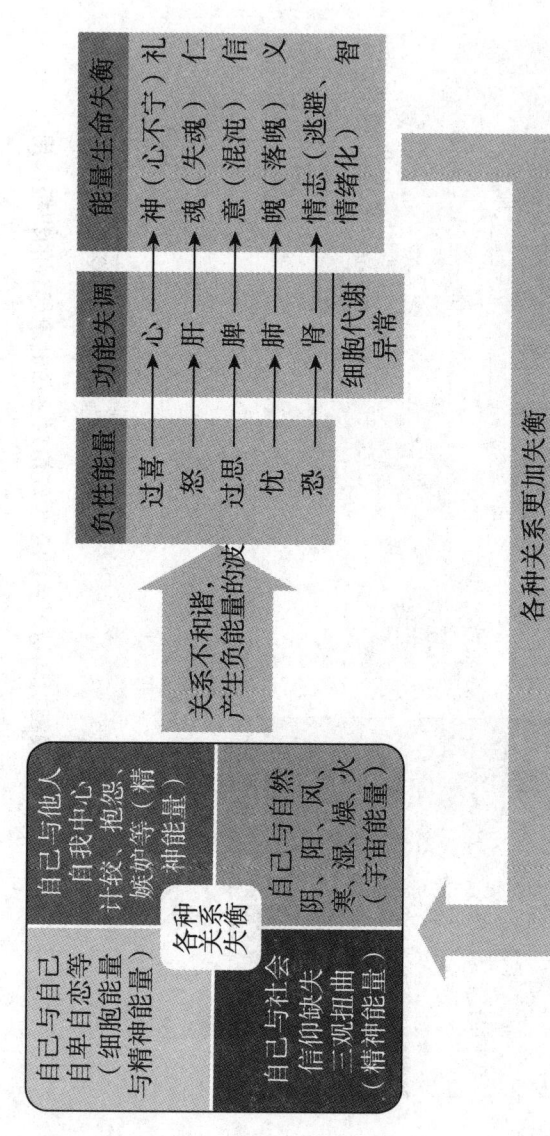

图二 各种关系不和谐产生的负性能量对生命健康起到的消极作用

第一章 能量生命

第一节 能量生命与《黄帝内经》

《黄帝内经》中有一篇《异法方宜论》，这一篇首先分析五方地势、地形、地质、气候、物产等各自的能量特点，引出五方居民逐渐形成的不同的生活习惯和生活状况，在各自不同的地理环境和生活习惯的长期作用下，其体质也形成差异，所患的常见病、多发病亦不同，因而五方所发展起来的治疗方法也各具特色，体现了因地制宜的治疗原则。

黄帝问曰：医之治病也，一病而治各不同，皆愈，何也？

黄帝问道：医生治疗相同的疾病却采取不相同的治疗方法，但结果都能痊愈，这是什么道理呢？

岐伯对曰：地势使然也。故东方之域，天地之所始生也。鱼盐之地，海滨傍水。其民食鱼而嗜咸，皆安其处，美其食。鱼者使人热中，盐者胜血。故其民皆黑色疏理，其病皆为痈疡。其治宜砭石。故砭石者亦从东方来。

岐伯回答说：这是因为这些病人所处的地理位置不同（一方水土养一方人），从而采取的治疗方法不同。东方地区，是天地之气开始发生的地方，盛产鱼盐，靠海傍水，当地居民喜欢吃鱼和咸味的食物，居处安定，以鱼盐为美食。然而，多食鱼会使人体内积热，过食咸味易伤血液。所以，当地居民大都肤色较黑、肌肉纹理也较疏松，所生之病多为痈肿疮疡（皮肤疾病等）一类，治疗适宜用砭石。因此，砭石疗法是从东方传来的。

西方者，金玉之域，沙石之处，天地之所收引也。其民陵居而多风，水土刚强。其民不衣而褐荐，其民华食而脂肥。故邪不能伤其形体，其病生于内。其治宜毒药。故毒药者亦从西方来。

西方地区，盛产金玉，地多沙石，自然气候具有类似秋天肃杀收引之气的特性。那里的人们依山而居，地高多风，水土的性质刚强（水中矿物质多，土地非常贫瘠，不易培养柔弱的东西），人们不讲究衣着，以毛布为衣，以细草为席，而饮食多是些鲜美的酥酪骨肉之类，因而形体较丰肥，所以外邪不易入侵，其病多由内生，治疗适宜用药物。因此，药物疗法是从西方传来的。

北方者，天地所闭藏之域也。其地高陵居，风寒冰冽。其民乐野处而乳食，脏寒生满病。其治宜灸焫。故灸焫者亦从北方来。

北方地区，自然气候具有类似冬天天地闭藏之气的特性。那里地势高峻，人们依山陵而居，周围环境是风寒冰冻，当地居民喜欢随时居住在野外，吃的是牛羊乳汁，因此内脏受寒而易得腹胀满一类的疾病，治疗适宜用艾火灸烤。因此，艾灸疗法是从北方传来的。

南方者，天地所长养，阳之所盛处也。其地下水土弱，雾露之所聚也。其民嗜酸而食胕。故其民皆致理而赤色，其病挛痹。其治宜微针。故九针者亦从南方来。

南方地区，自然气候适宜长养万物，是阳气最旺盛的地方。那里地势低下，水土薄弱，雾露经常聚集。当地的人们喜食酸味及发酵的食物，所以他们的皮肤肌肉纹理致密而色红，其病多为筋脉拘挛、肢体麻痹一类，治疗适宜用微针刺治。因此，九针疗法是从南方传来的。

中央者，其地平以湿，天地所以生万物也众。其民食杂而不劳。故其病多痿厥寒热。其治宜导引按跷。故导引按跷者，亦从中央出也。

中央地区，地势平坦而湿润，自然气候适宜万物生长，物产丰富。当地的人们食品种类繁多，生活安逸而不劳累，所以其病多为四肢痿弱、厥逆、寒热一类，治疗适宜用导引按跷的方法。因此，导引按跷疗法是从中央地区产生的。

故圣人杂合以治，各得其所宜。故治所以异而病皆愈者，得病之情，知治之大体也。

从以上情况来看，一个高明的医生，要有整体观，辨证施治，能够将这许多治病方法综合起来，根据具体情况，随机应变，灵活运用，使病人得到恰当治疗。因此，治疗方法不同而疾病都能痊愈，是因为医生了解病人的具体情况，并掌握了治疗大法。所以尽管治法各有不同，而结果是疾病都能痊愈，就是我们所说的同病异治。

这段《异法方宜论》揭示了一方水土养一方人的本质，不同地域会对这里人的体质和健康，乃至心态造成不同的影响。例如民风彪悍是因为当地地域的能量强。这个强能量，一是跟此地区的饮食有关，再有一个就是受地势的影响。

王勃在《滕王阁序》中说的"物华天宝，人杰地灵"也是指能量对人的影响。

第二节　能量生命与中药、经络

中国的中药多采用草本和木本植物、自然界的矿物类（如砭石、朱砂、自然铜、石膏等）或动物的甲（穿山甲）、皮（阿胶）、骨（龙骨）、内脏（鸡内金）等。特别是草本和木本植物吸收了宇宙的空气、阳光、雨露和大地的精华，富含充足的宇宙能量，而矿物类的中药富含微量元素和矿物质，更是大地的精华，浓缩了宇宙能量。可以说所有的中药都被宇宙赋予了神奇的能量，这种能量可通过不同的方式（剂型）为人体所用。

中药四性是指寒、热、温、凉四种不同的药性，这是它的物理特性和能量，是反映药物影响人体寒热病理变化以及阴阳盛衰的作用性质，是中药的重要性能之一。《神农本草经》指出"疗寒以热药，疗热以寒药"，即是利用药物寒热温凉偏性，以纠正疾病的寒热，最终达到能量的平衡。

五味是指辛、甘、酸、苦、咸五种药味，这是它的化学特性和能量，是中药性能的一部分，除表示药物真实滋味外，主要是用以反映药物的某种作用特点。现代研究显示，中药五味的物质基础与其所含化学成分密切相关。中药通过五味，即与之相对应的化学物质作用于机体，转化为能量，发挥功效，以治疗疾病。

科学研究证明，中药的有效成分可抑制过热或化学因子所致酶的失活，对酶的稳定性起保护作用，同时通过激活或抑制某些酶的活力，实现中草药对细胞代谢的调解。另外，很多中药具有抗氧化、抗炎、杀菌和增强免疫力的功效，能有效地修复和活化细胞，达到治疗疾病和保健的作用。

一些补阳、补气的药实际上就是在补充能量。例如补气的中药，也属于补虚药，即有补虚扶弱的作用，用以治疗人体各种虚证或虚损不足。补益药临床应用主要包括两个方面：

①增强机体的抗病能力，可配合祛邪药物，用于邪盛正虚之人，以达到扶正祛邪之目的，从而战胜疾病。

②用于久病体虚之人，能增强体质的能量，特别是细胞能量和精神能量（气化神），消除衰弱的症状，提高机体的康复能力。

中医的阳与气等实质上就是能量生命，中医的阴与血、精、津等实质上就是生物生命，二者互根，可相互转化相互滋润，如血化气，气化神（精神能量）。

经络实际上就是能量的通道。 中医学认为经络是以十四经脉为主体，网络周布全身的一个复杂体系，它是气血运行的通路，是人体功能的联络、调节和反应系统。针灸可以通过刺激穴位，使其处于激活状态，打通通道和激发能量的传导，进而调节相应内脏的活动，而达到治疗疾病的目的。如针刺心包经内关、郄门穴等，可提高动物缺血－再灌注心脏心肌细胞肌浆网 Ca^{2+}-ATPase 的活性，促进 Ca^{2+}-ATPase mRNA 基因的表达，调节心肌细胞 G 蛋白信号通路、细胞凋亡及调控及基因 bcl2、bax 的表达，从而减轻心脏损伤的程度。电针足阳明经四白、足三里穴可能通过对胃窦及延髓生长抑素

（SS）含量的改变来影响胃黏膜血流量，促进胃黏膜损伤的修复。

中药与经络学说虽然很古老，但它们可以解决当代生命科学研究领域中的一些重要问题，特别是慢性疾病。中医学要发展，在基础理论研究上必须要有新的突破。中西医要实现真正的结合也必须在这两种理论体系之间架设起一座相互贯通的桥梁——能量生命与生物生命两者的融合，会极大地推动中医学和整合医学科学的发展，促进具有中国特色的新医药学的创立，造福全人类。

第三节　能量生命与慢性病

一、能量生命与抑郁症

能量生命与患抑郁症之间有多大的联系呢？俗话说，天有三宝，日月星，人有三宝，精气神。"精"就是细胞能量，"神"是精神能量，"气"是宇宙能量。中医上讲，抑郁症的人属于三种能量不足的阴寒虚体质，容易遭到邪气入侵。从而产生情绪低落、身体疲乏、失眠、多噩梦等症状。所以在治疗抑郁症的时候，必须要调节病人的精气神，补充"五谷之精华"，培育细胞能量，让精化血，血养气，气养神，三种能量互补贯通。

我们在临床上见过很多患抑郁症的青少年，逃学厌学，上网成瘾，考试成绩较差。其实并不是他的智商不够，而是他的生命能量不足。因此在治疗抑郁症上，首先需要补充细胞能量，在此基础上，再增加精神能量（心理干预）和宇宙能量，这样大多数抑郁症就能治愈了。

笔者和中国空间研究院北京航天天宇新材料科技有限公司联合开发了一款补充阳气的产品——"生命之光"毯，它截取 8~15 微米的红外线，作用于人体后，其一可以补充阳气，其二可以增加人体对能量的接受度和利用度，其三可以改善微循环。

另外，笔者还与德国科学家合作，研发出身心灵量子检测仪，能快速、直接测出人的细胞能量和精神能量，准确率高达85%以上。

二、能量生命与癌症

在生活中，很多癌症病人在患癌症之前都很注重养生，也练过很多的功，如太极、打坐等。但还是不幸患了癌症，这是因为他在精神能量和细胞能量不足的情况下，只修宇宙能量，忽视了这三种能量的均衡和相辅相成性。那什么样的人容易患癌症呢？经过临床调查发现，癌症病人周围往往会有很多自私的人，这个自私的"场"会不断侵袭病人，但同是处在这样的"场"中，为什么有些人会患癌症而有些人不呢？可能细胞能量不足（易受到负能量的影响，就是中医所说的"正气存内，邪不可干；邪之所凑，其气必虚"）能更好地解释。癌细胞本是宿主的一种细胞，靠宿主的能量所生活，本身应该与宿主"休戚与共"，但是受到"自私"的场或以自我为中心负能量的影响，进而导致细胞变得"自私自利"，疯狂生长，而不顾宿主的生死，再加上身体营养失衡，导致细胞能量不足，最终导致宿主的死亡。

如果想远离癌症，首先请远离那些自私自利的人，到良好的环境中去，然后注重能量生命三部分的均衡发展，你自然就会拥有健康的身心。

三、能量生命与糖尿病

糖尿病病人往往是细胞能量不够，代谢不了自己身体的糖类和脂类等，导致糖类和脂类在体内大量淤积，能量无法得到充分利用。同时，又吃了很多与自己的基因不匹配的食物，导致身体营养失衡，影响肝脾肾的功能。糖尿病病人这时候去练功是达不到理想效果的，首先应该关注的是自己的细胞能量，只有把自己的细胞能量修好了，改变自己的饮食结构，再根据自己的情况修炼精神能量和宇宙能量，才能夯实根基、循序渐进，使三者之间有机统一和贯通，获得健康。我国一位著名的佛家大师因长年忙于行政管理事务而罹患糖尿病。按我们常人眼光来看，他清心寡欲，而且特别注重修精神能量和宇宙能量，本不应该罹患糖尿病，那这是因为什么呢？正是他基础的细胞能量不够，不能很好地代谢糖等所致。

笔者通过大量的临床研究，发现了很多补充细胞能量的食材和中药材，于是进行精心加工提炼，研发出了一系列"陶大夫"产品。此产品不是化学合成物质，而是从食材或中药材中提取的小分子物质，属于药食同源，能有效强化身体原有的结构和功能，不会对身体产生任何副作用，也不会像西药那样强迫对抗人体的正常功能。特别是抑郁症、糖尿病及睡眠障碍病人服用后，取得了显著效果，该产品还荣获第42届米兰世博会金奖。

事实上，临床治疗也是首先通过改变病人的饮食结构、补充身体缺乏的营养素和益生菌，把细胞能量调整好了之后，再加上心理干预和生活方式的指导，增加精神能量，最后通过站桩、练功等补充宇宙能量，这也就是我们倡导的"能量三步曲"。

第四节　能量生命无处不在

乍一听能量生命会觉得很神奇并且离我们很遥远，但其实能量生命离我们很近很近，就存在我们每个人身上及周围，且与我们息息相关，关注自己的能量生命，能更健康、更完美地生活。

一、能量生命与四季

我们生在天地之间，宇宙之中，一切生命活动与大自然息息相关，这就是中医学"天人相应"的思想。

自然界四季气候变化对人体的影响是很大的，而且是多方面的。

1. 四季与情志

人的情志变化是与四季变化密切相关的。所以《素问》[1]有"四气调神"之论。《黄帝内经素问直解》指出："四气调神者，随春夏秋冬四时之气，调肝心脾肺肾五脏之神志也。"这就明确告诉人们，调摄精神，要遵照自然界生长收藏的变化规律，才能达到阴阳的相对平衡。

---

[1]《黄帝内经》简称《内经》，分《素问》《灵枢》两部分，是中国最早的医学典籍。

2. 四季与气血

《灵枢·五癃津液别篇》说:"天暑衣厚腠理开故汗出……天寒则腠理闭,气湿不行,水下留于膀胱,则为溺与气。"这说明,春夏阳气发泄,气血易趋向于表,故皮肤松弛,疏泄多汗等;秋冬阳气收藏,气血易趋向于里,表现为皮肤致密,少汗、多溺等。

3. 四季与脏腑经络

自然界四季阴阳与人体五脏在生理和病理上有密切关系。故《内经》有"肝旺于春","心旺于夏","脾旺于长夏","肺旺于秋","肾旺于冬"之说,说明经气运行随季节而发生变化。所以,要根据四季变化,五行生克制化之规律,保养五脏,进行针灸保健治疗。

4. 四季与发病

四季气候有异,每一季节各有不同特点,因此除了一般疾病外,还有些季节性多发病。例如,春季多温病,秋季多疟疾等。《素问·金匮真言论》说:"故春善病鼽衄,仲夏善病胸胁,长夏善病洞泄寒中,秋善病风疟,冬善病痹厥。"此外,某些慢性宿疾,往往因季节变化和节气交换而发作或增剧。例如,心肌梗死、冠心病、气管炎、肺气肿等常在秋末冬初和气候突变时发作,精神分裂症易在春秋季发作,青光眼好发于冬季等。掌握和了解四季与疾病的关系以及疾病的流行情况,对防病保健是有一定价值的。

要正确地认识任何一个季节,我们必须在四季的变化中对地球和宇宙的关系有一个整体的图景。所有物候的变化背后有着看不见的宇宙力量和精神内涵。在冬天,万物萧条,一切生命的活动都被深深地覆盖在地表之下,此时,大地的精神也被地球吸入体内,大地把自己封闭起来切断了与宇宙力量的联系。我们可以说地球在他体内醒来，与其他蛰伏的力量一起孕育着未来地表上将会出现的一切。这些力量包括太阳、月亮、行星的力量，他们都在大地的深处共同酝酿着来年生命的复苏。为了使我们能更好地理解上面这个图景，我们将其与夏天做一个对比。盛夏时节，大地呼出自己的精神，包括一切之前进入大地的力量，此时地面上万物的活动达到了顶峰。太阳、月亮、行星的力量可以强烈地作用于大地上的一切，而地球的精神与这所有的力量共舞，外在的呈现就是明亮的光、炎热的风、奔涌的河流、疯长的草木和活跃的动物生活。而大地内部则因精神和生命的呼出而陷入了深深的睡眠。所有清醒的力量都被释放出地表之上，有一种形容是，大地上的万物就是地球梦的呈现。而在这两个极端的呼出与吸入之间，都有一个过渡阶段去平衡这两种力量，这就是春天和秋天。

当春天来临，大地从全然的吸入开始转为呼出时，让一切从大地的深处经过冬天的孕育而再次焕发生机。大量临床资料表明，每年油菜花开的3~5月，是精神病复发率极高的时期，据统计，约占全年复发率70%以上。其原因在于，春季气候变化无常，气温时高时低，加上气压和空气湿度变化，容易干扰人们固有的生理功能，影响人体内松果体分泌的褪黑激素水平，容易引起神经内分泌的紊乱致情绪波动，诱发精神疾病。而精神病患者对气温、气压、气湿、气流等气象要素变化的反应更为敏感，加上精神病患者的生理功能和精神活动的稳定性较正常人弱，易使旧病复发，病情加重。因此，女人悲春，则易在春天发精神疾病，这是由于春天气压较低，女人春日的身体不能和其"共振"使然。男人哀秋，则在秋天易发精神疾病。

在我国最早的诗歌总集《诗经》中，秋天是一幅"蒹葭苍苍，白露为霜"的荒凉而充满寒意的图景。宋玉在《九辩》中流露出"悲哉，秋之为气也，萧瑟兮，草木摇落而变衰"的悲慨，可以说开启了文人悲秋的先河。其后，这种悲秋情结便层出不穷。杜甫在《登高》中的"无边落木萧萧下，不尽长江滚滚来。万里悲秋常作客，百年多病独登台"，抒发了诗人伤时忧国、老病孤独、壮志难酬的复杂感情。被誉为"秋思之祖"的马致远在《天净沙·秋思》中，用"枯藤老树昏鸦，小桥流水人家，古道西风瘦马，夕阳西下，断肠人在天涯。"极凝炼地勾勒出一个天涯游子在秋日黄昏中茫然、孤独、疲惫、感伤、无奈的情态。秋季易引发情绪性疾病。

秋景秋事秋情，都为一"气"所化，故宋玉曰："悲哉，秋之为气也。"秋气乃阴盛衰杀之气。人感秋气而衰，原是自然之理。自然意义上的天人感应，主要是通过能量性的"气"的作用来达到的。从历史的角度看，悲秋情结虽然在一定程度上是作者的时代与个人经历的统一，但它根本上还是人的自然性与对象世界的自然性相互作用的结果。具体说，往往就是一个处于秋季的独特主体与处于秋季的诸多自然存在相互的感应，是天人合一。

总之，中国传统文人的悲秋情结，是先民集体无意识的结果，富有浓厚的文化底蕴，也反映了中国文化天人合一的宇宙观和伦理价值观念对中国文人生命意识的深刻影响。

二、能量生命与风水

风水是中华民族历史悠久的一门玄术，也称青乌术、青囊术，较为学术性的说法叫做"堪舆"。风水是自然界的力量，是宇宙的大磁场能量，也就是我们讲的宇宙能量之一。风就是元气和场能，水就是流动的能量。风水是一种研究自然与宇宙规律的学科，人是自然的一部分，自然也是人的一部分，达到"天人合一"的境界。风水的核心思想是人与大自然的和谐，从而达到"天人合一"，使人获得大量的宇宙能量，风水好的地方，往往能量充盈能与人体的细胞同频共振，也能滋养动植物。在古代，皇家极其重视皇宫及皇陵位置的风水问题，甚至有的皇帝在继位之初就开始选其陵位，认为位置选得好，这个朝廷便能够获得足够的宇宙能量，江山社稷可千秋万代。北京是元明清三朝首都，但仅明朝和清朝皇家陵园留存下来，元朝的皇陵因位置风水过好，而明朝将其破坏，毁其龙脉，并在昌平建立了自己的皇陵，希望自己的皇朝在宇宙能量的帮助下，流传千古。

风水贯穿在中国传统建筑活动的各个过程。从选址规划、建筑单体、园林小品、室内外装修设计到施工营造，几乎无所不在。

三、能量生命与民族兴亡

现在环境遭到严重破坏，习主席曾说"绿水青山就是金山银山"。绿水青山能滋养我们的生命，滋养我们的灵魂，滋养我们的精神家园。精神家园让我们有活力、动力、创造力。如果全国人民皆有精神家园，那实现我们中国梦将指日可待，不再只是一个口号。想当年八国联军仅一万多人，却能够侵略中国，但抗美援朝时期，16个国家60多万现代化武装的联合军却被共产党小米加步枪的军队打败。其中一个原因是我们的部队在毛主席的领导下，注入了雄厚的精神能量。邱少云在战场上为了不让敌军发现自己的部队，就算全身起火也能坚持一动不动，这就是精神能量支撑的结果。由此可见，能量作用之大，除了能滋养个人，还能滋养团队，这种能量看似无形，却无坚不摧。为此毛主席曾不无感慨地说："武器是战争的重要因素，但不是决定因素，决定的因素是人不是物。"此外，红军在艰苦岁月里还顽强地走完了长征，就是靠着从信仰中获得的精神力量，尤其是当今社会，帝国主义亡我之心不死，更需要我们全国人民都拥有民族信仰，拥有充足的精神能量。这就是习主席倡导的"人民有信仰，国家有力量，民族有希望"。

在战争上经常讲天时地利与人和，正是因为毛泽东思想给军队注入强大的精神能量，让人民军队有了保家卫国的集体信仰和力量，同时也吸引了宇宙的能量源源不断地输送给这个团体。"得道多助，失道寡助"就是这个道理，它并不是迷信，而是有强大正性精神能量的人或团体就会吸引周围与宇宙的能量，获得帮助。蒋介石号称率领八百万军队，为什么在三年内土崩瓦解，溃不成军？他这就是既没有得到天助（宇宙能量），也没有得到人助（精神能量）。

毛主席在诗中说："天若有情天亦老，人间正道是沧桑。"也体现了世间万物皆有自然的变化规律，在冥冥之中自有定论。

一百多年的近代史（1840年—1949年）表明，那时我们的民族正是这三种能量不足，导致国人疲软无力、精神颓废，被称为"东亚病夫"，因而被各国列强侵略蹂躏。特别是英国向中国输送大量的鸦片，就是为了毁我民族的精气神。但幸运的是，在当今这个时代，我们中华人民共和国在中国共产党和国家领导人的正确领导下，我们的精神能量充足，宇宙能量充裕，再加上自己细胞能量的正确补充，全国人民皆有精神家园，健康中国正得以实现。正如习主席在十九大报告中提出：站立在九百六十多万平方公里的广袤土地上，吸吮着五千多年中华民族漫长奋斗积累的文化养分，拥有十三亿多中国人民聚合的磅礴之力，我们走中国特色社会主义道路，具有无比广阔的时代舞台，具有无比深厚的历史底蕴，具有无比强大的前进定力。

小贴士

陨石与植物

在海南省白沙县有个陨石坑，在其周围生长的茶树由于吸收了充足的陨石能量（宇宙能量），茶的品质别具特色，非同一般，而远离陨石坑的地方生长的茶树，茶的品质就大打折扣。由于产量极少，到海南能喝上一口此茶，乃是人生一件幸事。不但能品尝到美味的茶，还能获得宇宙能量。作者因此与陨石收藏爱好者共同开发了陨水，在临床上主要用于为病人补充宇宙能量。

玉石与人

古人云：玉养人，人养玉。《黄帝内经》中就有用砭石治病的记载，砭石因此亦被称为"中医外治第一石"。明代李时珍的《本草纲目》中，与玉石有关的药物有20余种。玉石中富含的矿物质与微量元素，可通过皮肤进入人体，也可磨碎口服。另外，健康人体气场波长介于18～24赫兹之间。当人体健康状况出现问题时，气场波长会不充足，而出现波动状况。经过研究证明，玉能释放出与人体红外线产生"共鸣"现象的红外线频谱。从而可以促进人体血液循环，增强人体细胞再生，提高身体的新陈代谢。人体与美玉（宇宙能量）之间一直存在着能量交换，素来有"美玉无瑕"一说，可见美玉释放的能量通常为正能量，而接受并散发出正能量的人也会被人称为"君子温润如玉"。

第五节 如何修灵（修能量）

契诃夫说，人从面容、衣服到心灵和思想，都应该是干净的。

禅宗大师神秀曰：身是菩提树，心如明镜台。时时勤拂拭，勿使惹尘埃。

古今中外，先贤哲人均对修灵提出了独到的见解，可见修灵是人生境界升华的必经之路。

灵是身体的细胞能量与思想意识的精神能量、大自然的宇宙能量的高度和谐统一贯通和充盈形成的能量团。那么我们应该怎么去修灵呢？

要解决如何修灵这个问题，我们就不得不再提到能量生命的三个组成部分。修灵的过程，其实就是在不断提升和充实这三种能量，并且能够把这三种能量有机地统一贯通，融为一体，天人合一。

在这三部分中，我们首先要修的是细胞能量。细胞能量是最基础的，并在能量生命中处于根基地位。**如果你的细胞能量不足，而你所修得的精神能量和宇宙能量在进入体内后，将不能同频共振，无处可去。这就是常说的"基础不牢，地动山摇。"细胞能量是物质的，主要来源于食物。气满则不思食，辟谷先修气。**要想将细胞能量修好，首先是保证身体营养均衡，也就是体内的七大营养物质（包括水、糖类、脂类、蛋白质、维生素、矿物质、纤维素）要保持均衡，任意一项过高或过低，都会影响细胞能量。有些病人往往就是身体缺乏矿物质或维生素等，进而导致自身细胞能量不足，造成身体虚弱无力，甚至代谢异常。当细胞获得充足或相对充足的能量后，细胞自身就具有了自我调整和自我平衡能力，才有了接纳精神能量和宇宙能量的能力。

怎么样才能保证细胞能量充足，营养均衡呢？那我们就要从饮食上开始着手，健康的饮食结构自然就会保证营养均衡。而我们现代人随着社会的发展，尽管物质生活丰富多样，但饮食结构却逐渐变得精细化而不合理，七大营养物质严重失衡，以致大多数人都存在营养失衡。目前的饮食结构中，多以谷物为主食，而很多研究却发现长期食用谷物，容易导致体内糖类积累过多产生肥胖，而糖类不完全代谢产生酸性物质又容易引起细胞炎症，再加上现在环境受到严重破坏，空气、土壤和水源存在污染，大量重金属、PM2.5、有害菌群等氧化与炎性因子进入人体后，进一步加重了细胞的炎性反应，更不利于细胞能量的积累，细胞自身恢复能力变得很弱，不能很好地接纳精神能量和宇宙能量。

既然当前的饮食结构并不健康，那我们该怎么吃才是科学的呢？科学研究表明，效仿古人的饮食结构（也叫**洞穴饮食**，详见第二章第一节）是最科学的饮食方法，因为人的基因主要是食物塑造的，两百万年的人类基因都是由洞穴饮食所塑造，并通过进化稳定遗传下来，现在的饮食结构与祖先遗传下来的基因并不匹配，导致基因病态或变异表达（即身体呈现出来的不健康信息）。就像植物一样，它的基因主要需要氮、磷、钾，当缺乏氮元素的时候，植物的叶子就会发黄，发黄的叶子就是植物基因缺乏所需能量物质的病态表达；

"橘生淮南则为橘,生于淮北则为枳",这是当地土壤和气候与橘树基因不匹配,导致基因变异表达,现在我们吃的许多食物都找不到儿时的味道,也是食物基因变异表达所致。人亦如此,同型半胱氨酸高、尿酸高、血糖高、血脂高均为细胞能量不足,不能将上述物质进行正常代谢,在体内积聚,引发**代谢综合征**。当饮食结构不健康时,身体的基因就会用疾病来表达。

在没有农耕技术的古代,人口较少,动植物种类丰富。古人依靠采摘为生,饮食主要以坚果类为主,而他们的蛋白质则主要来源于鱼类,这与远古时代河流较多有关。当然也有少部分蛋白质来源于鸟类、禽类和蛋类,大量的鸟类、禽类存在,让这些物质的获取变得更加容易,古人偶尔也会通过打猎摄取一些兽类的肉质。随着社会的发展,人类慢慢开始驯化一些禽类、畜类,这也成为古人获取蛋白质的来源之一。在以上物质不足时,古人也会吃一些应季的水果,或者植物的根茎叶皮,来获取纤维素、维生素和矿物质及少量的糖类,并以此来保证身体的健康。因为没有农耕农业,只有采摘农业,因此古人很少食用谷物类的食物(食用碳水化合物相对较少),也就是我们现在吃的主食。

当我们采用这种以蔬菜、坚果、粗粮、豆制品、肉类(鱼类、禽类、蛋类、畜类)为主,适量的冷榨亚麻油、橄榄油等不饱和脂肪和水果为辅,以及少量的面米和奶制品的仿古人洞穴饮食后,身体自然就会保证营养均衡,细胞能量也会得以积累,达到充足或相对充足程度。

地基夯实之后,接下来需要修精神能量。

第一,要想获得足够的精神能量,首先要远离那些具有负能量的人(负能量具有"磁场"作用)。

能量层级(负)

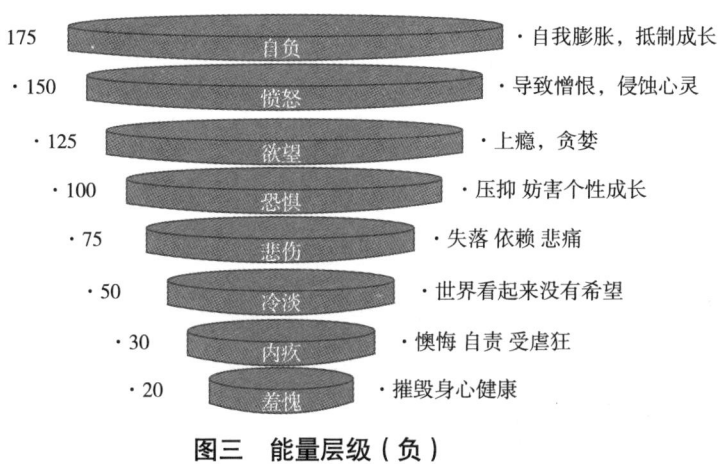

图三 能量层级(负)

人们常说"物以类聚,人以群分"。这是由于负能量(负能量具有一定的能量层级,从最低到最高为羞愧、内疚、冷淡、悲伤、恐惧、欲望、愤怒和自负傲慢,见图三)具有传递性,在负能量的场内,你会不由自主受到传递的影响,进而成为负能量的奴隶。此外,具有负能量的人,往往有固执的思维,且好为人师,他们总是隐隐预期坏事潜伏在每个角落,会不可避免地经常出现,这样的想法也许他们自己并不觉知,但这样令人不放松的固执思维确实使大脑筋疲力尽,尽管他们也不愿意这样。同时,负能量者更喜欢做因果分析,尤其是坏事件的因果分析,而这些因果分析之间的模式又极其相似。具有负能量的人在面对挫折和错误时,往往认为自己的人生是失败的,上天是不公平的,更多的是采取抱怨、后撤、过思、放弃。明朝末年的崇祯皇帝，因抑郁、敏感多疑、性格孤僻，刚愎自用，在内忧外患的双重夹击下，身体负能量的层级达到顶点，杀害忠臣袁崇焕，自毁长城，并将自身的负能量传递给周围的人，造成人心惶惶，众叛亲离，导致明朝灭亡。因此，我们需要多靠近具有正能量、积极向上的人，多花时间和那些温暖的、有才华的、给你力量的或者豁达乐观的人在一起。

第二，改变思维方式，换个角度来看待每件事，保持平和的心态。

在令人不悦的处境中，许多时候觉得难受，是因为思维方式将我们锁在一种固定的套路当中了。比如，好不容易得到一个长期假期，万事俱备，没想到还没出城，突然和别人撞车了，如果你老是想自己多倒霉，心情自然会越来越不好。其实你可以换个角度想想，只是撞车而已，自己没有受伤，别人也没有受伤，就不会沮丧烦恼。因此从不同角度看问题会有不同的结果和心情，所以古人常说"祸兮福所倚，福兮祸所伏"，没有什么绝对的坏事或好事。

第三，修身养性，提高情商。

当谈到修身养性时，人们常常会觉得很高深莫测，无从下手。我们常说，要想活得好，一命（无法选择）、二运、三风水、四阴德、五读书，忠厚传家久，诗书继世长。可见最简单易行的修身养性方式就是多读书，但并不是说任何书读了都可以达到修身养性的作用，只有那些包含哲理和正能量（**正能量按照能量等级由低到高为勇气、淡定、主动、宽容、明智、爱、喜悦、平和和开悟，见图四**）的书才能够转化为我们的精神能量。

曾国藩教育子女读书不是为了做官，而在于明理（情商）。常常

第一章 能量生命

有人抱怨说自己不幸福，或者对方不能给自己幸福。殊不知能感受幸福也是一种能力，是自己的一种精神能量，只有当精神能量足够时，才能更好地感受周围的关心和幸福，才有一颗感恩的心。此外，要达到修身养性的目的，还需要有一定的信仰，使自己成为最好的自己，不活在别人的世界里，这样你的大脑就容易发展出积极的、正面的、向上的能量，这种精神能量以波的形式作用于每个细胞，与细胞能量同频共振，才能更好接受宇宙能量，将三者贯通。古人常说"修身齐家治国平天下"，可见修身养性的重要程度。

能量层级（正）

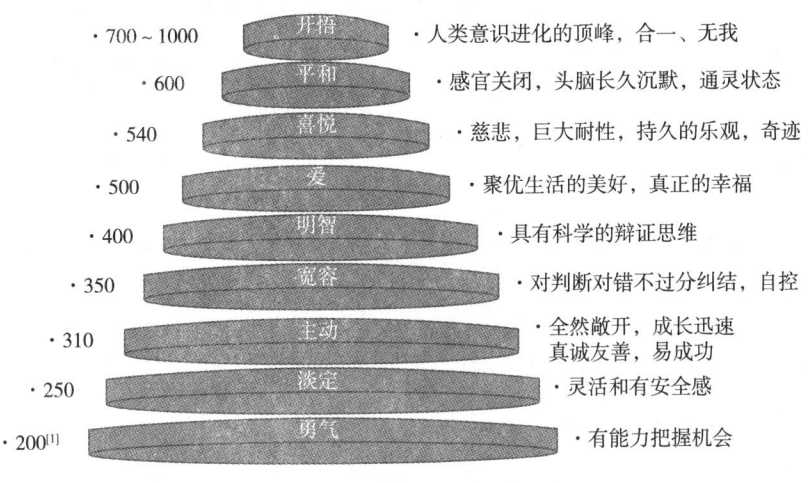

图四　能量层级（正）

第四，练习陶氏 619 能量操

619 能量操，是由陶然教授依据其创立的"能量医学"理论，

---

[1] 数值：能量场频率高于 200 属于正能量，低于 200 为负能量，会削弱生活。

融合中华优秀传统养生文化与现代心理学原理,创编的一套提升生命能量的养生保健运动,是一套文化根基深厚、操作简单、方便实用、普惠全民的健身操。

（一）基本原理

通过放松全身的甩臂运动,推动气血周身运行,促进能量平衡及全身输布,同时,通过6个"放下"、1个"提升"、9个"震颠"的心念导引和肾阳提升,释放负能量,提升正能量,实现生命能量的平衡和全面提升。

（二）注意要领

身体：要求身体保持中正、放松、整体、和谐。即无论是动还是静,身体都要保持中正平衡；化掉僵持,保持松静；运动时保持整体和谐,一动则全身无处不动,一静则全身无处不静,始终保持整体和谐。

呼吸：呼吸时叩齿合唇,用鼻子自然呼吸,呼吸要求尽量保持均匀、流畅、深长。

意念：要求注意力集中,排除杂念。

（三）操作步骤

预备

身体保持自然、中正站立,两脚打开与肩同宽,两脚掌平行五指抓地,全身放松。头顶百会穴虚虚上提,下颚微微内收,两肩向下松沉,两腋像夹着一个鸡蛋一样与身体保持虚开状态,两臂自然下垂于身体两侧,四指并拢下垂,大拇指微微打开,手心虚合。身体从腰往下微微下沉,与头顶虚领形成一个对拉力,两腿微微自然弯曲，似坐非坐。叩齿合唇，舌头往上卷起，轻轻抵住上颚，鼻子自然呼吸；目光虚虚投向前方3～5米处，似看非看；排除杂念，注意力集中，意守丹田（肚脐往下3寸处）。如此站立5～10分钟，慢慢进入身心虚静状态。

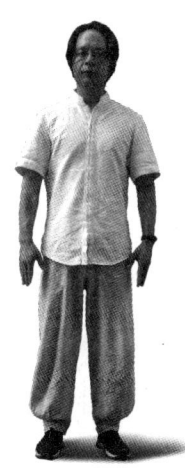

第一步　双臂平起

吸气，同时意念领起手腕往上平起，双臂随之从两侧缓缓抬起。平起过程中，劲随意和气同起，由脚跟向全身贯通，两臂始终保持伸展、平行，与肩同宽，两手五指自然下垂，手腕领起。

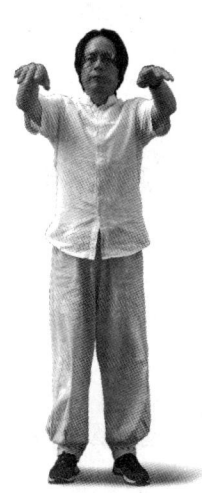

第二步 双臂下落

当双手平抬至与眼睛同高时,停留片刻,然后自然下落,同时呼气。呼气下落时,身心完全放松,并放空意识。

第三步 释放负能量

以上一起一落,重复6次,每次双臂下落的时候,心、口、意同步释放一个负能量,即心里想着,口里念道:"放下××"。放下的负能量可根据个人的情况而自己设定,如"放下过去"等。

六个"放下"顺序:①放下过去,②放下财富,③放下经验,④放下攀比,⑤放下恩怨,⑥放下身段。

注意:念到第6个"放下",即"放下身段"时,整个身子蹲下,意为彻底放下权利、地位、身价等。

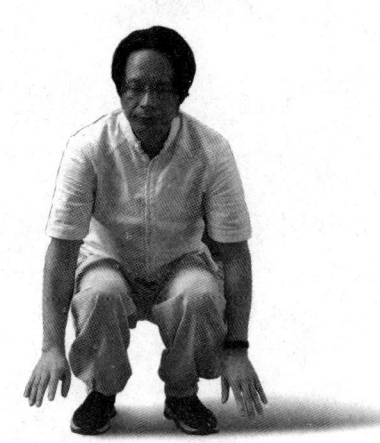

第四步 提升能量

念到"放下身段"身体蹲下之后,起身并念道:"提升能量!"

第五步 固能强肾

起身"提升能量"之后,背手双脚并立,脚后跟抬起然后自然下落，以脚后跟颠震着地，如此重复9次。

从第一步做到第五步，算是一组，每次练习不能少于5组。随着练习时间越长，能量不断增长，可以逐渐增加数量，但每次均要以单数为原则，如5组、7组、9组等。

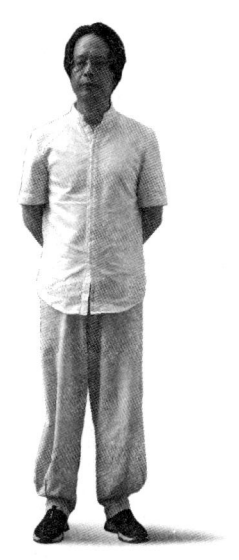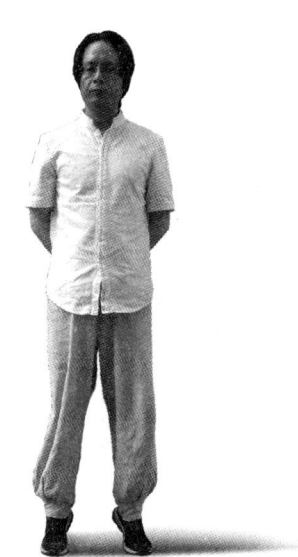

第六步　收功

全部做完之后，一定要注意收功：

自然站立，两手叠搭，男士左手在外右手在内（女士为右手在外左手在内）轻轻贴在小腹肚脐处，然后双手绕小腹转圈，男士先由左往上往右再往下绕9圈，然后反方向再绕9圈；女士为先由右往上往左再往下绕9圈，然后反方向再绕9圈。

双手在小腹绕圈完毕之后，停留在小腹肚脐处意守心中片刻，然后双手掌对搓搓热，用双手由下往上搓脸、揉眼、梳头、搓耳，最后搓脖子，轻轻拍打胳膊、腿、身子。

自然放松，完成。

第五，多怀善良之心

在生活中要多施舍、感恩、放下，不求回报，这样才能有福报。我们要多怀善良之心，你会发现周围的人都很友善，这皆是你种下了善良的因，然后得到了友善的果。

足够的精神能量会反过来影响到细胞能量，充足的细胞能量也会帮助增加精神能量和汲取宇宙能量，这也就是中医所说"心病先治身，身病先治心"。

修宇宙能量就是让自己与自然建立联系。正如《道德经》里对太极目的的诠释，复归如婴儿，让我们的身体和心灵都回归自然本真的状态，强调人与自然、与外界的交流，更重要的是遵循天道，与自然万物的和谐共处，获得宇宙能量，从自然中汲取天地之精华。当我们失去对自然的感觉时，也失去了自我完满的感觉。

人直接吸收宇宙能量这事是有难度的。人只能做到少一些杂念、妄念，随顺自然，让身心放松，以无为去应对世事。这个时候你的一呼一吸，就等于身心吸收宇宙能量了，这一点上佛家和道家是一致的。

人通常都是过度干预自然，干预世事，庸人自扰的。因此，人要放下，要无为，一切自然会实现。当然，放下、无为，不等于什么也不做，只是需要人做的很少。人往往思虑过多，用力过猛。有人事倍功半，有人却四两拨千斤，这就是区别。

人在打坐时能吸收宇宙能量，所谓吸收宇宙能量，也不必心里想着宇宙，想着外太空；**只要心里空、静、净（人体自身能发射**

5.6~14微米的生物波，其中9.4微米波长是人体最健康的状态，此状态下人体就能很自然地吸收宇宙能量），对外事只做必要应对，事来则应，事过不留，这时候身体细胞能量和精神能量的波就自然地与宇宙能量的波达到同频共振，只要一呼一吸（心空、静、净），就能很自然地吸收宇宙能量。

当然，有人在打坐时想着宇宙，能够使自己静下来，并能够居留维持，这也是很好的事。只是所谓宇宙能量，真的不在于远方，而在你身边，在你心里。让心空、静、净，则一切都自然而然就发生了。

古今中外，很多先贤均归隐山林，远离闹市，寻求自己的桃花源，其目的就是为了更好地与自然共鸣，汲取更多宇宙能量。

修宇宙能量常见的基本功就是站桩（混元桩和619能量操），然后是冥想、禅修、太极、静坐、真气运行等。传统医学认为，无论是静态的冥想，还是动态的瑜伽、太极和气功都对身体健康大有裨益。正所谓"恬淡虚无，真气从之，精神内守，病安从来"，说的就是这个道理。今年6月份发表在《*Frontiers in Immunology*》的一篇综述，揭示了这一现象背后的生物学机理，即正念练习通过干预基因表达来影响人体的神经、行为以及一些生化过程，从而达到调节身体功能的目的。

我们现在流行全民跳广场舞，这是在修宇宙能量吗？其实广场舞只是实现了运动中的"动"，而"运"没有得到锻炼。"运"就是让心空、静、净（定生慧）。在跳广场舞之余，也需要注重心与自然的联系，增加额外的静态修炼。

这三种能量的关系是先修细胞能量，再修精神能量，最后修宇宙能量。当拥有了充足或相对充足的细胞能量和精神能量后，就可以修宇宙能量，将三者贯通，也就是天人合一（三者亦可同修，但只有极个别高人可以先修宇宙能量，再修其他能量）。当这三种能都修好或相对修好，并且达到均衡贯通状态时，**那么你的灵就修好了，并且修得非常通透**。如果细胞能量不足，却去修其他能量，就像一辆破旧的汽车，就算注入再多的能源，也无法发动。任何能量都是物质的、波的，这三种能量需要有机结合贯通起来，不能片面地修一种，将三者隔离开，顾此失彼，要统一、协调、贯通，这三种能量是相互吸引融合的。

国际权威人士称这三种能为**引力波**，是彼此相互吸引的。有些练太极的人往往只注重宇宙能量，而忽视细胞能量和精神能量的重要性，造成细胞能量和精神能量的缺乏，也无法保证身体的健康。当把这三种能量修好，并且保持平衡统一贯通，你就会种下能量的"因"，自然就会收获能量的"果"，充满了健康，如精力充沛、思维敏捷、爱心常驻、奉献社会，同样，这种健康能量也会传递给家人及周围的人。

小贴士

增加能量之妙法——混元桩

站桩是中国武术的基本功。在此把这种桩法单独提出来，是因为它的简洁便利、见效快、适用广泛，而且无副作用。此法对慢性气管炎、慢性肠胃病、慢性肝炎、心脏病、高血压、神经衰弱、风湿性关节炎等疾病均有一定疗效。

此法看似简单，实则奥妙无穷。自然界树木虽然岿然不动，却生生不已。练此功时亦犹如树桩，自然呼吸，松而不懈即可。这种方法能让细胞能量与精神能量和宇宙能量充分融合。

两脚平开，与肩同宽或略宽于肩；全身很随意放松；双手与肩同宽同高或略宽于肩，在胸前环抱。臀部慢慢地往后靠，如同坐一个高凳子，似坐非坐，站好后感觉舒服就是放松了。感觉累时可调节手的高度，高不过眼，低不过脐。

站桩时，要求舌顶上腭，采取腹式呼吸，气沉下去，含胸拔背，肘尖朝下，双手自然张开，掌心内凹、对着自己，中指与无名指微合，如同抱着一个大氢气球，用力轻了这个气球就飞出去了，用力紧了这个气球就爆了。用心体会这种松而不懈、紧而不僵的感觉。

头像顶着一团白云或如百会穴有一根绳将自己吊起自然伸直，脚如生根，稳稳扎入大地，体内形成一股对拉劲。下颌稍微内收一下，和脖子之间好像夹住一个乒乓球。膝盖稍微往前弯曲一点，双膝盖不超过脚底的涌泉穴处，脚心含空。

姿势固定好了以后，可以前后晃一下，如同在游泳池里，体会水和人激荡的感觉，幅度不要太大，要缓慢匀速，也可上下移动，找找手上"气"的感觉。眼睛平视前方，也可似闭非闭，耳听身后。

站桩短短的3~5分钟，我们的手就会发热、发胀或发麻，这说明体内气血的流动已经加快。

虽然站桩看起来似乎要求比较多，但只要你姿势正确了，站得

能量生命与健康之道

松、静、自然了,人就会觉得放松,还有轻快感。此法可以帮助我们增加能量生命。

混元桩在形式上很简单,在锻炼初期,大家看着电视也可以做。每天下班回家后看着电视这么站半个小时,或者中午休息时站一会儿,每天至少10分钟,逐渐增加时间,并慢慢做到不看电视也能持续站桩一段时间。

站桩的姿势外可沟通天地,内可推行气血,使骨正筋柔,筋肉得以温养,神经不练而自然贯通,同时也使得肌肉含氧量大幅提高。

朋友们,试试站桩,那一刻告诉自己:无欲无求,心怀淡淡喜悦。

第六节　负性精神能量的源头

中国人有教育穷孩子的经验，缺乏教育富孩子的经验；中国人有教育多子女的经验，缺乏教育独生子女的经验；中国人有教育单一文化下孩子成长的经验，缺乏教育多元文化下孩子成长的经验。正是由于缺乏以上教育经验，所以才容易出现各种各样的教育缺失，甚至对孩子产生伤害，给予较多的负性精神能量。

在如何修精神能量中，我们曾提到负性精神能量层级，层级由大到小为：自负、愤怒、欲望、恐惧、悲伤、冷淡、内疚、羞愧。以上的负性精神能量是怎么来的呢？

心理学上讲，人的原生家庭对其未来的发展有深远的影响，一个人的精神能量是否充盈，很大程度上取决于原生家庭和自我成长。出生、家庭环境、成长历程、自我修正等都会影响精神能量的集聚。如果想要我们以后的生活、学习、工作，甚至老年时光，精神能量都是充盈的，那么你的童年成长过程和自我修正就是至关重要的。不良的童年经历是精神心理及行为疾病最基本和长期的原因。

影响人精神能量的童年因素主要来自以下四个方面。

一、成长过程中爱的缺失

患心理疾病最大的因素就是爱的缺失，我们可以回顾一下自己的成长经历，是否存在爱的缺失的情况，如小时候家里子女多，父母对子女的关注度不够，或独生子女过度关注等。虽然很多人都说自己小时候不缺吃也不缺喝，但这仅仅满足了我们物质上的需求，依然可能存在爱的缺失。

要想精神能量充足，首先要在原生家庭里获得父母的爱。如果一个人在童年时期存在爱的缺失，那他一生都可能会处于焦虑之中，出汗、血压高、过度担心（各种各样的担心，如担心未来没钱、养老、住房、就业、教育等问题），内心世界不安、不宁、不静。童年爱的缺失最大的表现就是没有安全感，总是感觉不完整，内心世界会出现爱的空洞，长大后潜意识里就会产生强烈的填补空洞的**欲望**，不断寻求一些人、事、物（可能是金钱、权利、成瘾物质、工作狂，甚至异性等）来填补这个空洞。而这个爱的空洞会像巨大的旋涡一样，不断吸纳和扩大，这就是负性精神能量中欲望的来源。

当家庭中缺乏爱，或者家庭成员之间不善于表达爱，彼此之间缺乏爱的流动，在这样的家庭环境里长大的孩子，可能会不知道爱是什么，如何表达爱，没有爱的能力，缺乏幸福感和安全感。在人际关系中也多表现得淡漠，给人留下冷淡无情的印象，这就是负性能量中冷淡的来源。

爱的缺失导致精神能量不完整，对未来的发展将会产生深远的消极影响。

二、家庭的伤害（控制教育）

家可以爱人，也可以伤人。

很多人会问，父母没有打骂过自己，物质也给予满足，对自己就是一种"放养"的状态，是不是就没有受到伤害了？其实不然，父母的忽视、没有爱的交流也是一种隐形的伤害。如果父母在你的成长过程中不擅表达"因你而自豪"，经常不去鼓励和赞美你（鼓励和赞美是孩子成长的阳光雨露），自己也经常会问自己"是不是只有我足够完美，才会有资格被喜欢"，就意味着你将不能从父母那获得应有的爱的能量。经常的赞美和鼓励会给予你**勇气和力量**，没有相应给予就等于变相的隐形伤害，缺乏了"阳光雨露"，所以在未来因为没有勇气和力量而容易缺乏创新思想，不接纳自己，产生自卑，而过度的自卑就会产生**自负，用自负来掩盖自卑**，这就是负性精神能量层级中最高层次自负的来源。当你有了以上问题后，也不能全怪原生家庭，如果在成长过程中你能够注重自我成长和修复，如阅读一些滋养精神和心灵的书籍和接受一些哲人的指点，接纳不完美的自己、超越自卑等，不活在理想的自我之中，而接纳现实的自己，也可摆脱负性精神能量的影响。

有时候父母对孩子要求过高，望子成龙，望女成凤，**往往会按照自己的意志和想法去要求孩子成长，用自己的经验和感受代替孩子的经验和感受**，孩子成长的权利牢牢地控制在父母手中，让孩子不能成为自己，这也是一种伤害。更有甚者，有些父母甚至会在孩子面前诉说自己为了孩子做出多大的牺牲，付出多大的代价，以爱的名义去控制孩子，让孩子丧失自我而不能认知自己，导致躯体和精神分离。大部分父母初衷可能是很好的，希望孩子能够懂得珍惜父母的付出，好好学习、知耻而后勇等。殊不知长此以往，会让孩子在内心中产生羞愧和内疚感，觉得自己无能，对不起父母，是父母的一个拖累和负担，要是没有自己，父母也不会那么辛苦了，这就是羞愧和内疚的来源。这样的孩子往往带着这种羞愧和内疚感，不敢为自己而活，忽视自己需求，完全按照父母的要求去做，生怕辜负父母的期望。长大后，在人际关系中容易退缩，做事优柔寡断，不敢接受别人示好，呈现出讨好型和回避型人格。

过度理性和严厉的父母也会对孩子产生伤害。常言说"惯子如杀子，溺爱出逆子"，这句话带来的恐慌，曾经贯穿一代人的成长。无数家长将它不断放大，然后作为自己的育儿座右铭，一旦孩子犯了错，觉得孩子学习有点懈怠，不由分说，或说教（唠叨或恐吓教育孩子，如果不好好学习，将来就是社会的垃圾和负担等），或责骂，或棍棒，让孩子对学业和未来产生恐惧感。可对那些不被允许犯错、一犯错就只会得到棍棒和责骂的孩子而言，那站在孩子的对立面叉腰挺胸的父母，是世上最可怕的"独裁者"。由此而产生巨大的恐惧感，使孩子在以后的生活中更会小心翼翼、如履薄冰、害怕挑战和失败，这就是负性精神能量恐惧的来源和后果。

被溺爱的孩子容易在家庭中产生无所不能之感（"小皇帝"），表现为任性和自我中心，但一旦接触外界，失去父母的庇护，就会产生很大的无能和挫败感，对周围的世界充满了恐惧感。

缺乏精神能量的人，就很容易七情内伤。

三、家庭的人际关系不良

家庭的情绪氛围直接影响着每个家庭成员的心理状态,尤其对儿童个性品质、情绪情感的形成有特别的意义。有的家庭,成员之间和谐、融洽,尽管有时出现不同意见,但在原则问题上是团结一致的,这样的家庭中总体占优势的态度和氛围是合作和谅解,而不是指责和攻击。

家庭处于一种什么样的氛围,绝大部分是由父母情绪的表达方式决定的。在现实生活面前,每个人不可避免会被各种各样的情绪伴随,有情绪很正常,但成人如何表达积极或消极的情绪,则会影响家庭中孩子的情绪发展和情商的建立。

家庭是儿童最早接触的小社会,在这里会学会如何与别人相处、如何爱,并建立自己的价值和自我同一性(超我、自我、本我三者之间和谐统一,超我如高道德的唐僧、自我如孙悟空、本我如猪八戒)等。家庭里有三种关系,亲子关系(父母与孩子之间的关系),夫妻关系,父母与周围各种亲属及社会人员之间的关系。当这个关系是僵化的(没有正常的沟通和交流及爱的表达)、不流动的,在这种环境下,家庭成员之间不被理解和接纳,没有应有的尊重,彼此之间无法建立正常的依恋关系,让孩子经常产生孤独、悲伤的情绪和感觉。另外,在临床上,经常可以发现一些患者的童年处于悲观、压抑或不安全的家庭氛围,比如有的父母由于生活境况所累,对生活和工作表现出悲观失望,遇事总往坏处想,整天唉声叹气,这种情绪无意中会转嫁给孩子,这样便有意无意地给孩子带来一个压抑、没有生机的家庭氛围，这已然对孩子形成了一种精神伤害，也直接导致孩子自信心极差，对人和事悲观失望。这就是负性精神能量中悲伤的来源。

在成长环境中，当无助的儿童经常面对家庭成员频繁强烈的消极情绪，尤其是当这种情绪直接指向儿童时，如无端的指责和体罚，其幼弱且尚未发育的情绪调节能力根本无力承受。有一些父母虽然没有离婚，但吵架问题很严重，这些家庭的孩子和离婚家庭的孩子受到的伤害是一样的，会比和睦家庭的孩子承受更多的不幸，也会表现出抑郁和自卑。

抑郁是愤怒的内化，愤怒是抑郁的来源。孩子自己成长的权利被父母操控，不能做自己。即使表达自己的意愿，也不能被父母接纳、理解和尊重，反而遭到父母的忽视、拒绝，甚至冷嘲热讽。另外，父母总是将自己的孩子与他人的孩子进行比较，因此进一步加剧了孩子内心的自卑和愤怒，这就是负性精神能量中愤怒的来源。

如果儿童在早期与有抑郁或焦虑的抚养者长期一起生活和交往，就会逐渐损害其本应健全发展的情绪功能，而且延迟生命早期的神经生物性和情绪调节能力的出现。这一影响过程是通过儿童熟练地模仿家庭成员的不当情绪调节方式而产生。

家庭情绪氛围是否健康，要考虑到如下因素：父母的消极情绪是指向他人还是自己；父母表达情绪的频率和强度；父母对待消极情绪的方式是消极地控制（如生气和敌意），还是消极地顺从（如悲伤和抑郁），还是消极地愤怒（如暴怒和烦躁）。

具有敌意的、威胁性的家庭情绪环境会破坏儿童情绪功能的发展，而适度、非敌意地在合适的场合表达消极情绪，儿童的情绪调节技能反而会得到增强而不是减弱。成人并不是需要成天喜怒不形于色，重要的是在心情起伏的时候要有适宜的行为表现，给孩子呈现一个好样本。

另外，对待儿童出现的情绪，作为父母我们应该如何处理才是合理的呢？

当儿童处于负面情绪时，父母对儿童情绪作出的支持或非支持性的行为，会直接影响儿童成年后的情绪应对能力和情商的建立。

他人对自己情绪的评价在人的一生中都是非常重要的，在生命早期体现得尤为重要。这个时候，如何应对儿童的情绪爆发，正是父母对其情绪进行评价、亮明自己态度的时候。

当儿童大发雷霆或者没有来由地情绪爆发时，作为父母需要用什么样的态度来应对呢？

研究指出，当父母对儿童的消极情绪表达出认可和支持性的反应时（认可情绪合理表达，先处理情绪，再处理事件），儿童会更为适当地处理自己的情绪，并习得更有建设性的情绪调节策略。相反，当父母责备、处罚或轻视儿童的消极情绪，由此出现的结果是儿童表现得更加消极。

父母对孩子的批评、严厉的态度会增加他在情绪调节时所面临的压力，即面临自己正处于负面情绪和被父母指责的双重压力之下，同时也破坏了父母与孩子之间的关系。

当孩子在心情糟糕和一脸沮丧时，父母最好能首先表现出接纳的态度，认可其情绪有一定的合理性，能理解并允许孩子有情绪糟糕的时候，并提供安慰和陪伴，再进一步地提供支持。例如，指导他（她）在情绪不良时尝试解决问题或积极思考，并从别人那儿获得帮助和安慰等。父母可将孩子的注意力从有潜在抑郁或哭闹的刺激上转移开来，为其解决挫折问题提供一条有益的思路，从而努力改变其对消极情绪体验的解释。

相反，父母对儿童不良情绪采取过多批评或严厉的行为，可能会造成儿童发展出情绪失调等病理性心理，这样营造的是一种具有危险性的家庭氛围，增加儿童发展异常的风险。

例如，孩子因为积木搭到一半一不小心全倒了而哭闹，可解释说："这仅仅是一个游戏，可以重来。"另外，鼓励孩子在被同伴欺负时大声喊叫表示不合理或寻求成人的帮助，而非害怕退缩，去鼓足勇气解决问题而不是无济于事地嚎啕大哭等。

这样有助于培养出孩子的情绪调节能力，以建设性、合理（不是哭闹、毁物、伤人）的方式来表达情绪，这样才能让父母在孩子现有的生活以及未来的生活中，成为强有力的社会支持性来源，成为孩子心目中在无助时可去依赖和寻求支持的最重要的人物。这一点到孩子青春期时显得更为重要，他（她）能够信任父母，相信自己挫折时不仅不会被他们批评指责，反而会获得宝贵的支持。

负性情绪是可以传递的，快乐也是可以传递的。一个人如果拥有一个"快乐的大脑"，应该感谢他的父母。父母自身快乐的特征，能给孩子创造一个美好的童年生活，进而使得孩子在今后的成年时期获得更多积极快乐的情绪体验。研究显示，容易发怒而且过于严苛的父母会改变孩子对快乐的体验，这种影响力会一直延续到孩子

16 岁乃至影响一生。

对于孩子而言，正确的教导和支持，同时积极正面的个人经历也会使乐观更坚固，拥有充足的精神能量。

孩子有了"病"，父母该吃"药"。 笔者在此呼吁父母不要总想着用"模型"塑造一个自己理想中的孩子，而要觉察和反思自己是不是孩子想要的父母。

四、家庭积极能量和消极能量对孩子成长的影响

除了上述意识层面原因之外，父母还存在一些潜意识层面的消极思维方式会影响到孩子的身心健康，以下用表格进行举例。

1. 父母消极与积极的思维方式

消极的思维方式	积极的思维方式
凑合着过	努力经营
我命不好（外归因）	我一定要通过提升自己改变家庭的命运
我找错人了（外归因）	我错在哪儿了
要是我再年轻一点多好（外归因）	我还很年轻
我受的文化教育不高（外归因）	我会不断学习
要是我老公（老婆）是……（外归因）	幸福要靠自己
平平安安就是一切（阿 Q 精神）	不断进取才是一切
别去冒风险	要学会管理风险
我对未来不抱多大希望	坚持才有希望
家人并不理解我（外归因）	我要多沟通让家人理解我
我说了多少遍他都不改	我要掌握说话的艺术

续表

消极的思维方式	积极的思维方式
贪财乃是万恶之源	贫困才是万恶之本
我对钱不感兴趣	我的爱好是让钱生钱
他总惹我生气（外归因）	我的修养不够
我要不断挣钱（我要追钱）	我要不断升值（钱要追我）
我年龄大了不想变了（安于现状）	我必须更新自己
这是一个让我感觉不安的家（安全感缺失）	这是一个充满希望的家

2. 父母对待孩子问题的思维方式

消极的思维方式	积极的思维方式
在孩子出现问题时发火或无奈	通过学习想办法解决问题
这是孩子的错	这是我的原因造成的错
这是我老公（老婆）的原因导致	需要和他（她）沟通了
这孩子没救了	没有教育不好的孩子，只有不会教育的父母
我要改变孩子	我先改变自己
只看孩子的缺点	先看孩子的优点
孩子不爱学习是没有遇到好老师	我需要先变成一个好学的人，成为孩子的榜样
孩子不独立，太没有主见	我应该放手让孩子锻炼，成为他自己
孩子性格不好	我要提高自身修养不要在家里发脾气、转嫁情绪
孩子心眼小	我要成为一个胸怀宽广、包容的人
孩子没有上进心	我要成为有上进心的人
孩子逆反	压抑才有逆反，给他民主，让他有选择的权利

3. 父母对待孩子学习的思维方式

消极的思维方式	积极的思维方式
一定要考个好学校	一定要找个孩子适合的学校
渴望孩子拿第一	渴望孩子成为一个喜欢学习的人
孩子成绩下降真糟糕	我有了发现孩子问题的机会
期待孩子学习好	期待孩子全面发展
孩子的问题是长久的	孩子的问题是暂时的
多报补习班	不断地激发孩子学习兴趣是关键
千方百计让孩子多学习书本知识	创造机会让孩子多体验
孩子比别的孩子差得远	孩子的发展空间很大，需要发掘
这孩子脑袋空空的	一定要想办法帮助孩子填补头脑的空白
孩子学习不好将来没有出息	孩子只要有梦想一切都会好起来
我的孩子真糟糕	家庭教育太落后，需要改进

4. 父母对待家庭教育的思维方式

消极的思维方式	积极的思维方式
孩子现在已经不错了	眼界决定未来世界，我不能让孩子做井底之蛙
只要孩子学习好我就放心了	孩子积极进取而且性格好我就放心了
我要帮助孩子成长	我要作表率让孩子知道我是怎么做的
除了学习好我不要求孩子什么	我一定要帮助孩子成为精神强大、有激情的人
孩子将来考个好大学就好了	孩子只要爱学习这比上大学更重要
我不能让孩子吃苦	让孩子有苦的体验才能促进他的心灵成长
孩子不能吃亏	让孩子知道小舍小得、大舍大得

续表

消极的思维方式	积极的思维方式
让孩子将来发大财、做大官	先让孩子做好人
孩子小不懂事	抓住每一个机会让孩子懂得事理
要是我有钱就可以送孩子出国了	只要孩子有能力，走哪儿都会被抢着要
寄希望于孩子努力	通过自己努力让孩子知道什么才是积极人生
孩子真让我担心	我要多鼓励孩子让他更有信心

5. 你的今天就是孩子的明天（孩子是面镜子）

孩子的表现	家庭的表现
自卑、懦弱	父母其中必然有一人是苛求和要求完美之人（干涉型家庭教育）
喜欢暴力或奴性十足	有一个喜欢打骂的家长（干涉型家庭教育）
胆小害羞	管得过多，时常责怪，包办代替（干涉型家庭教育）
不善良、冷漠	父母必有一个人缺乏同情心（暴力型家庭教育）
不懂是非	必有一个专制，喜欢替孩子做决定的家长或是一个不明事理的家长（干涉型家庭或溺爱型家庭）
小心眼、不包容	缺乏宽容的家庭环境，指责是这个家庭的主基调（干涉型家庭）
不上进或自暴自弃	父母对孩子要求过高，或父母对自己要求过低（干涉型家庭或放任型家庭）
懒惰	父母替孩子做得太多（干涉型家庭或溺爱型家庭）
喜欢埋怨	必然有一个负面思维的家长（干涉型家庭或暴力型家庭）
脾气暴躁	必然有一个家长脾气不好，习惯通过发火这种不良方式与人沟通（干涉型家庭或暴力型家庭）

续表

孩子的表现	家庭的表现
自以为是、任性	父母溺爱的必然结局（溺爱型家庭或放任型家庭）
不会关心人	父母宠爱过度，不让孩子表现（溺爱型家庭或放任型家庭）
不快乐整天板着脸	夫妻不和或父母与孩子关系紧张（干涉型家庭、暴力型家庭或放任型家庭）
过于敏感、多疑	家庭不包容，缺乏温暖，指责、批评过多（干涉型家庭或暴力型家庭）
不喜欢学习	家长不爱学习或者不认为学习有多重要（干涉型家庭、暴力型家庭、放任型家庭或无文化型家庭）
冷酷、孤僻	必然有一个放任不管或喜欢暴力的家长（放任型家庭、暴力型家庭）
自私	必然有一个溺爱的父母（溺爱型家庭）

有一个金色的童年，往往就有快乐的中年和老年。

我们在此章节里着重讲述了原生家庭与负性精神能量的关系，学校和社会等的影响不再赘述。

第七节　负性精神能量是怎样进入体内的

一、情绪刺激和身体伤害殊途同归

人类总是太过依赖自己的主观感受，所谓"眼见为实"，以为自己看得见摸得着的才是事实或真理，对于思想意识的负能量及负性情绪是如何进入体内导致抑郁症、皮肤病、心脑血管疾病或癌症等，则不能完全理解。

我们宁愿相信感冒是在显微镜下能够看见的病毒，而非虚无缥缈的负性能量造成的。包括许多医生和科学家在内，绝大多数人本能地容易相信简单的致病因素，而不容易接受精神或情感能影响健康的观点。

殊不知，我们十分有限的器官感知能力，阻碍了对事物真实面貌的了解。人类患病真的像阿猫阿狗那样简单明了？显然不是，几乎所有的慢性疾病都笼罩着疑神疑鬼、担忧恐惧、心胸促狭和胡思乱想的氛围。

一项在美国加州的华人中做的研究发现：中秋节这个节日对死亡危险的影响在年老的华人妇女中表现明显，因为她们在这一节日中处于中心地位，最期盼子女团圆，这种期盼的心态增加了这些老年人的精神能量，一些死亡的可能会随着对节日的期盼而得到延缓，直到节日结束之后才发生，这就是我们常说的"人活一口气"。而犹太人或加州人死亡率并没有相应的变化，因为中秋节这个日子对于非华人而言并没有特别的意义，他们不存在期盼幸福的时刻，也就不会产生精神能量之说。在其后的死亡病例中发现，最大的差异出现在心脑血管系统疾病引发的死亡中，特别是中风和心脏病发作，表明这些疾病最易受到心理和情感因素的影响。

另有研究发现，接受心理治疗的癌症病人与未接受心理治疗的病人相比，其免疫功能也发生了变化，他们体内循环的淋巴细胞数量大大增加，特别是能够杀死癌细胞的自然杀伤细胞和巨噬细胞的数量增加，活力也更强。究其根源，这就是能量生命使然。

我们通常容易理解一个人的身体被外力伤害后所承受的压力，因为当你看见溃烂的伤口或血迹斑斑、被破坏的皮肤组织，会直观地感受到身体的痛苦及其对人的影响，但我们却容易忽视恶劣的情绪和糟糕的心理状态对人产生的不良影响，在人的"心"上划开的伤口。

我们能看见身体的伤口，却看不见心灵的伤口。

正所谓"人不怕伤皮怕伤心"。

其实，无论是显而易见的外部创伤，还是悄然潜入的精神刺激，它们同属"应激"。愤怒、恐惧、忧虑等情绪方面的应激源通过大脑边缘系统的杏仁核（大脑的一个区域）做出反应。而身体创伤、剧烈变化等应激源则可通过外周感受器传入冲动，引起脑干网状结构的上行激动系统的兴奋。两种应激最终都会引起下丘脑的兴奋，促进身体里分泌同样的化学物质——俗称"压力素"的皮质醇和肾上腺素。

既然我们把皮质醇和肾上腺素称为"压力素"，是不是它们就是个不良份子呢？若没有皮质醇和植物神经系统的联合作用，当狮子从灌木丛中向我们袭来时，我们就只能吓得目瞪口呆、动弹不得。在这样的情景下，我们必须"紧张"起来，借由积极的皮质醇代谢和交感神经的兴奋，身体能够快速启动逃走或者搏斗行为，因为皮质醇分泌能释放氨基酸、葡萄糖及脂肪酸，这些都被输送到血液里充当能量使用。皮质醇帮助我们把体内积蓄的潜在力量调动起来保护自己，让我们的肌肉变得有力量，注意力更为集中，来应对险境，从这个角度而言这完全是有利人类生存的重要人体功能。

但如果我们经常在生活中面临类似"猛虎冲向我""疯狗在后面追我"的紧张感时，身体将毫不留情地往外透支能量，也就意味着时不时地调动宝贵的潜能，那体内储存多少元气能供我们这样无度消耗呢？这种长期的透支会引发各种精神心理疾病。

二、你为什么比别人容易感冒

负性情绪长时间地过度刺激导致皮质醇和肾上腺素过量分泌，不仅会消耗元气，而且能抑制多方面的免疫功能。

当你乘坐拥挤的火车或汽车出外旅行时，可能会接触到传染性较强的细菌和病毒，但幸运的是你并没有感染，病毒绝大多数都不能通过皮肤或具有防护功能的通道进入体内，即使你感染了这些病毒，也可能通过身体免疫系统产生抗体，将病毒从血液或其他体液清除出去。

人类接触病毒及随后感染病毒并不一定就会发病，不是每一次感染都会发展成临床疾病。我们在一生中患感冒的次数与感染上感冒病毒的次数相比简直微不足道。什么决定了患感冒的次数呢?

我们是否容易感染病毒,是否会发展成为临床症状……其危险程度与紧张压力的量成正比。因为压力越大、对情绪的影响越深、持续时间越长,则皮质醇和肾上腺素产生越多。

像皮质醇这样的糖皮质激素能以许多方式作用于免疫系统,对免疫产生抑制作用:它们改变体内白细胞的分布和运动;减少体内循环的白细胞数量,并阻止白细胞在发炎的地方聚集;阻止新淋巴细胞的产生,引起淋巴细胞的选择性破坏;还能抑制细胞分裂素和其他调节免疫系统的化学物质的产生和释放,使淋巴细胞对刺激的反应更弱。

一个人过去经历的心理压力越多,他们感染感冒病毒的可能性就越大,一旦感染后发展为临床感冒的机会也越大。有研究显示,紧张压力、感染和疾病之间有着较强的关联性。紧张程度最高的人感染感冒病毒的可能性比紧张程度最低的人高6倍,发展成感冒的可能性高1倍。是否疾病会渐渐走进我们的身体,那些外在的因素能否影响到我们的身体,关键因素就是人的情绪能量,把情绪能量调整好了,身体功能才能运转正常,免疫力才能增强。

过多的负性情绪能量除了会对我们的免疫系统产生危害外,压力素的过多存在还会影响到我们的大脑神经细胞及五脏六腑的免疫功能和血液供应能力(交感神经的过度兴奋使内脏血管收缩)。例如怒伤肝,恐伤肾,过喜伤心,过思伤脾,忧伤肺等。长期的压力可以导致细胞释放炎性因子,产生慢性炎症。

三、我们不要生活在草木皆兵的世界里

情绪能量在不经意中就进入了我们的身体,是不是健康的生活就意味着不能有一丝压力呢?

协调压力反应的生物系统(压力系统)主要有两种:第一是交感神经系统,第二是下丘脑-垂体-肾上腺系统。

这两套系统在不同的时段内起作用,交感神经系统可以很快激活,当我们看见猛虎扑过来的紧张局面,通常是选择"战斗还是逃跑"的反应在"警报响起"20~30秒内就准备好了,并在紧张性刺激停止后约1小时之内消退。

在压力反应的初始时刻,下丘脑刺激交感神经系统中的神经末梢和肾上腺,使他们释放肾上腺素和去甲肾上腺素等激素。一个有轻微压力的活动,例如公开场合的演讲,将明显地使血液中循环的去甲肾上腺素的数量提高50%,并使肾上腺素水平增加1倍。

"压力系统"中的后来者:下丘脑-垂体-肾上腺系统,则需要更长的时间来准备,以分或小时计算而不是秒,并且它的影响会持续几天或几周。因此,这套系统对刺激反应比交感神经系统要慢一些,持续时间短的刺激可能引发肾上腺素和去甲肾上腺素水平的短期提高,而不一定会导致肾上腺素的大量分泌,乃至皮质醇水平的分泌和提高。

肾上腺素在强大精神压力下适量分泌是有益的,但如果分泌过量或长时间分泌,过多的肾上腺素使血管收缩,血液流动不畅,结果令血压上升,易引起血管阻塞,若发生在心脑部,便会造成心梗

和脑梗等。

长期的压力可以导致细胞释放炎性因子，产生慢性炎症。

此外，精神疾病也与神经内分泌相关联，皮质醇可降低5-羟色胺（5-HT）含量，导致色氨酸不足和5-羟色胺合成减少。5-羟色胺是一种传递快乐的神经递质，可以理解为一种"快乐素"，当它减少时，易促发抑郁及其相关症状，如强迫、慢性疼痛、睡眠障碍等，也可诱发心脑血管疾病、糖尿病等。

胃肠道是过度或长期压力的第一预警系统。压力可以造成胃肠道黏膜缺血、坏死，形成胃炎、胃溃疡及胃肠功能紊乱。另外还会造成肌肉关节等慢性疼痛，称为压力的躯体化反应（焦虑、抑郁）。

无论怎样，现在我们明白了，"压力"在我们身体里停留的时间越长，我们越把它当回事，去认定这个压力"大的没边"，或者压力"多的无数"，对我们的影响越大。

一颗敏感和易焦虑的心，即使在短暂较轻微的压力之下，也会做出较为剧烈的超乎常人的反应，使皮质醇和肾上腺素增加，而这些短暂刺激却不能使大多数人释放出皮质醇。

例如，有些人在考试结束后几周仍有心情不安；有些人被老师批评后几天还不好意思去教室；有些人照料病重的亲人，在其去世后几年还显示出抑郁的症状；有些人会因为早上堵车了，一天心情都不好；有些人会因为别人的一个眼神难过很久；有些人会把别人的一句话来回琢磨……小压力变成大压力，小事件变成大事件，生活中充满了密集的压力，所以你总是放松不下来。

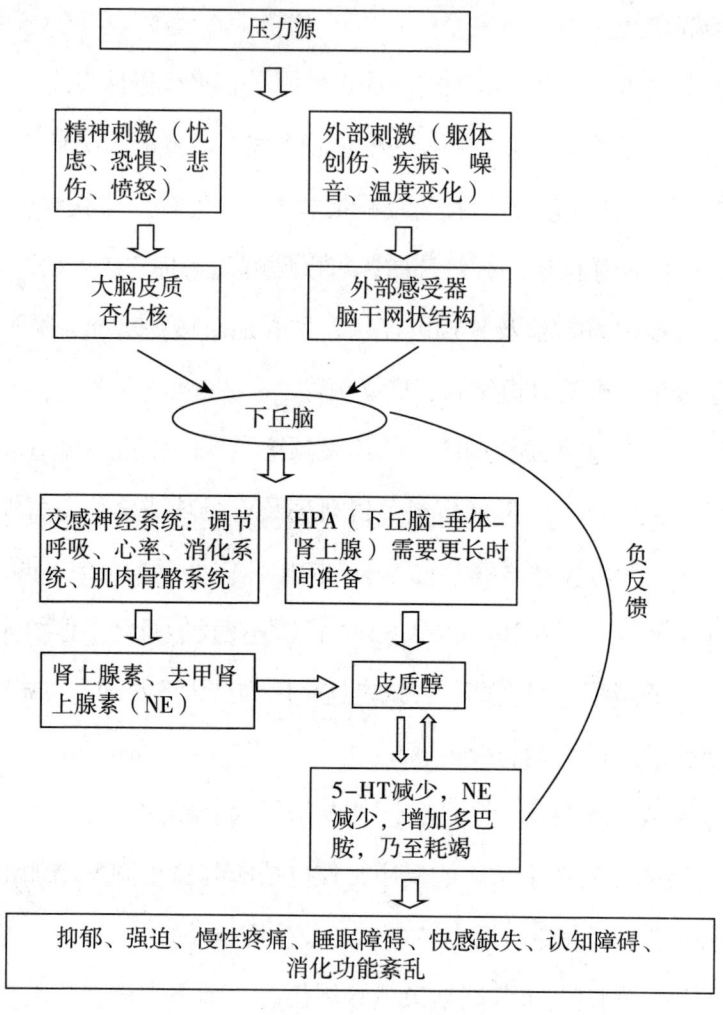

图五　负性精神能量是怎样影响身体的

生活不是白莲花,大大小小的压力会向我们扑过来,心理压力的确会使我们的健康受影响,但人并没有脆弱到不堪一击,我们绝不要以为一个极小的压力就能让我们病倒,从而草木皆兵,实际情况比我们想象的要乐观。

有时候，适度的、间歇的、经常性的刺激能提高身体和心理对付紧张性刺激的能力。让我们开心的是，偶尔的心理不安不会像丧失亲人这样的事情对我们的身心产生严重影响，对免疫系统造成破坏。

根据进化论的观点，可以把情绪作为机体为适应生存而衍生的一种心理力量或能量。

人生有很多压力无法回避，如果我们不想让压力把自己压垮了，那就要从现在开始学习如何提高自己的能量生命，增加自己的抗压、抗负性情绪的能力。

第二章 生物生命

> 生命的真谛在于自我觉察和改变,但人的本性是自我欺骗和拒绝改变。可是我们的生物生命往往在自我欺骗和拒绝改变中衰败。
>
> ——陶然

引 言

人体是由细胞组成的，细胞组成了组织，组织组成了器官，器官组成了系统，系统组成了一个有机的整体，也叫生物生命，又叫细胞生命。各系统间相互联系，相互依存，相互制约。很多慢性疾病其本质是细胞出现了问题。这章主要来探讨细胞的功能、结构及其自愈能力（当细胞得到充足或相对充足的能量和营养时，其本身会自我调节、自我修复和自我净化）对生物生命的影响。

生物生命需要能量生命的滋润和升华，生物生命本身也产生能量，其能量也是能量生命的一部分。

很多疾病都是牵一发而动全身，不能单纯地头疼医头，脚疼医脚。

为什么近二十年来中国慢性疾病发病率井喷式增长，而西医却无能为力？这种高发不能单纯地用基因来解释（目前很多找不到病因的慢性疾病，西医都将其归于基因问题），两百多万年来的人类进化，基因是相对恒定不变的。改革开放前，我国的孤独症发病率是0.8‰，而如今孤独症的发病率达到了1%，增加了100倍。因此，不应该简单地拿基因来说事，而是基因出现了病态或变异表达。**疾病遗传学家哈迪–温伯格早已作出论断，所有遗传疾病的发病率是相对恒定的。** 而慢性疾病高发真正的主要原因，第一是人们饮食与基因的不匹配；第二是自然环境与社会环境的污染引起的氧化与免疫识别的"误判"产生的慢性炎症；第三是压力（在精神能量中已叙述）与不良生活方式的推波助澜；第四是胃肠道生态环境遭受重创；第五是内分泌紊乱和解毒功能失衡导致雪上加霜；第六是少部分人的慢性疾病可能与基因相关。为了让大家更直观地了解慢性疾病的主要发病机理，我们做了下图（图六）。

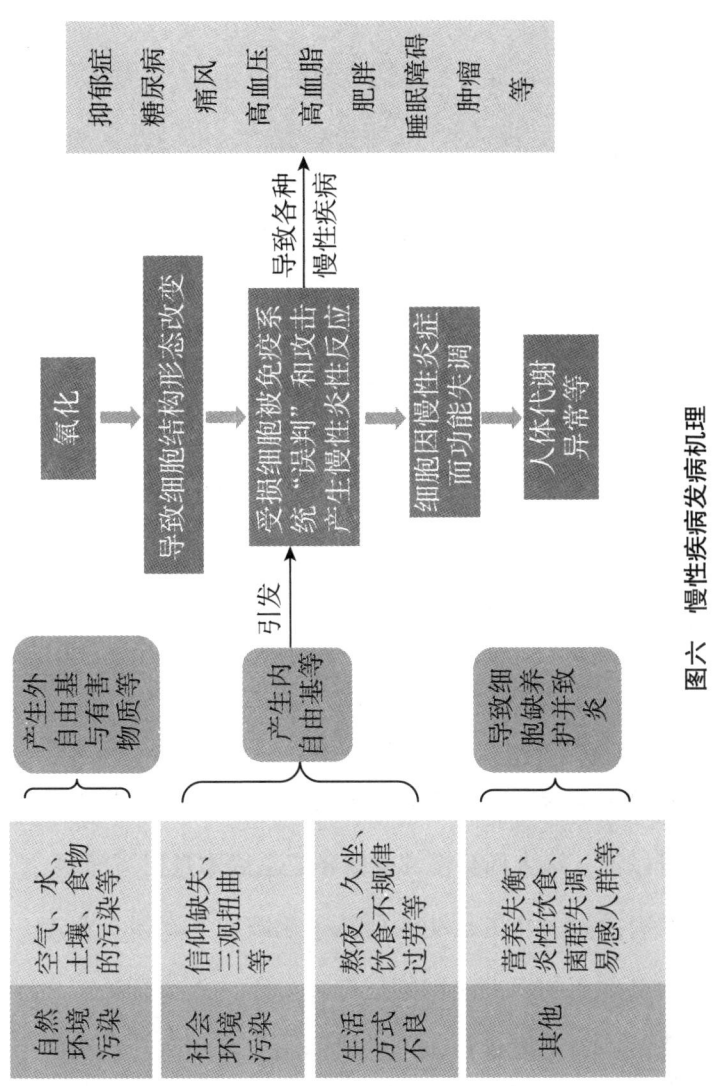

图六　慢性疾病发病机理

第一节 饮食与基因不匹配，基因病态或变异表达与营养失衡

绝大多数慢性疾病不是基因本身的问题，而是基因表达的问题。

人活到 70 岁，要吃掉 70 吨左右食物，可以说食物是日常生活不可或缺的部分。没有食物的存在，人类也将不复生存。我们常常说基因是通过遗传而得到复制，但最初的基因又是怎么形成的呢？科学研究发现，正是食物塑造了人类的基因，可见饮食结构对我们的生活影响之巨大。演化心理学近年来发展迅速，认为现在人类的各种社会和心理特征早从远古时代就已经开始形成。这个领域的学者认为，即使到了现在，我们的大脑和心灵都还是以狩猎和采摘的生活方式在思考。我们的饮食习惯之所以是现在的样貌，正是因为我们还保留着狩猎采集者古老的思维，但所处的却是工业化之后的环境。**一句话就是我们两百万年来进化形成的稳定基因与现代的饮食结构产生了尖锐的矛盾，互不迁就，互不包容，最终的结果是基因用病态或变异的表达来反抗现代的饮食结构，从而产生各种慢性疾病，可以说，绝大部分慢性疾病不是基因本身出了问题。**

人类有两百万年的历史，而从采摘农业到农耕农业才一万多年的历史。那么农耕农业之前的这两百万年，人类都是依靠什么食物延续下来的呢？笔者通过查阅大量的历史文献，并数次向古人类学

家和考古学家求证，发现古人类主要食用以下食物：

1. 以坚果类为主，富含不饱和脂肪。

在采摘农业中，最容易获得的便是各种植物的果实，也就是我们常说的坚果类。其易于保存、不易腐烂、能量高的特点也使得远古人类会在丰收季节采摘后放在地洞里，方便寒冷季节食用。坚果本身富含大量的不饱和脂肪，能提供大量的热量，促进大脑的发育，对维持人类自身代谢和智力的发育具有很重要的意义。

2. 鱼类、蛋类、禽类、畜类，富含蛋白质。

远古时期，河流众多，人类文明通常会在河流两岸，因此远古人类蛋白质则主要来源于鱼类。在没有被破坏和污染的森林中，鸟类、禽类的品种很多，可食用的物种也很多。除了鱼类之外，远古人类也会捕捉鸟类和禽类，收集一些蛋类，来补充自己的蛋白质。随着社会的发展，人类慢慢开始驯化一些禽类、畜类，这也成为古人获取蛋白质的来源之一。

3. 应季的水果，富含维生素和糖类。

在森林里，丰收的季节中树上就会挂满让人垂涎欲滴的各种水果。水果不仅包含充足的维生素，还是糖分的主要来源（那个年代获得糖是比较困难的）。在远古时代，当人们发现几个熟透的水果会非常兴奋，并会毫不犹豫地全部吃下去，因为在他们住的森林里，高热量的甜食非常罕见，永远供不应求。如果不及时都吃下去，可能会被别人抢去或腐烂掉。正是这种碰到高热量食物就毫不犹豫吃光的"贪吃基因"深植在我们的身体里，导致就算在物质丰盛的社会里，我们依然很难抵抗高糖、高热量食物的诱惑，外出吃哈根达斯时还要配上一大杯饮料。在记录片里，也经常会见到某些部落里的人为了获取一些蜂蜜，不顾危险爬到六七十米的树上，就仅仅为了满足基因里对糖分的渴求。在远古时代，高糖食物是极其缺乏的。

而当今慢性疾病发病率升高的一个原因就是这个"甜蜜"的因素——糖。远古时期，人们主要是从鲜果、蜂蜜、植物中摄取少量甜味。在那个糖分短缺的时代，追求糖分的行为是增加生存机会的有利行为。而随着农耕农业和手工科技的发展，糖分可以从甘蔗、甜菜、谷物（大米、小麦）等植物中获取，这使人类得到糖分的机会越来越多，也越来越容易。白糖正式出现是从唐代开始，经过不断演化，在当今社会食物中处处都有糖的身影，但这个发展似乎并没有给我们带来益处，反而使肥胖症、糖尿病、癌症等问题不断困扰着我们，并引发各种慢性疾病。

民间的养生说法有远离汤、糖、躺、烫，《自然》杂志曾刊发的论文《砂糖的毒性真相》中，研究者通过动物实验证明，糖会让人上瘾，过去50年由于摄入过多的糖（曾误认为是胆固醇的因素）造成的肥胖症、糖尿病、心脏病和肝病，每年间接导致全球约3500万人死亡，这篇文章让人们对糖的危害认识有了新的提高。**罗伯特说："糖是多数现代慢性疾病的'主犯'，却至今拥有无害的公众形象，真是不可思议。"**论文的另一位主要撰写人——加州大学社会医学教授劳拉·施米特称，大多数人误解了糖为何会引起慢性疾病，并不是"高热量"导致的肥胖间接引发，真正"致命"的是糖的毒性作用引发的代谢综合征——糖在肝脏中代谢，肝脏会将过多的糖在胰岛素的作用下转化为脂肪，特别是提高甘油三脂形成了脂肪肝，还诱发胰岛素抵抗（高糖饮食引发的高胰岛素血症才是元凶），从而导致代谢综合征，干扰代谢，使血压升高并可能损害肝脏，此外还将提高心脏病和中风等的发病率，引发多种疾病（原来将这些疾病主要归结为高脂饮食所致，其实这是错误的观念）。因此，远离过多的工业糖分，仅仅像祖先们一样从天然植物中获取糖分，应该也算是一个较为明智的选择吧！

4. 鲜花、叶子和植物球茎，富含纤维素、矿物质。

在前述物质不足，或者遇上天灾的时候，古人也会吃一些植物的花、叶、茎、皮、根，虽然这些食物口感并不好，但却富含维生素和纤维素，在生存面前，也均成为了人类的盘中餐。

5. 少量的兽类，富含蛋白质。

虽然在100多万年前智人已经能够制造工具，但仍然担心害怕食肉动物的威胁，因此他们很少猎杀大型动物，有时候会跟在强大的肉食动物后面吃些剩下的肉，当然也有运气好的时候，偶尔会捕捉到一两只小型的动物，为自己及部落增加一些美味。

6. 极少食用谷物，富含碳水化合物。

在一百多万年前，小麦、水稻等植物也只是众多野外生存植物中的一种，而且在没有先进技术的古人类时代，想要获得大量的小麦、大米是比较困难的（据考证水稻在中国的人工栽种历史为一万多年，小麦也是从元代开始才大规模种植），自然更不可能吃到精加工过的谷类制品，比如精面。除此之外，更少接触酒精。人类原本就是杂食的猿类，吃的是各式各样的食物。在农业革命之前，谷物不过是人类饮食的极小部分罢了。而且，以谷物为主的食物不仅矿物质和维生素含量不足、难以消化，还对牙齿和牙龈有害。

直到农耕农业之后，人类才开始在家的周围种植小麦、大米，并为它们赶走其他的争夺者（杂草），为其浇水松土，小麦、大米才开始慢慢走进人们的日常饮食中。如此娇贵的小麦、大米不仅让人类为其工作，也使人类在一个地区定居下来，破坏周围的其他生物，使得物种变得单一，人的饮食也变得单一，人口剧增并群居，而传染性疾病也逐渐开始爆发。虽然小麦走进了千家万户，但依然保存着它本身的模样，其实小麦直到8千多年前才开始被驯化种植，小麦最早传入中国，在张骞出使西域的时候（中国是大米、小米、高粱、大豆的原产地），在汉代仅仅在宫廷里试种了点小麦，但是由于没有良好的种植技术，小麦在中国的产量一直都很低，直到唐朝之前，人们即便食用小麦也是粒食，之后，磨盘技术才开始有所发展，但因为种种的障碍，小麦并不受种植者喜爱。而且在之后的时间里，曾一度传言面粉有毒，《花木考》则干脆借达摩老祖之口，直接称小麦是"杀人之物"！还好有萝卜、花椒可以解毒。其实古人所说的小麦有毒是指维生素缺乏症，古人可不像现代人能吃到这么多的副食、蔬菜、水果、辣椒，而是只有主食，而小麦如果磨成面粉，不带麦壳的小麦非常缺乏维生素，而带壳小麦又太过难吃，因此小麦在普及的进程中受到很大阻力。

元代忽必烈打到西亚和中亚的时候，发现那个地方的人吃的一种馕，可以放几个月都不坏。忽必烈的军师认为这种食物可以解决行军路上的吃饭问题，因此，忽必烈派了一组人从中亚往东到达黄土高原及黄河流域，下令让老百姓种植小麦，然后全部上缴，又专门从西域抓来人帮他们做馕。笔者认为，忽必烈能够所向披靡横扫欧亚，不仅因为有快马，还因为带了这种叫馕的"压缩饼干"。

如果中国人从元代开始吃面食算起，小麦成为国人的盘中餐则时间较短，正是因为食用时间较短，我们民族的基因还没有适应小麦制品（中国人有 1/3 对小麦不耐受），导致食用后产生肠道过敏、糖尿病等不良后果。而且面粉的普及，在中国依然是一个极漫长的过程。明末清初随着石磨技术的大规模普及，小麦才代替黍、粟成为我国老百姓的主食之一。从 20 世纪 70 年代至今，藏区居民对小麦才从"不愿吃"转变为"爱吃"。就最近的时间来说，我们的爷爷奶奶辈，也很少吃到由小麦制成的精致面粉做的馒头。以前白面都是比较稀缺的物品，那个年代大部分人还是以粗粮为主食，如玉米、高粱、土豆、地瓜等。

随着人类生活水平的逐渐提高，今天的餐桌上，随处可见馒头、包子、面包等由小麦粉发酵做出来的精细的主食，有的地方也已经习惯以这些作为主食。尤其是在北方，馒头、面条已经是家家户户的主食，尤其是精面做出来的白馒头等。随着人们生活质量的逐步提高，食物也越来越细致。而糖尿病、痛风、皮肤病、肠道疾病等慢性疾病的发病率也逐年上升。调查研究发现，以面食为主的北方人糖尿病发病率要高于南方。95% 的糖尿病病人所患的是非胰岛素依赖型糖尿病，这一型糖尿病被认为是一种由饮食习惯所导致的疾病，也可以说主要是吃主食（面、米、糖）过多导致的疾病。笔者曾对山东省和陕西省等部分农村进行调研发现，糖尿病患者特别是女性患者,她们既不吸烟、喝酒、熬夜,也没有所谓的大鱼大肉等不良生活方式,但正是每日三顿仅以面米为主食,才导致罹患糖尿病。

很多时候,我们的祖先仅依靠采摘农业,就可以保证身体的营养均衡。毕竟这些食物共同塑造了我们祖先的基因。虽然在我们看来,远古人类能够保持营养均衡并一直处于不饥饿的状态是很难想象的,但事实上,很多考古学家根据对骨骼化石的研究表示,远古时期的人类几乎没有营养失衡的状况,并且在采摘的过程中身体也不断得到锻炼,反而比现代人更加强壮和灵活,对他们最大的威胁是传染病,而不是肥胖症、高血压、糖尿病等慢性疾病。

在近代,许多农业人口都依靠单一作物为主要热量来源,比如小麦、马铃薯、稻米之类,这样一来就会缺少人体所必需的其他维生素、矿物质或营养。例如中国传统典型的三餐,早上主食面米、中午主食面米,晚上主食还是面米。到第二天,又是这样的重复。而相较之下,远古的采摘者通常会在一天内吃到数十种不同的主食。早餐可能是坚果和蘑菇;中餐是水果和鱼类;晚餐则是鸡腿加上野菜。至于第二天,又可能变得完全不同。正是这样的多样性、随机性,能确保远古时代的采集者吸收到所有必需的营养成分。

为什么老虎饿死不吃草,而熊猫只吃剑竹?这就是由其自身基因所决定的,因而与自己基因不匹配的食物宁死不吃。一方水土养一方人就是基因匹配的一种表现。

当前饮食结构与基因不匹配,必然会导致营养失衡(营养失衡是指某些物质摄入不足或过多,营养不良是指某些物质摄入绝对不足）和基因病态或变异表达。

营养失衡必然导致激素和神经递质失衡，激素是由蛋白质、矿物质、维生素等组成，此书对此不再赘述。

营养失衡必然导致酶的功能下降，人体有1000多种酶，70%是金属酶，酶也是由矿物质（金属类）、蛋白质、维生素等组成，此书对此不再赘述。

我们人类生存需要七大基础营养物质，另外还需要爱的能力、阳光、空气、植物营养素、益生菌、酵素、充足的睡眠、音乐、诗歌、秀色等必不可少的营养要素。细胞的营养失衡主要是常说的七大营养物质的失衡，糖、脂肪、蛋白质、维生素、矿物质、纤维素、水，此书对此不再赘述。

上述物质的失衡也可归为中医所说的阴阳失衡，而这一切就会使机体的抗氧化、抗炎能力下降，引发慢性疾病。

饮食结构与基因不匹配，除了会导致营养失衡外，另一个危害因素是致炎，也称为**炎性饮食（高碳水化合物、过量的咖啡因、过量摄入饱和脂肪酸和反式脂肪酸、油炸和烧烤食品、过少摄入纤维素和抗氧化物质等均属炎性饮食结构），炎性饮食反过来会加重细胞的炎性反应。**

近一万年来，从采摘农业到农耕农业，人类开始吃五谷，如大米、小麦、高粱等富含碳水化合物（糖类）的食物作为主食，科学发现，碳水化合物的饮食就与我们祖先的饮食结构所塑造的基因是不匹配的。碳水化合物的不完全代谢产物包含酸性物质，有较强的致炎作用。另外，碳水化合物在胰岛素的作用下，能合成脂类（甘油三脂等），引发代谢综合征（代谢综合征是指人体的蛋白质、脂肪、碳水化合物等物质发生代谢紊乱的病理状态，是一组复杂的代谢紊乱症候群，是导致糖尿病、心脑血管疾病的危险因素）。小麦富含长链蛋白质，易引发肠道过敏。长链蛋白质在肠道的蠕动过程中能包裹纤维素，让益生菌得不到充足的营养，造成菌群失调，同时长链蛋白质也会引发食物不耐受。

既然我们当前的饮食结构与基因并不匹配，并导致基因病态表达、营养失衡和炎性反应。那科学的饮食结构是怎么样的呢？我们在日常生活中应该怎么吃呢？当然是效仿古人饮食（洞穴饮食），这样就能做到与我们的基因匹配，基因的表达就是健康的，否则表达就是病态或变异的。就像植物一样，当它缺乏氮元素时叶子就会发黄，发黄就是植物基因不匹配病态的表达。另外，"橘生淮南则为橘，生于淮北则为枳"这是当地土壤和气候与橘树基因不匹配，导致基因变异表达，现在我们吃的许多食物都找不到儿时的味道，也是食物基因变异表达所致。当人们吃的与基因不匹配时，身体就会出现病态表达或变异表达。因此，当我们采用这种以蔬菜、坚果、豆制品、粗粮（少量）、水、肉类（鱼类、禽类、蛋类、畜类）为主，适量冷榨亚麻油、橄榄油等不饱和脂肪和水果为辅，以及少量的谷物（米、面等高碳水化合物食物）和奶制品的这种仿古人洞穴饮食结构后，饮食就能与我们的基因相匹配，身体自然就会保证营养均衡，保持健康状态。

第二章 生物生命

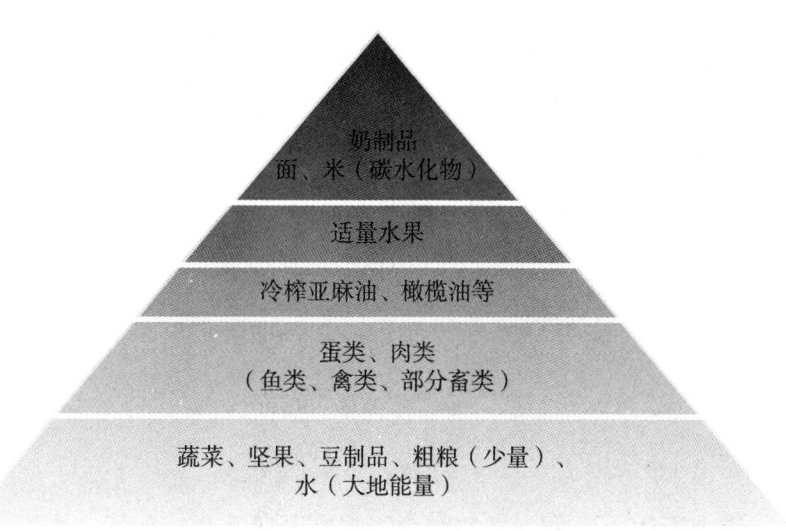

图七　洞穴饮食结构

《黄帝内经》开篇有一段：

乃问于天师曰：余闻上古之人，春秋皆度百岁，而动作不衰；今时之人，年半百而动作皆衰者，时世异耶？人将失之耶？

岐伯对曰：上古之人，其知道者，法于阴阳，和于术数，食饮有节，起居有常，不妄作劳，故能形与神俱，而尽终其天年，度百岁乃去。今时之人不然也，以酒为浆，以妄为常，醉以入房，以欲竭其精，以耗散其真，不知持满，不时御神，务快其心，逆于生乐，起居无节，故半百而衰也。

这段话说明，在上古时代人往往能够活到百岁之上，很少有人死于营养不良（多死于传染病），而现在的人却远不如上古人，究其原因，岐伯给的解释是现代人不懂得调和养生，顺应自然，饮食生活皆不按规律行事。其中饮食就占了一大部分，可见顺应上古人的饮食结构，不仅能让我们身体健康，也会延年益寿。

据长寿研究所2002年对120位长寿老人所做的抽样问卷调查发现，60%的老人主吃粗粮偶吃细粮；大多数老人吃菜荤素搭配，但只吃素的仅1人。其中，58%的老人荤菜摄入以鱼和蛋类为主。主食之外，还搭配蔬菜、水果、干果等，既有正餐，又有小吃、零食，相当丰富和多元化。也有调查100多岁的老人食物就主要包含豆制品、肉类，很少吃主食。正是因为这些百岁老人的饮食结构与基因相匹配，进而营养均衡，保证身体的正常运行，再加上心态平和，长寿便是个水到渠成的事了。

综上所述，远古人类的饮食结构主要以坚果、鱼类、禽类，蛋类为主食，以植物的根、茎、叶、花等作为副食，极少的谷物（碳水化合物）和应季水果作为补充。我们人类的基因就是在这样的饮食结构下塑造而成的，并在长期的进化过程中逐步稳定地遗传下来。而现代人的饮食结构与古代人恰恰相反，主要以精细加工的面、米为主食，而以蔬菜、肉蛋类为副食，这种反其道而行之的饮食结构不但与人类的基因不匹配，造成营养失衡，基因病态或变异表达，而且高碳水化合物饮食还具有致炎作用，可以说中国是炎性疾病大国，如鼻炎、咽炎、扁桃体炎、慢性支气管炎、食管炎、胃炎、脂肪肝性炎症、肠炎、关节炎（风湿、类风湿）、痛风、强直性脊柱炎、滑膜炎、动脉硬化（血管炎性）、心肌炎、脉管炎、肾炎、前列腺炎、附件炎、甲状腺炎、末梢神经炎、皮肤炎症等都属于无菌性炎症，甚至抑郁症、肿瘤也是炎性反应。

饮食与基因不匹配（炎性饮食），首先导致营养失衡引发抗氧化抗炎能力弱化，其次导致基因病态或变异表达及炎性反应，这些是引发慢性疾病的主要因素。然而令人悲哀的是，现代医学在找不到病因时，往往归咎于基因有病，但其实绝大多数情况下并不是基因本身出了问题，而是基因表达出了问题。因此我们应该为经常"蒙冤受屈"的基因"平反昭雪"。这是笔者多年来苦心孤诣探索出来的理论成果，此理论对科学饮食，预防慢性疾病具有重要的指导意义。

判断你的饮食结构与基因是否匹配，最简单的方式就是观察大便情况。正常的大便一天 1～2 次，不干不稀且成形，不黏粘马桶，无异味。如果你的大便出现任何异常，都在提示你需要调整饮食结构了。身体细胞是有智慧的，大便的异常就是身体在向我们"抗议"。

第二节　氧化、抗氧化失衡与免疫识别"误判"及慢性炎症

一、氧化（氧自由基、抗氧化）

我们都知道，细胞、组织、器官、系统是人体从微观到宏观的不同组成层次，细胞是组成人体的最基本单位。躯体疾病的源头可以说是从细胞的氧化损伤开始。而我们的细胞是如何受到损伤的呢？这就要从"氧"开始说起。

氧是所有动植物生命的基础，也是人体最重要的营养成分，是为生命体提供能量的主要来源，也是合成 ATP、激素以及许多生理活性物质必不可少的物质。我们的细胞一刻都离不开氧。没有氧，食物中的能量无法释放，我们体内的所有反应也无法进行。但是氧的化学性质比较活泼，在正常的生化反应过程中，氧有时会变得很不稳定，并且氧化周围的分子。

这个氧化周围分子的并不是氧本身，而是由它产生的一种叫作**氧自由基**的有害物质。自由基，化学上也称为"游离基"，是含有一个不成对电子的原子团。由于原子形成分子时，化学键中电子必须成对出现，因此自由基就到处夺取其他物质的一个电子，使自己形成稳定的物质。在化学中，这种现象称为"氧化"。体内活性氧自由

基具有一定的功能，如免疫和信号传导。但过多的活性氧自由基就会有破坏作用，导致人体正常细胞和组织的损坏，据联合国相关数据报道，人每天需要130亿个负氧离子来中和这些氧自由基，但在环境污染较重的地区，有的人甚至每天只能获得不足1亿个负氧离子。这种能量的极大缺失，身体极易被氧化，导致细胞的形态和结构发生改变，使其功能下降、衰老，甚至死亡，无法正常地进行糖类、脂肪、蛋白质、维生素、矿物质等代谢。细胞的代谢失衡与很多疾病都有关，如心脑血管疾病、高血压、癌症、痛风、糖尿病、呼吸道疾病以及精神类疾病等。可以说，氧自由基对细胞的氧化损伤是人体疾病、衰老和死亡的直接原因。现有的很多研究也都已经证实，氧化损伤是引起许多组织细胞凋亡的一个重要因素。因此，自由基又有"万病之源"的称号。

经过世界各国研究表明，自由基的种类很多，并且大多数是瞬间产生的。对人体产生重大影响的有5种：

①过氧化脂质：是许多自由基物反应后的产物，且多半发生在细胞膜上，导致细胞膜失去功能或死亡；另外，也会直接和蛋白质核酸作用，导致细胞甚至器官的病变或死亡。

②超氧化物自由基：最早出现也是数量最多的自由基。

③单腺态氧：体内稳定的氧受紫外线照射后会产生大量不稳定的单腺态氧，单腺态氧和氯反应，造成自由基物或脂质氧化。

④过氧化氢：产生破坏性极大的羟基自由基。

⑤羟基自由基：最活跃的自由基，主要会造成体内脂质过氧化而破坏细胞；也会和糖类、氨基酸、磷脂、核酸、有机酸等任何生

物体内的物质反应，特别是和 DNA 中的嘌呤、嘧啶作用，导致细胞死亡或基因突变。

什么东西能够让氧失去一个电子，变成氧自由基？比如 PM2.5、油炸食品、空气、水里的次氯酸钠、重金属、食品添加剂、七情内伤等。所有的氧自由基有一个共同的特点，就是氧化细胞膜的脂质，这也是排第一位的过氧化脂质的主要功能。

现代人与古代人相比，处在一个严重的氧化环境中：应激、压力、高温、炎症、过量性生活、过量运动、失眠、心理失衡、异物刺激、臭氧、射线照射、化学污染、食品问题等。

1986 年，土耳其政府专门下令停止了土耳其浴。我们现在洗的桑拿就是从土耳其传过来的。大家知道，一个育龄男子如果一年去洗 6～8 次桑拿，他的精子就会因为高温而被氧化掉，高温氧化下精母细胞就会被杀死，造成男性不育，如果女性过多洗桑拿，对卵巢细胞也是一样的破坏，造成女性不孕。

以上这些氧化环境造成我们体内的氧容易被夺去一个电子，形成氧自由基。这些氧自由基首先氧化我们的细胞膜。第二氧化我们的酶类。在日本流行吃酵素，酵素就是酶的重要组成部分。酶含在菜里，但人类只有吃不经过高温加工的菜，才能获得较多的酶。第三，更重要的是还氧化我们的核酸（DNA），让基因突变，易引发癌症。

我们知道痛风病人尿酸偏高，在中国，很多人不得痛风，尿酸也偏高。这是怎样形成的呢？我们的 DNA 生活在细胞里，随着细胞的成长而成长，死亡而死亡。我们发现，当细胞的"门户"被打开时，DNA就从细胞里跑出来了，成了细胞外的DNA，这时候马上有一种东西要来代谢它，它就变成了嘌呤，嘌呤变成尿酸。正常在细胞里的DNA是永远变不成嘌呤，变不成尿酸的，除非从细胞里跑出来。为什么从细胞里出来了？那就是我们的细胞膜有不完整的地方，我们叫细胞"开门了"，这个门是异常的门。

那么，什么会造成细胞开门呢？能把一个细胞的细胞膜破坏掉，最主要因素就是氧化。我们知道细胞膜主要是脂质，还有一定的蛋白质，这两者是最容易被氧化的。氧自由基首先把细胞膜损毁，细胞有了缺口，DNA就出来了。这就是说，氧自由基很容易把细胞的大门打开。从尿酸这一个指标上，就可以知道我们的细胞受损的程度。由于DNA跑出来变成尿酸，尿酸是酸性的，它酸化了组织和血液，给癌细胞提供了很好的PH值。更重要的是，当你的血液变成酸性的时候，更容易把细胞膜破坏，造成恶性循环。更严重的是，细胞内DNA出来就预示着这个细胞的死亡。那就是说，氧化的细胞越多，DNA出来越多，尿酸就越高，尿酸越高，细胞死亡也就越多。

糖尿病也是细胞膜上的脂质和蛋白质被氧化后，细胞膜上的胰岛素受体和胰岛素通道被损毁，造成胰岛素抵抗，引发糖尿病。

如此看来，当细胞受到自由基的氧化损伤之后，机体就会马上得病，真的是这样吗？

当然不是。

人体还有一个自我防御机制——炎性反应。它是当外源性和内源性损伤因子引起细胞各种各样的损伤病变时，机体的局部或全身发生的一系列复杂的反应，以限制和消灭损伤因子、清除和吸收坏死组织，并修复损伤，阻止疾病发展。适当的炎性反应是人体的主动防御反应，其本质是我们免疫系统开始战斗的初始战场，损伤和抗损伤贯穿炎性反应的始终。至于损伤和抗损伤何者占优势，这就要看细胞受到损伤的程度和时间长短了。如果机体长期处于氧化损伤环境中，**致炎因子在短期内不能被清除，并且还在机体内长期持续存在并反复作用，不断损伤组织，就会造成炎症过程迁延不愈，逐渐转化为慢性炎症。发生在不同组织器官里的慢性炎症，就会最终逐渐导致相应的慢性疾病的出现，如抑郁症、糖尿病、风湿性关节炎、动脉粥样硬化、痛风、癌症等。**

为了更通俗地让大家理解氧化疾病，我们拿坏血病来做个例子。坏血病临床上又叫维生素 C 缺乏症。维生素 C 的第一大功能就是抗氧化，抗病毒。

历史上有两次著名的大航海，主角一为哥伦布，二为郑和。哥伦布在出海前，可谓事事精心准备，但却压根没想到食物对航海的重要性，差点功败垂成。但郑和却"误打误撞"带上了具有抗氧化作用的食物，成功完成了七次远航，永载史册。

哥伦布在航海的时候，带的食物主要是鱼干、牛肉干、奶酪等。这就告诉我们：他们当时的饮食是高蛋白饮食，而缺乏富含维生素 C 的食物。正是由于缺乏了维生素 C，航海过程中船员有 1/3 ~ 2/3 死伤。他们出现的症状主要为关节痛、全身皮下瘀血，严重者出现颅内出血、七窍出血、下肢瘫痪。当时随船科考的达尔文也得了坏血病，如果不是抓紧时间返回，后果不堪设想。

第二章
生物生命

而后,哥伦布带着自己的亲友航海,亲友也出现这种坏血病。他只好把亲友和其他三个人放到一个荒岛上,等到返航回来到岛上休息时,发现这几个人竟然还活着。奥秘就是这个岛上到处都是柠檬树,还有淡水,这几个人就是依靠柠檬活下来的。哥伦布由此知道了柠檬能够防止维生素C缺乏,从此以后每次航海都会带着腌制的柠檬,路上再也没有因缺乏维生素C而造成人员死伤。正是因为柠檬,哥伦布才把环球航海延伸到美洲,开启了大航海时代。

笔者通过查阅大量资料发现,郑和下西洋比哥伦布早了约87年。从郑和的航海日志里,我们发现他的航程中没有一个船员因坏血病死亡,因为他们带着黄豆、绿豆在海上泡豆芽吃,喝茶水,从而无意中补充了维生素C,歪打正着,还在船舱里养点活鸡、活鱼。而这些食物正是包含了很多抗氧化的物质,因此才能保证这些船员平安度过7次远航时光。

同样,压力过大也会消耗抗氧化物质,进而影响到我们的身体健康状况。因长期压力过大而引发抗氧化能力不足,这是我们这个时代应该高度关注的问题,它与很多慢性疾病的形成也有直接的关系。

下面是一份有关应对压力和抗氧化能力的自测量表,如果感觉自己存在压力和抗氧化能力不足的问题,可以对照下面这个表格分析一下自己的现状。如果具有3项或以上症状,说明已经存在压力问题;如果有5项或以上的症状,就说明已经存在抗氧化能力不足,需要按照此书的理论进行减压、抗氧化治疗。

压力与抗氧化能力自测量表

早上难醒，赖床	记忆力下降
总觉得疲劳	多疑敏感
睡眠质量差	情绪化
易过敏	易激惹，有攻击性行为
对事物兴趣低	不安不宁不静
抑郁情绪	注意力难集中
渴望吃刺激性食物	在一天中精力暴减
有胃肠道问题	虚弱感
大便过干或过稀	偏头疼
胸闷，心跳加快或者加重	常有冷或热的感觉（比别人更敏感）
易患感冒	轻躁狂、躁动
骨关节炎，肌肉酸痛	常有咽喉痛
皮肤有斑点	伤口愈合困难，有口腔黏膜溃疡问题
有水肿问题	痛经、经前综合征
反酸，酵母菌增生	流泪，眼睛干痒
腰部脂肪增厚，难减	多汗
总是有饥饿感	腹胀感
发质油，易脱发	存在物质成瘾（烟、酒、镇静药、咖啡等）
衰老感	
做事犹豫不决	

二、免疫识别"误判"与慢性炎症

现代医学认为，慢性疾病主要因素是基因缺陷和免疫低下两个问题。其实免疫功能并不是先天不足，而是免疫"误判"引起过度内耗导致的免疫力失衡，而大多数慢性疾病患者的基因并没有问题，只是基因出现了病态或变异表达。

近年来，随着慢性疾病的井喷式发展，到医院就诊的病人中，罹患慢性疾病的病人高达85%。在临床研究中发现，这类病人的发病原因大多数与基因、主动免疫（主动地攻击自己的健康细胞）并没有太大的关联，而与病人的饮食和生活方式有直接的关系，特别是抗氧化和营养物质摄入不足。人的抗氧化能力主要是后天通过饮食获得的。如今我们的自然环境和社会环境（文化与三观扭曲）遭受了极大污染，导致我们呼吸的空气、饮用的水源、摄取的食物中含有较多外来的过氧化物质，再加上精神、心理压力导致体内过氧化物质增多，与此同时我们摄入的抗氧化物质严重不足，这就容易造成机体氧化与抗氧化的严重失衡。**这种失衡会使细胞氧化受损、衰老、功能下降，受损的细胞结构形态发生改变，不能被自身的免疫细胞识别，进而出现"误判"，被当作"敌人"攻击，因而错误地、被动地、过度地激活自身免疫系统，进行不该有的长期"内战"，这种不分青红皂白的"自相残杀"，引发免疫紊乱加速了机体的炎性发展和老化，免疫能量和抗氧化能量的耗竭，再加上继续氧化和营养失衡的叠加作用，进而产生慢性炎性反应，导致各种慢性疾病。笔者此理论揭示了氧化、免疫、炎症三者与慢性疾病的关系，对慢性疾病发病机理研究具有重要贡献。**

可以说，我们已经进入一个由氧化导致炎性疾病的高发时代，氧化与健康是未来每一位医学工作者必须认真面对的课题。因为只有氧化与抗氧化及营养的平衡和消除免疫紊乱等，才是真正治疗慢性疾病的关键。

由此我们创立了氧化医学（各种污染使得氧化成为慢性疾病的突显因素，因此可以主要采用各种抗氧化剂来防治慢性疾病）和炎性细胞活化理论（通过均衡营养、增加抗氧化抗炎物质等，让结构和功能受损且有炎症的细胞得以修护、激活、自愈并延缓其衰老），在此理论的指导下，我们用抗氧化、抗炎物质和消除免疫紊乱等综合疗法防治多种慢性疾病都取得了实质性的突破。我们相信氧化医学与炎性细胞活化理论在未来的医疗实践中将发挥重要的作用。笔者已出版了这方面的专著《西医治不好的病》，并获得国内外相关权威人士的肯定。

氧化与细胞活化理论是一门比较新的医学保健理论，它整合了中医学、精神心理学、临床营养学、免疫学、营养基因组学、分子生物学、微生物学和医学能量学等学科及儒释道文化的精华，主要研究细胞与疾病预防、治疗之间的关系。该理论认为，细胞是我们生命的开始、生命的继续和生命的终结，疾病的本质是细胞氧化受损后发生结构和形态的改变，出现免疫"误判"，引起细胞慢性炎症，导致细胞的功能下降或丧失，进而引起糖类、脂肪、蛋白质、维生素、矿物质等的代谢异常和机体内分泌失调；还认为，细胞的健康（再加上良好的细胞内外环境）才能带来组织的健康，组织的健康才能带来器官的健康，器官的健康才能带来系统的健康，系统的健康才能带来机体的健康。所以说，健康的根本就是让细胞健康。**此理论是疾病医学向健康医学转变的方向和必经之路。**

氧化与细胞活化理论就是要通过均衡营养来活化细胞和修复受损的细胞，延缓其衰老，特别是抗氧化系统、免疫系统和抗压系统的细胞，从而提高细胞的自愈能力、自我调节能力、代谢能力，增强细胞活力。也就是说，让正常的细胞富有活力，让受损的细胞得到修复以恢复其自愈和自我调节功能，消除其炎性反应，来达到治疗和预防疾病的目的。

从慢性疾病治疗的临床实践来看，西医药物既不能消除慢性疾病的致病因素（病因），又不能阻断被病因破坏的细胞结构、形态和功能，还不能可逆性地修复由此造成的细胞损害。因为西药进入人体后，经过若干半衰期，全部排出体外，无法变成组织细胞的一部分。因此，任何西药都不可能治愈慢性疾病。只有那些组成细胞成长所需的原材料如蛋白质等，才能变成组织细胞的一部分，活化、修复细胞结构和形态，起到恢复其功能和活力的作用。

说到底，**氧化与细胞活化理论所要做的以及能做的，就是从根本上对身体细胞甚至伤损的细胞进行及时活化、修复、养护和给予能量。**

那用什么来实现呢？我们要从细胞氧化和免疫紊乱说起。

人体有两大防御"长城"，一是免疫系统，二是抗氧化系统。免疫系统相当于人体抵御疾病的"国防军"，主要抵御外部入侵；而抗氧化系统就相当于人体抵御疾病的"警察"，主要是消除内乱。可事实上，我们的西医太注重免疫系统了，忽视了维持内环境稳定的抗氧化系统。

既往医学界主要关注的是人体的免疫系统，认为免疫系统正常就不会生病。但是，很多罹患慢性疾病的人，其免疫系统却是正常的或相对正常的，只是出现了免疫紊乱，抗氧化系统是从20世纪80年代开始才受到人们的关注，而对此的研究还比较碎片化，不成体系，特别是因氧化导致的慢性疾病更没有引起人们的重视。

免疫系统与抗氧化系统在人体内的相互作用关系是，当人体细胞受到氧化损伤以后，就会发生形态和结构的异常，免疫系统无法识别这类受损的细胞，把它误认为是外来的"敌人"，对其加以消灭，从而进一步加重了这类细胞的损伤，更加剧了人体被动免疫反应的激活。这种免疫反应与氧化反应的交叉累加作用是慢性疾病形成的基本原因。

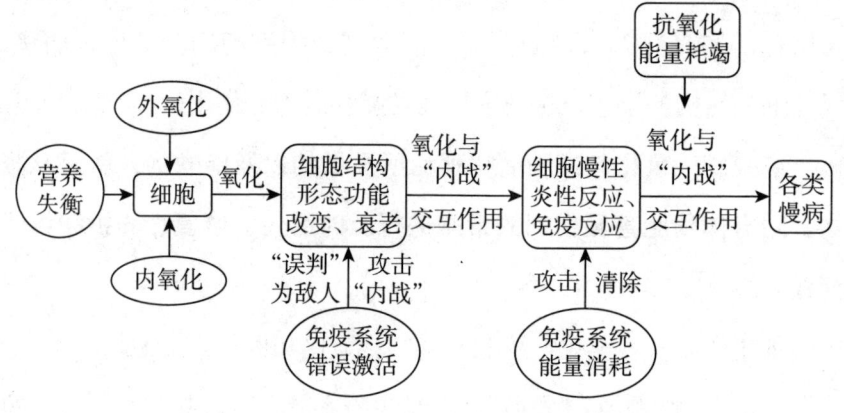

图八　氧化、免疫、炎症、慢病的相互关系

人体的抗氧化能力和氧化能力的长期失衡会导致机体出现异常。当抗氧化能力弱的时候，细胞就容易氧化受损，功能异常，机体罹患各种慢性疾病，如心脑血管疾病、糖尿病、癌症、精神疾病、关节炎等，尤其人体的衰老跟氧化密切相关。

人体的免疫系统绝大部分是先天获得的（极少部分通过接种疫苗获得），而抗氧化系统是后天建立的，主要通过饮食来获得。但是，我们现在的食物成熟期短，又受到精细加工和各种污染，丧失了很多有益的抗氧化成分。很多人在日常的饮食中不注重有机蔬菜坚果的摄入，加之日益严重的空气、水和土壤的污染，这些都加速了人体细胞的氧化。同时，生活工作中的压力也在无形中加快我们体内能量及抗氧化物质的消耗，加速人体细胞的氧化。

笔者认为，近10年来慢性疾病井喷式的发展与国人的基因没有太大关系，与主动免疫能力也没有很直接的关系，而与细胞氧化受损和免疫"误判"有着很密切的关联。因为人类两百多万年来进化的基因是超稳定的，免疫能力也是较为稳定的。改革开放前，我国的孤独症患病率是0.8‰，而如今孤独症的发病率达到了1%；改革开放前，我国糖尿病病人不足400万，而现在却达到了3亿人，难道这30年来我们国人的基因真的是发生突变了吗？否！有研究称，与在美国的华人女性相比，国内女性的乳腺癌发病率较低，这在某种程度上表明乳腺癌的发病与饮食、环境有关。根据著名的"哈迪－温伯格定律"笔者认为，在理想状态下，遗传疾病的发病率是相对恒定的，例如大多数孤独症等慢性疾病与遗传关系不大，而与缺乏母乳喂养和抗氧化、抗炎物质摄入不足有关。抗氧化、抗炎和调整菌群是治疗孤独症的关键因素，仅靠训练康复是远远不够的。

可以说，"氧化疾病"的时代已经到来，这应该得到医学界的高度重视。

氧化与细胞活化理论认为，人是由水、蛋白质、脂肪、糖类、维生素、矿物质等物质构成的（再加上能量生命）。这类物质常被称作营养物质或必需物质。它们是能被我们人体吸收并参与身体构建的物质，也是我们身体必不可少的原材料。要知道，人体是一个非常精密的化学反应体，一般来说，在健康人的体内，人所需的七大营养物质应始终处于一个动态的平衡，生命能量相对充足，各种生化反应才能有条不紊地进行。体内的七大营养物质不平衡，加上能量缺乏，最终导致化学反应的异常和酶的生物活性下降，当这种异常的生化反应累积到一定程度之后，身体就容易引起各种疾病。营养物质不足还会导致抗氧化能力和免疫能力减弱，细胞受损。代谢性疾病和大部分精神疾病本质上跟体内的营养物质不平衡、抗氧化系统弱化和免疫系统"误判"出现的免疫紊乱、生命能量不足而产生的无菌性的慢性炎性反应有关。我们的很多慢性疾病，都是糖、脂肪、蛋白质、维生素和矿物质代谢异常造成的，甚至抑郁症和癌症也是如此。

在我国，营养失衡导致的慢性疾病已从国家层面上开始被注意，但大多数人对它的理论观点并不了解，这其中包括为数不少的医生。前卫生部部长陈竺在一次公开的场合中提出，未来医生必须会开两张处方：一张是针对病情开具的药方；另一张是针对病情开具的膳食营养处方。未来的医生必须具备临床营养学的知识，针对慢性疾病，尤其要发挥营养保健治疗的作用。曾经有位美国专家说过，不懂营养学的医生可能会害人。卫生主管部门要求未来97%的医生攻读营养学、预防医学，同时要求医生推广具有医学功能的保健品。在这一方面，北京世健联合医学科学研究院开创预防医学的先河，前瞻性地开展用能量生命与生物生命平衡来活化细胞，从而防治慢性疾病。

氧化与细胞活化理论是从自然医学和保健医学等学科发展而来的一门新兴理论，是笔者从多年的临床、科研实践基础上提出来的。

这一理论观点，从细胞的角度科学而精准地解释了慢性疾病发病的机理，并由此发展出一套有效的治疗方法，就是让多种营养物质和能量转化为细胞的组成部分，起到修复细胞形态和结构，恢复其能量和功能，消除其炎症的作用，即氧化与细胞活化疗法。我们用此疗法已经治愈了数千例慢性疾病病人，比化学药品更为安全、有效，这也进一步验证了该疗法的正确性和科学性。

有调查显示，医生对植物营养素、植物抗生素、维生素、矿物质、必需脂肪酸、益生菌和补充能量疗法等治疗疾病的方式接纳度较低。一项对1230名专业医生的调查显示，5%的医生认为保健品和能量产品"还不错"，当病人向医生咨询某种保健品或能量产品时，30%的医生认为"不了解"而让病人自己决定，55%的医生则不向病人推荐保健品或能量产品，3%的医生避而不答，7%的医生对保健品或能量产品"非常排斥"。这与我国保健品和能量产品市场的不规范有关，也与我们的临床医生对保健品或能量产品信任度低、对将氧化医学和能量医学的知识用于临床治疗的了解程度不高有关，甚至有些极端的人认为保健品和能量产品都是骗人的。

综上所述，我们已经把氧化、免疫、炎症、慢性疾病之间的关系阐述明白，为寻找慢性疾病的致病根源和诊疗提供了新的理论和方法。

第三节　不良的生活方式

生活方式是一个内容相当广泛的概念，它包括人们的衣、食、住、行、劳动工作、休闲娱乐、社会交往、待人接物等物质生活和精神生活的价值观、道德观、审美观，以及与这些相关的方面。可以理解为就是在一定的历史时期与社会条件下，各个民族、阶层和社会群体的生活模式。

而不良生活方式则是指人们长期受一定社会文化、经济、风俗、家庭影响而形成的一系列有害的生活习惯、生活制度和生活意识。

随着社会的进步，越来越多的不良生活方式出现在你我的身上，破坏着身体，消耗着能量，影响着健康。常见的不良生活方式有以下四种。

一、炎性饮食：糖、面、米摄入过多

在上一节，我们说了饮食对于身体的重要性，并且也说明如果饮食结构与基因不匹配，会造成营养失衡和炎性反应。

我们古老的基因像蜗牛一般缓缓前行，而人类的生活却搭上了科技的快速列车，短短几百年有了翻天覆地的变化，基因却来不及跟上时代的步伐，导致我们现在很多饮食结构与自身的基因不相匹

配。科技的进步，让我们希望也有能力让自己的食物变得外表精致、口感细腻。而这种追求习惯仅仅满足了人类的口腹之欲，却忽视了对身体健康的影响与基因匹配的需求。

虽然在物质丰富的现在，人们还是习惯性地以小麦和大米及其精细加工产品作为主食，而这一部分就占据了每餐的一半以上，但目前过精过细、口感良好的面米中除了碳水化合物之外，其他营养素含量很少，同时食用过多的主食后其他食物摄入自然就会变少，导致营养不均衡，细胞得不到足够的营养，人体就不能得到和产生充足的能量；而过多的碳水化合物摄入后，在人体内经过代谢，产生大量的酸性物质和自由基，引发高胰岛素血症和代谢综合征。此外，如果身体营养失衡，维生素、矿物质、氨基酸不足，会影响身体内各种酶的合成，导致碳水化合物、脂肪等不能很好地分解，产生更多的酸性物质和自由基，而细胞长期处在这种氧化环境中，完整性会遭到破坏，引发自身免疫紊乱，进而产生炎性反应。

近半个世纪来，人们担心患高脂血症，而有意避免食用蛋黄、肥肉、动物内脏等含胆固醇高的食物，但人们的血脂、脂肪肝患病率仍居高不下。人们往往认为多吃面、米等糖类要比吃蛋黄、肥肉、动物内脏对身体更健康。其实这是一个普遍的认识误区，实践证明不是高胆固醇的食物引发高血脂和脂肪肝，碳水化合物（面米主食、过食水果）在高胰岛素的作用下转化为脂类，而引发高脂血症、脂肪肝及血管壁的炎性反应。当人类食用含胆固醇较低的食物时，血液中胆固醇含量过低，反馈性地激发了肝脏自发合成胆固醇，肝脏这种自发合成胆固醇的能力非常强大，比正常饮食所摄入的胆固醇量高出 3～4 倍，甚至更高，继而引发了高脂血症、脂肪肝，甚至胆囊炎。胆固醇是各种激素合成、特别是性激素合成的必需物质，也是细胞膜除磷脂外，占比第二的物质，它对细胞膜的弹性和稳定性起着至关重要的作用。

人们可能忘记了在改革开放前，国人吃的油主要是猪油、羊油等动物油，那个年代没有多少人会患高血脂和脂肪肝。现代是以豆油、花生油等植物油为主，这些油类加热后反而变为氧化剂，造成人类的细胞氧化发生炎性反应。

在那个《芳华》年代以粗粮为主，面、米也很少经过精细加工，从而得以保存其营养成分。

因此认识到饮食结构的重要性，找到与自身基因相匹配的食物是保证一生健康的基础。并有意识地在生活各个方面都加以践行，才能从根本上保证细胞的健康及能量的储存。

二、劳、逸不结合

无论是在工作中，还是在学习中，经常会听到一句话"劳逸结合"。中医的致病因素里就包含过劳、过逸。

"劳"指的就是通过工作等方式使用自己的身体和精神能量，适度的"劳"对我们的身体来说是一种锻炼；而过度的"劳"，甚至达到透支状态，会导致体内产生大量的内自由基，使身体产生损伤。生活中经常会出现的"过劳"行为，如熬夜、工作狂、性生活过度等。特别是熬夜，严重扰乱了生物钟，造成免疫紊乱。

"逸"指的是通过休息等方式，放松自己的身体和精神能量。适度的"逸"能让身体得到恢复，精神饱满。但与劳相似，过度的"逸"也会对身体造成伤害，比如久坐、运动少。久坐、不运动容易引起肠胃蠕动减慢，消化腺分泌消化液减少，造成肠道消化吸收功能下降，产生营养失衡，运动少可引起脑供氧不足等。即使少数人有一定的运动，但也是"动"多"运"少，"运"才能使身体产生更多的能量。

无论是"过劳"还是"过逸"都会对健康造成严重的危害，最常见的危害有免疫力紊乱、营养失衡、抗炎抗氧化能力下降等。

三、过量吸烟、喝酒

烟草并不是我国的本土产品，直到明朝才有一些烟草传入国内，但到现今我国却成为了烟草的生产和消费大国。虽然现今国家在吸烟方面监管很严，在公共场合和密闭的区域不能吸烟，但本质的问题还没有得到解决，吸烟的人数居高不下。香烟的主要成份包括尼古丁、焦油、重金属及一氧化碳等。吸烟不仅会对自身的健康产生影响，周围吸二手烟的人健康也会受到威胁。吸烟者及吸二手烟者不仅会咳嗽、痰多或喉部不适，还会随着时间的积累产生各种慢性疾病，如癌症、心脑血管疾病、呼吸道和消化道疾病等。对于女性来说，除了上述的危害之外，还可引起月经紊乱、受孕困难、骨质疏松以及更年期提前等健康问题。

大多数人很清楚吸烟的危害，但就是戒不掉或者不想戒。这是因为烟草中的尼古丁有使人上瘾的作用。尼古丁就像毒品一样，刚开始吸食时并没有什么感觉，如果时间久了，血液中的尼古丁达到一定浓度，反复刺激大脑并使身体产生对尼古丁的依赖性，此时烟瘾就产生了。若忽然不吸烟，会出现烦躁、失眠等"戒断症状"。除了生理上的依赖之外，吸烟者还会有心理依赖，通过吸烟来缓解精神压力等，因此戒烟也就难上加难了，但并不代表戒烟不可能。

想要改变这个不良的生活方式，除了强大的意志力外，有时候需要外界的帮助。现今市面上有很多不同种类的戒烟产品，效果不一，而大多数的烟嘴也仅仅通过活性炭或海绵等物质来过滤烟焦油，但对尼古丁的作用似乎并没有宣传的那么神奇。笔者发明的茶质烟嘴（"清烟宝"获第42届米兰世博会金奖）中包含了从植物中提取的一种能占据和阻断尼古丁受体的物质，进而减少了人体对尼古丁的依赖，自然也就避免了在不吸烟时，受体因为没有尼古丁的占据而产生的戒断反应，此物质还有抗炎抗氧化作用，让戒烟变得轻松而简单。

除了香烟之外，在生活中还会常常遇到的便是酒。俗话说：小酌怡情，大饮伤身。酒文化在我国可谓是源远流长，古有纣王酒池肉林，今有酒驾引发交通事故。无论是皇族权贵、文人墨客还是平民百姓，都会饮酒。少量的饮酒会为一次难得的团聚等高兴事增加气氛，但过量或经常饮酒不仅会闹笑话，更会对我们的身体产生不可逆的伤害。过量饮酒常见的损害包括：

（1）过量或长时间饮酒短时间内会引发注意力、记忆力下降，随着时间的推移则会引发柯萨可夫综合征（近事遗忘、错构症、虚构症及逆行性遗忘，时间定向力障碍，出现明显的智力障碍，病程可持续数年，预后不良，社会功能和处理生活能力减退或丧失）。

（2）过量饮酒最直接影响的脏器便是肝脏，几乎饮酒人士都会出现肝硬化等问题。

（3）过量或长时间饮酒往往会引发心肌病等心脏疾病。

（4）连续大量饮酒会导致慢性胃炎等胃部疾病。

（5）除了上述问题外，长时间饮酒还会影响到我们的生殖系统，尤其是妊娠期的妇女，即使是少量的酒精，也会使胎儿发生身体缺陷的危险性增高。

与吸烟一样，长期饮酒后，人体也会对酒精产生依赖反应，因此转变自己饮酒这个不良的生活方式刻不容缓。而受损的脏器就需要我们在以后的生活中精心呵护和调理了。

四、饮食不节、不洁、不律，偏食、挑食

在众多不良生活方式里，有关饮食的方式占一大部分，除了吃的不对之外，还有饮食不节（不节制）、不洁（不干净）、不律（不规律），偏食、挑食等不良的生活方式。

饮食不节指的是日常的饮食没有节制，碰到好的食物便会吃很多，暴饮暴食就是典型的饮食不节。这样的习惯，不仅会摄入能量过多，引发糖代谢异常产生肥胖，还会增加胃部负担。另外我们的胃虽然有收缩性，但是如果突然撑得太大，弹性便会受损。目前有很多大胃王的节目，主播们虽然吃很多但看起来依然身体健康而且

身材保持得也很好，让我们容易产生一种自己也会有这样能力的错觉，但殊不知那些主播除了个别是天赋异禀之外，其余均是通过不断的训练才维持的，更有甚者会有催吐行为，不是我们普通人的身体能够承受的。

饮食不洁指的是食物不干净。 当提出这个问题的时候，很多人都会发出质疑，现在的食物还会有不干净的吗？虽然现在我们的食物没有了过去意义上的污泥、虫卵等不干净的东西，看起来确实非常干净，尤其是像土豆、胡萝卜这样的蔬菜在超市购买的时候看起来就已经是一干二净的了。但现在的食物却有了看不见的不洁物质，包括农药、食品添加剂、防腐剂、化工原料等。不知不觉中这些物质就通过饮食进入了我们的身体，对健康产生威胁。因此在生活里，不注意这个问题的人便具有了饮食不洁这个不良生活习惯。尽量购买天然绿色蔬菜、用心清洗能大大减少饮食不洁对我们身体的影响。

饮食不律是指饮食没有规律性。一是三餐饮食时间没有规律性。 现在人的作息时间严重混乱，很多人在工作日按时间吃饭，但到了周末却早饭是早上十点才吃，午餐会拖到下午两点，而晚餐更是从下午五点到夜里十二点不等，有些女性为了减肥会直接将晚餐忽略。有些人甚至在工作忙的时候可以一天仅吃一顿饭。这样的快节奏生活，打破了传统的饮食习惯与规律，对我们的身体造成严重的影响。中医上讲，每个时辰我们的机体就会有不一样的变化，而在不该进食的时候吃很多东西，胃酸分泌不够，造成消化不良，在该进食的时候没有食物进到胃里，胃酸没有用武之地，导致反酸、胃溃疡等。虽然身体有自己的智慧，会根据日常的饮食习惯调整自己的功能，但太不规律的饮食习惯,让我们的胃也无所适从。**二是饮食量没有规律性。**正如我们前面说过的暴饮暴食,而又在某些时候不吃或吃得很少,加重胃部的负担。**三是饮食的顺序没有规律性。**在吃饭时应该首先吃水果和蔬菜,再吃少量主食,最后吃肉类食物,或在大鱼大肉后,不再吃任何主食。这样可以保持胰岛素分泌的相对稳定性,不容易把蛋白质和碳水化合物转化为脂肪。

当然偏食、挑食也是不良的生活方式,仅吃一种或几种食物,或者不吃某些食物,容易造成身体的营养不均衡,进而影响细胞健康,产生健康问题。

除了上述提到的不良生活方式之外,在日常生活中,还有很多不良习惯影响着我们的健康。想要改变这些不良习惯,首先要做的是注意到它们,并了解它们对健康的影响,在生活中绷紧这根"弦",不断践行正确的生活方式,从根源上解决健康问题。

第四节　胃肠道生态环境的重创

人们在去医院体检时，关注最多的是心、肝、脾、肺、肾等脏器，却很少关心自己的肠道。但是，肠道却是众多脏器中最先衰竭的，女性从 28 岁开始衰竭，男性从 32 岁开始。过去的医学界常常忽视这个问题，更多的是在保护肝脏、肾脏、心脏上下功夫。而笔者认为，慢病皆从胃肠道问题开始的，中医认为万病皆脾虚（后天之本）。

一、胃肠道在人体中的功能

1. 营养功能

对食物起到消化、吸收、代谢、排泄作用。消化和吸收功能是胃肠道最基础的功能。我们吃进去的食物必须经过胃肠道的消化吸收才能将营养物质利用起来。想让五脏六腑得到充分的滋养，首先就需要有个好的胃肠道。

2. 非常强大的免疫功能

胃肠道相关免疫组织是人体重要的免疫系统，能产生免疫球蛋白，进行过敏源处理。

3. 排毒功能

人体会不断摄入和产生各种各样的毒素，而胃肠道会配合"肝肠循环"及"拒载"效应，对环境毒素、内毒素、参与的药物等进行排除和清理。

4. "大脑功能"

胃肠道是最能够感知到人类情感的一个脏器。比如，压力大就觉得胃不舒服，生气会引发胃疼。我们的祖先把肠道所在的腹部称为"丹田"，认为丹田就是生命之门。为什么日本武士选择剖腹作为最崇高的死亡方式？现在普遍认为，古代许多的国家和民族，均主张人的灵魂是宿于肚腹中的；因此，武士便在有必要将自己的灵魂向外释放的时候，采取剖腹以示众人的方法和仪式。从流传下来的成语，比如肝肠寸断、搜肠刮肚、满腹经纶、小肚鸡肠，可以看出我们的古人早就发现了胃肠道的神经感知功能，胃肠道也是精神心理疾病的预警器官。现在，西方也认为胃肠道是人类的第二大脑。

5. 屏障功能

胃肠道黏膜具有保护作用，防止异物和毒素入侵。

6. 资讯功能

制造神经传导物质（如与忧郁有关的血清素），利用食物作为信息物质以便细胞之间得以沟通。

7. "制造"功能

胃肠道除了消化吸收的功能外，还有一定的制造功能，在肠内可以生成维生素B、维生素K和维生素u等物质，还能生成一个重要的物质胆固醇。

8. 肠道菌群居住地

肠道内存在数量庞大的微生物，它们依靠肠道生活，同时帮助寄主完成多种生理生化功能，这些微生物统称为肠道菌群。肠道菌群按一定的比例组合，各菌群间互相制约，互相依存，在质和量上形成一种生态平衡。在人类胃肠道内的细菌可构成一个巨大而复杂的生态系统，一个人结肠内就有 400 个以上的菌种。

作为人体最庞大、最复杂的微生态系统，肠道菌群本身及其代谢产物不仅能调节人体健康，更在膳食和宿主之间起到了重要的桥梁作用。正如诺贝尔奖获得者乔舒亚·莱德伯格（Joshua Lederberg）曾指出的，人体与人体共生微生物构成了超级生物体。

肠道菌群可分为有益菌、有害菌和中性菌。

有益菌，也常被人称为益生菌，很多酸奶广告中宣称添加了多种益生菌。有益菌主要包括乳酸杆菌、双歧杆菌等，是人体健康不可缺少的要素。益生菌主要作用：①吸收水分，使粪便较软，较易排泄。②使肠道缓和地蠕动，能顺利将粪便排出。③有助于维生素的合成。④帮助肠道迅速排出有害物质。⑤避免病原菌的侵害。

有害菌，一般会保持在一定的数量，如果一旦失去控制，大量增殖，便会引发机体健康问题。有害菌的影响主要有：①使排泄不顺畅，肠内囤积粪便，或者是因有害菌的繁殖引起细菌感染，而产生腹泻。②肠道蠕动过快或太慢，粪便更会因此变太稀或太硬。③增殖产生导致癌症的有害物质，成为大肠癌的发病根源。④大便干燥会引发过度吸收有害物质。⑤使病原体容易侵入肠道，不健康的肠内，乳酸菌等有益菌的量会变少，肠内呈碱性。另外，因有害菌所产生的有害物质使肠壁所具有的免疫功能下降，导致肠内杀菌作用变弱，细菌或病原菌更容易侵入。⑥易引发食物过敏或不耐受，产生肠漏综合征。肠漏综合征是一种常见病，随年龄的增长而加重，是由细胞氧化，产生慢性炎症及菌群失调引起的。它使小肠壁的细胞间产生空隙，并使胃肠道的屏障作用大大减弱，从而使小肠毒素、细菌、微生物和食糜中食物颗粒易于进入血液，接触免疫系统，并使肝脏解毒负担加重，使身体出现免疫系统反应，长此下去，会使身体自动出现对健康食物的免疫系统反应。这样反过来引起慢性炎性反应，并导致出现关节炎、哮喘和其他自身免疫性疾病，引起维生素和矿物质的缺乏，成为各种炎症和疼痛隐形病根。

中性菌，就是有双重作用的细菌，如大肠杆菌等，在正常的情况下，对人体是有益的，但是数量一旦失控，或者从肠道转移到其他部位，就可能会引发躯体疾病。

肠道菌群对于肠道来说是至关重要的，可以说很多肠道功能均是在菌群的参与下才得以完成，因此当菌群失调后，肠道就会出现各种问题，加速肠衰竭。肠道菌群在正常情况下，三者（有益菌、有害菌、中性菌）会处于一个动态平衡，相互依赖又相互制约。但这个平衡并不稳定，很容易受到外界及宿主各种因素的影响。

二、破坏胃肠道功能的主要因素

从上述中我们已经了解胃肠道对人体的重要性，也知道胃肠道是"慢病之源"，生活中的哪些习惯或因素会破坏胃肠道功能呢？

1. 抗生素的滥用

抗生素的发现让很多感染性疾病得到治疗，随后医疗界对抗生素开始吹捧和滥用。凡是超时、超量、不对症使用或未严格规范使用抗生素都属于滥用。WHO 推荐的抗生素医院使用率为 30%，可是，我国近五年医院中抗生素的使用率均保持在 67%～82%。据统计，在使用抗生素的人群中，1/3 以上的人根本不需要用抗生素，而临床预防性使用的抗生素，多于一半没有起到作用，反倒对有的脏器造成不良影响，还会造成肠道菌群失调的问题。滥用抗生素导致的肠道菌群失调会提高肠道疾病的发病率。一个较为经典的例子就是因手术入院治疗的病人在服用广谱抗生素后易患感染性腹泻，其主要原因为肠道微生物失调而引起的伪膜性结肠炎。

2. 止疼药物的滥用

阿司匹林、消炎痛等止痛药物均可刺激胃黏膜引起严重的胃肠反应，诱发胃肠溃疡，甚至出现胃出血及胃穿孔等病症，为毒素和过敏原进入血液提供了条件。同时，胃肠道的溃疡以及过敏都可能导致肠漏综合征，造成人体对食物的敏感性增强，诱发食物过敏反应。

3. 纤维素和多糖类的摄入量较少

膳食因素也是改变肠道菌群的重要因素之一，更是最容易改变或控制的因素。不同人群由于膳食习惯的不同，对膳食因子的摄入有很大不同，由此引起的肠道菌群组成、结构与功能也会存在较大差异。人体肠道中核心主导菌群与膳食模式中蛋白质、脂肪和糖类成分的比例有关，拟杆菌属在长期以蛋白质和脂肪为主要膳食成分的人群中占主导地位，而在以碳水化合物、膳食纤维类，植物性饮食为主要膳食成分的人群中，普氏菌属则占核心地位。纤维素和多糖类摄入过少造成肠道内菌群失调，此外纤维素还能促进肠道蠕动，增进消化能力。纤维素和多糖类物质也是益生菌的食物来源。

4. 精神（心理）压力因素过大

胃肠道是对压力最敏感的器官之一。当人长期处于压力状态时，乙酰胆碱及神经压力素可通过直接或间接作用影响肠黏膜上皮细胞，使肠黏膜上皮受伤；其次，当糖皮质激素增多时，具有胃黏膜保护性作用的前列腺素 E2（PGE2）减少，黏膜上皮的修复能力下降，加重了肠黏膜应激性溃疡的产生，肠黏膜受损易导致人体对蛋白质食物过敏；另外，交感-肾上腺髓质兴奋，使唾液和胃液分泌减少、消化液黏稠、口腔干燥、吞咽困难、食欲减退；由于胃液减少、胃蠕动减少而致消化不良、腹胀呕吐，肠蠕动减少可致便秘；长期不良的心理应激还可诱发消化性溃疡和应激性肠炎。

5. 防腐剂、添加剂、农药残留的影响

众所周知，在食物消化过程中，大块的食物分子只有被降解为简单的氨基酸、脂肪酸和单糖才能进入人体，其他任何大分子都会被当作异物，成为抗原。未被消化的大分子食物再加上有渗漏问题的肠壁，会给大分子食物提供与免疫系统直接接触的机会，极易引发过敏反应。当今社会，我们所食用的天然食品越来越少，大部分是人为加工过的食品，含大量防腐剂、添加剂，甚至有农药残留等难以降解消化的大分子物质，极易引发过敏现象。食物消化吸收过程中，胃肠道难免会吸收一些有害物质进入身体。正常情况下，威

胁身体的物质都会被清除,而食物过敏实际上反映出肠道、肝脏的屏障和解毒功能异常或减弱。

6. 剖宫产对婴儿肠道的影响

益生菌陪伴着人类走过了 200 万年。人类最原始的益生菌是从哪里得到呢?是在出生的时候,经过产道的一刹那得到了益生菌。女性分娩的前十五天,产道是酸性的,含有大量的益生菌,这就是给胎儿准备的,胎儿出生后吮吸手指的时候,就获得了益生菌,这是人类进化而来的。这也说明了,绝大多数剖宫婴儿较少从母体获得益生菌,肠道微生态系统建立较为困难,会影响到孩子未来的肠道环境健康,易引发各种疾病,如多动症、自闭症、过敏症、哮喘等。

7. 小麦的长链蛋白对纤维素的包裹

纤维素对肠道的作用已经在前面说明,而小麦中含有较多的长链蛋白质(大米几乎不含长链蛋白),在肠道消化蠕动过程中易将纤维素包裹,使益生菌得不到应有的食物来源,生存较为困难,导致益生菌的缺乏,进而影响胃肠道的消化和吸收,特别是对神经递质的产生影响较大,易引发情绪疾病,如睡眠障碍、焦虑、抑郁等。笔者认为,睡眠障碍的人在治疗过程中最好少吃或不吃小麦制品。

8. 人体菌群失调

菌群会陪伴每一个人走过风风雨雨的一生,它们主要分布在人体的三个地方:一是皮肤黏膜,二是呼吸道,三是消化道。当菌群失衡时,最容易从这三方面显现出来,如痤疮、湿疹等各类皮肤病,鼻炎、咽炎等呼吸道疾病,胃炎、肠炎等消化道疾病。以至于有报道称菌群还主导着人的饮食结构、糖的代谢、情绪情感等。

三、肠道菌群

我们每天吃很多东西，难免吃到细菌，如大肠杆菌、霍乱弧菌。肠道内大肠杆菌过多会引发腹泻问题，而霍乱弧菌在进入胃肠道后会让人出现上吐下泻的症状。

我们现在发现对人类影响最大的一种菌叫酵母菌，最容易生长在后槽牙处。它对人体的影响主要有以下几点：第一，如果我们将其随着食物一起吃进去，而胃酸又无法将其杀死，它在胃里不断繁殖，造成胃反酸。这种菌在人体内产生糖化、发酵作用，会让我们吃的米面发酵，产生泡沫，泡沫会到贲门，人就会感到烧心了。因此，烧心并不是胃酸多了，而是因为这种菌过多，导致反流性食管炎。第二，这种菌群让我们吃进的食物第二次发酵，产生大量的糖类，增加糖尿病风险。第三，这种菌群还会使人患脚气。第四，它的菌体是一种异体蛋白质，在死亡之后，容易造成人体过敏，而菌体被人类吸收后，易进入关节腔，造成骨关节病，大多数的老年性关节炎都是由此菌引发的。最后，这种菌体还会造成人大便偏稀或者偏干，如果是偏稀说明人体对这种菌体轻度过敏，如果是大便干燥就说明是重度过敏。

对人体影响第二大的菌是厌氧菌。厌氧菌可引发人体不同部位的感染，包括阑尾炎、中耳炎、子宫内膜炎等。厌氧菌是生长在小肠里的，小肠里没有氧气。现在最常见的致病菌有8种，这些菌之所以能导致人体生病，都是因为它们死亡后的菌体是一种异体蛋白，会造成人体反复产生过敏反应和各种慢性炎性反应，比如动脉硬化、乳腺增生、子宫肌瘤等。

如果每天摄入有益菌，不仅能够扼制肠内有害菌群的产生，还能为肠内补充益生菌，造就健康胃肠道。有益菌能通过双向调节来维持人体肠道健康，当发生便秘，益生菌能促进肠道蠕动，改善排便；当发生腹泻，益生菌便会杀死导致腹泻的细菌，并且减少肠道排便，缓解腹泻。

婴儿通过吃手，手指头上的细菌开始不断地进入婴儿的肠道而定居下来。婴儿吃奶的时候，妈妈皮肤上的细菌也都会通过婴儿的吮吸逐渐进入体内，并形成与人体同生的定居菌群。类似地，婴儿用手到处抓东西包括玩具、衣服等，然后经常把手塞到嘴巴里边津津有味地品尝，甚至长时间乐此不疲，其实也都是不断地在给体内补充环境中的细菌！婴儿通过吃手给体内补充必要的肠道菌群，与孩子长大后一辈子的身体健康密切相关，切勿忽视这个问题。相应地，给孩子洗手洗澡，也不一定需要使用肥皂香皂多次清洗，因为这会显著减少婴幼儿从环境中摄入身体所需的肠道菌群的机会！我们知道农村孩子一般长得比较结实，身体素质较好，不容易生病，这一点其实与农村生活环境中含有大量细菌同时又不像城里孩子过于讲究卫生有关。同样孩子在玩土、玩沙的过程中，身体与土壤中的细菌不断接触，部分细菌就会或多或少进入体内，并定居在肠道形成稳定的"肠道菌群"，发挥保持身体健康的重要功能。因此，小孩玩土身上脏一些，不是问题，拍干净就是了；反之，如果不让孩子玩土的话，孩子就失去了很多和土壤中细菌接触的机会，长此以往对孩子的身体健康是不利的。

俗话说，一方水土养一方人，暗含的道理就是哪个地方的水土就具有哪个地方的菌群结构特征，长期生活在这一方水土的人，他们的"肠道菌群"中就形成了对于这一方水土所对应的菌群模式和结构特征的永久性记忆。对于远离故土的人来说，所谓"思乡心切""故土难离"，实际上就是人体的"肠道菌群"在呼唤着对故乡、家乡饮食（文化）的记忆。这个时候，只要用水冲泡一杯从老家带过来的泥土，这种"思乡心切"的欲望就可以很快被满足了，因为老家泥土中的菌群进入到人体的肠道后，让人体能够感觉到故乡的信息。而且，能够吃到老家口味的饭菜，"肠道菌群"中负责家乡记忆的菌群也会被强化一次，也是这个道理。

肥胖已经成为一个世界性的难题。据国际卫生组织估计，全世界约有 10 亿人体质量超标，全球人口的 12% 都属于肥胖范畴。近年来，肠道微生物和肥胖的关系受到了广泛关注。肥胖患者肠道内的菌群组成伴随体重变化。Ley 等发表的论文中，看到体重正常的野生小鼠与遗传性肥胖的 ob/ob 小鼠（一种特别暴食肥胖的实验用鼠）比较贪食，盲肠菌群组成中厚壁菌门比重大，而拟杆菌门降低 50%，给以低脂高糖的食物，菌群组成不变。由于肠道菌群的成分不同，肥胖者更容易从食物中提取能量生成脂肪。

Hotamisligil 等有类似研究观察到，术后体重降低的肥胖者体内柔嫩梭菌群与炎症标记物（如 C 反应蛋白与白细胞介素 −6）逆相关。对于肥胖者来说，Rouxen-Y 胃绕道减肥手术可以帮助维持较轻体重，诱导肠道微生物产物，例如4-甲基苯磺酸、苯乙酸盐、胆碱蜕化产物的尿排泄，而降低糖尿病和心血管疾病的风险。

  统计数据显示，2010年全球范围内用于预防和治疗糖尿病及其并发症的成本多达3760亿美元，预计这一数字将在2030年超过4900亿美元，糖尿病已成为一项重大公共卫生问题。人类基因组计划虽然完成，但人类自身遗传密码的破译并没有帮助人们找到彻底克服糖尿病的方法，科学家开始将目光转向与人类共生，却具有100倍于人体基因的肠道微生物上。肠道菌群在糖尿病发生发展中具有重要作用，Roesch等研究发现，糖尿病小鼠肠道中乳酸杆菌与双歧杆菌的丰度明显不如非糖尿病小鼠，认为该小鼠的肠道通透性增加，肠黏膜免疫异常会导致I型糖尿病的发生。脂多糖（LPS，革兰氏阴性细菌细胞壁的主要成分）与炎症的产生相关，高脂膳食通过阻碍LPS分解，使小鼠体内革兰阴性菌增加，从而导致胰岛素耐受。肠道有益菌群减少，发酵、消化食物的功能减弱，加速脂肪沉积，改变代谢，破坏稳态，导致II型糖尿病的发生。Furet等研究报道，与健康组相比，II型糖尿病患者肠道中双歧杆菌整体数量显著减少。

第五节　其他慢性疾病致病因素

除了前述主要因素之外，慢性疾病还与内分泌失调和脏器解毒功能下降有关。

一、神经递质失调

神经递质是在神经细胞之间信息传递中担当"信使"的特定化学物质，简称递质。

脑内神经递质分为四类，即生物原胺类、氨基酸类、肽类、其他类。生物原胺类神经递质是最先发现的一类，包括：多巴胺（DA）、去甲肾上腺素（NE）、肾上腺素（E）、5-羟色胺（5-HT，也称血清素）。氨基酸类神经递质包括：γ-氨基丁酸（GABA）、甘氨酸、谷氨酸、组胺、乙酰胆碱（Ach）。肽类神经递质分为：内源性阿片肽、P物质、神经加压素、胆囊收缩素（CCK）、生长抑素、血管加压素和缩宫素、神经肽y。此外，还有核苷酸类、花生酸碱、阿南德酰胺、σ受体。其他类：一氧化氮被普遍认为是神经递质，它不以胞吐的方式释放，而是凭借其脂溶性穿过细胞膜，通过化学反应发挥作用并灭活。在突触可塑性变化、长时程增强效应中起到逆行信使的作用。

这些神经递质在人的正常活动中起着非常重要的作用，当其中一些神经递质分泌出现异常时，人就会出现各种疾病。例如：长期失眠病人往往谷氨酸、5-羟色胺、乙酰胆碱、去甲上腺素及多巴胺等神经递质水平低于正常人。因此，保证神经递质的正常分泌是很有必要的。

二、内分泌失调

内分泌系统是由固有的内分泌腺（垂体、甲状腺、甲状旁腺、肾上腺、性腺和胰岛）以及分布在心血管、胃肠、肾、脂肪组织、脑（尤其下丘脑）部位的内分泌组织和细胞组成的一个体液调节系统，主要功能是在神经支配和物质代谢反馈调节基础上合成与调控各种激素和因子的分泌。激素和因子通过血液、淋巴液和细胞外液传递到靶细胞作用部位而发挥作用，调节人体的代谢过程、脏器功能、生长发育、生殖、衰老等生命活动。

神经和内分泌这两个调节系统统一成为体内一种重要的整合因素——神经内分泌系统。内分泌系统直接由下丘脑调控。下丘脑通过合成、释放促激素和抑制激素来支配与控制垂体各种分泌细胞激素的合成与分泌，从而控制周围靶腺并影响全身，垂体和下丘脑之间已构成一个神经内分泌轴。同时，垂体、下丘脑、靶腺之间也存在反馈调节。外周组织中的靶腺激素可反作用于下丘脑和垂体，对其相应激素的合成与释放起抑制或兴奋作用，称为反馈调节。反馈调节是内分泌系统的主要调节机制，可以使相处较远的腺体之间相互联系，彼此配合，从而保持机体内环境的稳定并克服各种病理状态。

当人体的某些内分泌腺或细胞不能正常分泌激素，即分泌过多或过少，甚至无法分泌时，就会造成激素的不平衡，即内分泌紊乱，也叫内分泌失调。当内分泌腺或细胞功能受到影响时，就会导致人体的内分泌紊乱，机体就会失衡，导致一些不适表现或者疾病，影响身体健康。

一些科学研究表明，内分泌紊乱尤其是甲状腺激素和孕激素分泌减少可以引发抑郁症，病人在服用治疗抑郁症的药物后，甲状腺激素和孕激素水平也会发生相应变化。特别是人体内唯一的降糖激素——胰岛素失衡后，会导致代谢综合征（很多慢性疾病的根源，在第六章我们有进一步的阐述），甚至还导致血压升高，很多慢性疾病都与胰岛素失衡有关。

长期失眠的病人，第一会引发压力素分泌过多，例如糖皮质激素和肾上腺素分泌增加，进而导致免疫紊乱、肥胖、骨质疏松、血黏度增高、血压升高、胰岛素抵抗引发的血糖代谢异常。第二会引起组胺分泌增高，造成躯体反应，全身疼痛。这两者同时升高会共同作用于胃肠道，造成胃酸分泌增多等消化道疾病，以及皮肤病等。

引发内分泌紊乱的因素包括：

1. 环境因素

季节交替，气候变化过快时，会影响内分泌功能。另外，环境污染也是内分泌失调的重要原因，由于空气和某些物质（如塑料制品）中存在一些化学物质，通过各种渠道进入人体后，就会经过一系列的化学反应，导致内分泌失调，如女性外源性雌激素过高。

2. 生理因素

几乎所有的垂体激素的节律都与睡眠和昼夜节律有关，因此失眠、长期熬夜、昼夜颠倒的人极易发生内分泌失调。

3. 心理因素（精神能量）

心理原因对内分泌的影响很大。受到工作、生活、家庭等各方面压力的影响，神经系统处于紧张状态，情绪若出现异常，就会造成激素分泌的紊乱，导致内分泌失调。研究发现，高学历、高收入的女性由于工作压力大而罹患乳腺癌的概率远高于其他人群，乳腺病大多与内分泌紊乱、激素水平的变化有关，特别是雌激素、孕激素的失衡。

4. 氧化与抗氧化和营养失衡（细胞能量）

受到自由基的氧化后，腺体细胞会出现损伤、衰老、功能减退，进而造成内分泌紊乱。腺体的活动和激素的合成均需要得到微量元素、维生素、矿物质等营养物质的支持，如果身体出现营养失衡，就会发生内分泌问题。例如有些人为了减肥，长期受饿，会营养不足，使脑垂体功能衰退，不能分泌足够的促性腺激素，结果使得卵巢等生殖器官功能减退，内分泌出现紊乱。另外，由于食物不耐受而引发肠道问题，造成对食物吸收能力下降，进而造成营养不均衡，出现内分泌紊乱。

5. 药源性内分泌紊乱

药物所引起的内分泌紊乱，存在着个体差异，主要取决于病人对药物的生物利用度，也取决于病人对药物不良反应的敏感程度及药物对病人内分泌激素作用的大小。例如，抗精神病类药物引起内分泌紊乱，临床上女性可出现继发性闭经、高泌乳素血症、体重增加、血糖升高、血脂代谢异常、性欲改变等，且发生率、停经时限与药物的剂量呈正相关，与药物使用时间呈负相关。

除了上述主要原因之外，还有很多因素会导致内分泌紊乱，保证内分泌系统正常工作是减少慢性疾病的重要因素之一。

三、排毒、解毒功能下降

我们吃进的食物、呼吸的空气、饮用的水除了能给人体提供能量和营养物质之外也包含人体不能吸收的部分，这其中就有很多对身体可能会产生危害的毒素。此外，用来治病的药品在身体代谢后除了能治疗疾病，同样也会产生大量的毒素。这些毒素可以在机体内经过代谢并排出体外，从而保证了内环境的健康，称为解毒作用，主要在肝脏进行。

肝脏是人体最大的解毒器官，血液在流经肝脏时，毒素可以被肝脏分泌的一些酶分解，减少这些毒素在血液中的含量。被分解后的物质可以通过皮肤和肾脏排出。皮肤是人体最大的排毒器官，能够通过出汗等方式将有害物质排出。另外，肾脏也是人体最重要的排毒器官，过滤掉血液中的毒素并通过尿液排出体外。淋巴系统也具有一定的排毒作用，适当的运动和按摩，可促进淋巴液的流动，增强免疫功能和排毒功能。

每个人的肝脏解毒功能各有不同。性别和年龄对其有很大的影响,老年人、儿童以及女性解毒能力较弱。虽然肝脏具有解毒功能,皮肤和肾脏具有排毒功能,但是这个功能却是有限的。如果"中毒"太深,造成肝、肾、皮肤和淋巴系统负担过重进而影响其功能,导致解毒能力下降,造成毒素积累,使身体的内环境处于失衡状态,就会造成各个脏器出现异常和内分泌紊乱。如脂肪肝、乙肝、酒精肝、药物肝、重金属的氧化、肠漏与菌群失调等都会造成肝脏的解毒功能下降。据科学研究表明,所有的抗氧化、抗炎物质及正能量均有不同程度提高肝脏解毒功能和肾脏、皮肤和淋巴系统排毒功能的作用。

第六节　生命健康教育的缺乏与西医的"奴化"

人们在生活水平改善以后，常缺乏健康生活观念的指导，忽视诸多的致病因素，导致被称为"富贵病"的慢性疾病发病率持续上升，使老年病提早出现、提早衰老。生命之花过早地凋谢，生命之树过早地枯萎。

生活当中有许多有益于健康的科学常识，认识不到位就会酿成苦果。养生之计在于人，每个人的健康靠自己去争取。"工欲善其事，必先利其器"，"磨刀不误砍柴工"。世界上有些东西，当你拥有它时往往并不珍惜，而一旦失去，你就会感到它无比珍贵，俗话说："临崖勒马收缰晚，船到江心补漏迟"。"防患于未然"总比落雨收柴效果好。健康的人们，要有"防未病"的观念，不要待到生命将结束时才体会到享受生命的味道。

生命是宝贵的，俗话说："长江一去无回头，人老何曾再少年。"生命只有一次，人生没有回程票。要做到身心健康，养生之道则是一条重要的途径。时下有不少人为了美好的未来而辛辛苦苦拼命工作，惟独忽视自身的健康。假若你是一位富豪、知名人士，一旦失去健康，这些荣誉、财富、地位、权力、成就能伴你多久？生命一旦结束，你拥有的一切就随之消失。人生的所有财富和名誉是无数个"0",只有身体健康才是"1",如果没有这个"1",人生也只是一个"0",健康应成为大家安身立命之本。

WHO提出,对于健康来说,7%取决于气候与地理条件,8%取决于医疗条件,10%取决于社会条件,15%取决于遗传,60%取决于个人生活方式。

不健康的生活方式直接或间接与多种慢性疾病有关,如高血压、冠心病、肥胖症、糖尿病、恶性肿瘤、高脂血症等。现代人类所患疾病中有45%~47%与生活方式有关,而死亡的因素中有60%与生活方式有关。在美国,不健康生活方式占总死因的49%~60%,在我国占37.3%。从上个世纪80年代初期,我国开始以经济建设为中心的战略大转移以后,我国经济出现了持续的发展,人民的生活水平明显提高,人民的生活方式发生了快速变化。在这些生活方式的变化中有有利于健康的变化,而另一方面,对健康不利的生活方式也出现了许多,如食物过于精细、油脂的摄入量大大超过人体的需要量、体力活动减少、精神压力增大、烟酒的消耗量增加……而这些不利于健康的生活方式导致了我国慢性疾病患病率的升高。要预防控制慢性疾病,降低慢性疾病对人民健康的损害程度,主要依靠健康教育。通过广泛地开展健康教育工作,帮助人们懂得健康的知识,树立健康观念,建立健康的生活方式,觉察健康的奥秘,这样就能有效地预防、减少或推迟慢性疾病的发生。

所以,我们必须选择健康的生活方式,改变那些不健康的行为。过去我们很多人都说,有病了,那个大夫没给我看好。扪心自问,我们对自己的健康负责任了吗?所以21世纪健康促进的一个新概念，就是个人对自己的健康负责，这是很重要的。健康的生活方式，包括合理膳食的安排，坚持适量的运动，改变不良的行为习惯，保持平和的心态，自觉保护环境，学习健康的知识。在1992年国际心脏保健会议上，维多利亚宣言就提出了健康的四大基石，即十六字箴言：**合理膳食，适量运动，戒烟限酒，心理健康**。这十六字箴言主要是以心血管疾病的预防为主体，但它也基本上是健康生活方式的一个主干，因为健康生活方式还包括很多方面。

然而，令人痛心的是，许多人由于个人生活方式原因以及生命健康教育知识的缺乏，使自己的生命之花过早地凋零，特别是不少名人的英年早逝令人扼腕长叹。

在卫生保健领域，健康教育是以消除或减少不健康的行为因素来达到预防疾病、促进健康为特点的。健康教育通过信息传播、认知教育和行为干预，帮助个人和群体掌握卫生保健知识和技能，树立健康观念，自愿采纳有利于健康的行为和生活方式。行为学的研究表明，知识与行为之间有着重要的联系，但不完全是因果关系。一个人的行为与知识有关，也与其价值观和信念有关，更与长期的生活环境有关。知识是基础，但知识转变成行为尚需要外界条件，而健康教育就是这种促进知识转变成行为的重要外界条件，现实生活中存在许多这样的事实，如在男医生中有一半以上的人吸烟，是他们不懂得吸烟的危害吗？不是的，而是他们的习惯已经形成，而且他们的信念和价值观也存在不健康的因素。要改变他们的行为，需要用健康教育中行为干预的方法来帮助他们戒烟。**健康教育的作用就在于把健康知识转变成健康行为**。这是一门知识，也是一门技术，更是一门科学。

发达国家的健康教育事业起步较早。1974年，被认为是健康促进新纪元的开年，这一年，加拿大政府发表了里程碑式的政策性宣言——《加拿大人民健康的新前景》，把卫生政策的侧重点由疾病治疗转移到疾病预防和健康促进。同年，美国国会通过了《国家健康教育规划和资源发展法案》，明确规定健康教育作为国家优先卫生项目之一。美国健康教育发展的策略是健康教育工作被认为是各项卫生工作目标的中心环节，健康教育工作从疾病为主导转变为以健康为主导，以依靠医学和健康教育部门自身转变为依靠众多学科和全社会的参与，使美国健康教育进入保护健康和促进健康的新纪元。美国自上而下分别有国家级健康教育组织、地方健康教育机构和全国性的健康教育研究机构（如健康教育促进会AAHE等），项目由总统亲自负责，研究机构为健康教育事业的发展提供有效研究依据和发展规划，美国健康教育的经费约占全国卫生经费的5%，年开支约25亿美元，人均8.7元。美国已形成一套完善的健康教育法规，执法严格，对促进健康教育事业的发展具有强有力的控制作用。

就我国而言，健康教育工作和人民群众的健康需求相比还有较大差距，面临着诸多困难和挑战。我国居民的整体健康素养水平较低，绝大多数人的自我保健意识和能力还很薄弱，不良生活方式、不健康的行为仍然普遍存在，健康教育的任务极其艰巨。目前广大医疗卫生工作者是健康教育的主力军，但是健康教育与临床服务脱节，医疗卫生工作者尚未有效发挥社会动员、传播健康知识的作用，各相关部门、社会各界参与健康教育的积极性尚未得到有效激发。

第二章 生物生命

健康教育体系不够健全，专业人员数量不足，整体素质亟待提高，服务能力与人民群众对健康教育的需求还存在很大差距。政府和社会各界对健康教育的投入不足，难以广泛开展大规模、群众性的健康教育与健康促进活动。各地卫生行政部门中，健康教育主管机构上下不对口，有的甚至分散于不同处室，导致工作得不到重视，增加了管理协调难度。

除了生命健康教育的缺乏，使国人陷入慢性疾病高发泥潭不能自拔的还有一个重要因素，那就是西医的一家独大。在许多人眼里，西医似乎是"包治百病""包打天下"。人们得了病，首先想到的是看西医，直到西医最后实在看不了了，才抱着"死马当成活马医"的心态去看中医。实话实说，我们现在已经被西医"奴化"了。

奴化的意思，就是不能够自由独立地思考，只能够服从。无论多么难受，都要服从。不是么？如果不是，为何吃了这么久的药，病得越来越重，你还要吃？从来不知道反抗？为何这么多人化疗、手术之后死了，你还要去试？为何孩子反复感冒，又是打针、又是吃药、又是吊瓶，体质越来越弱，你还是坚持去看西医？因为你已经被西医奴化，乖乖地服从西方人为我们制定的"医疗标准"！

西医，这个外来文化，以侵略者的姿态，彻底"奴化"了我们，让无数人，失去了最基本的思考能力。

你也许没有觉察到面对西医的标准，你所显示出来的盲目服从。你也许应该给自己一个机会，思考和观察一下，看看身体究竟是何感受，看看是否该给自己一个机会去改变！

中国人自古就有与自然和谐相处的特性，我们的周易，有着比西方更先进的哲学思维。我们的祖先，很擅长聆听大自然的声音，无论是老子、庄子，还是鬼谷子，我们的文化比西方更贴近自然。我们五千多年的大中医，更是源自自然，入微入妙，原本应该辞旧迎新，创立新的标准，却被我们忽视，而盲从于西方医学。

每当想起西医动不动给人打针、服药、吊瓶、手术这四部曲，来来回回就这几招，居然就让中国人五体投地！每当想起那么多人久治不愈，提心吊胆，还是要坚持"照医生说的"做，就觉得像被人下了咒语。西医就那么几招，止痛药、抗生素、激素，接着手术、化疗，如此而已，一会来个B超，然后X光，然后磁共振，然后PAT，一堆的检测，仍然查不出你为何头痛、腰酸、睡不着、满脸暗疮，可是人们居然还是相信西医的"厉害"。

所以有人说，西医院没有医生，它只是一个医疗超市，分别由物理学家、化学家、生物学家在设摊摆点，分别用各自仪器和方法给病人诊病，即寻找人体各个层次结构参数的异常。病人得病进西医院，动用所有仪器和方法，去找病人身上结构参数异常，如果找到一种便认为找到一种病，找到几种异常，就诊断病人得几种病，找不到什么结构指标异常就认为"无法确诊"或"××综合征"或"亚健康"。

近些年来的生存空间越来越狭小。特别是有段时间，中医是科学还是伪科学的争论甚嚣尘上。

其实，对任何理论一刀切的评价，本身就是不科学、不客观的。回顾历史，伴随着鸦片战争，西医进入国门，此前不都是中医承担着保障国人健康的重任吗？

第二章
生物生命

对中医的"平反",有这样一则新闻,让人感到既悲哀又欣慰,但这欣慰带着些许"苦涩"——2004年8月,香港《亚洲周刊》载《日本终为中医药平反》,谓:"被宠爱一千多年后又遭抛弃一个多世纪的中华瑰宝中医药,今天在日本终于实现了与历史的'第二次握手'。日本文部科学省最近正式给长期被打入冷宫的中医药'平反',并'恢复名誉':《中医学概论》开始被规定列入全国80所专业或综合性大学医学部的必修课程,并在2006年起作为日本医生临床考试内容之一,2008年开始纳入日本医生资格考试的试题范围。"

青山遮不住,毕竟东流去。平心而论,中医、西医各有千秋。但实践证明,在一些疾病特别是在慢性疾病的治疗上,中医治疗具有疗效可靠,毒副作用小,费用相对低廉等优势,特别是注重人体功能的整体调节,激发人体的抗病能力、康复能力和能量提升,有利于对病因复杂的慢性疾病综合治疗与康复。

第三章 能量生命与生物生命的关系

能量生命与健康之道

能量生命与生物生命相互滋养、相互依存、相互贯通,这种平衡关系一旦打破,就会产生各种身心疾病。

能量生命是一"撇",生物生命是一"捺",两者有机组合在一起才能组成一个完整的"人"字,没有"捺"的支撑,"撇"将无处安放,失去了"撇"的庇护,"捺"将失去支撑。如果一个人没有能量生命,那么躯体就是一个没有灵魂的空壳子,像行尸走肉一样生活在世界上,没有动力、活力和创造力,更没有能量去爱别人,感染别人。没有哪个人仅有生物生命就可以健康地生活下来,同样也没有哪个人仅依靠能量生命就可以健康地生活。仅有能量生命而没有生物生命,这种状态是根本不存在的,是一种"虚无主义","空中楼阁","海市蜃楼",没有生物生命就没有能量生命之说。

细胞能量具有两重身份,既是能量生命的组成部分,更是生物生命的重要组成部分。同时,细胞能量还起着连接能量生命和生物生命的桥梁作用。

能量生命的精神能量和宇宙能量需要依靠生物生命接纳和承载,并且与生物生命产生的能量融会贯通;生物生命依靠能量生命滋养和升华。

例如,负精神能量多的人,必然导致细胞能量的失衡,从而导致细胞功能异常,甚至结构发生变化,出现代谢异常,也就是中医常说的"七情内伤"。"七情内伤"反过来又会消耗人的精神能量,因而也很难接纳和贯通宇宙能量。所以,要想获得健康,首先必须

第三章
能量生命与生物生命关系

要让细胞健康，它是最基础的，有了健康或相对健康的细胞，才能接纳、承载、贯通、运用和升华精神能量和宇宙能量。有时候细胞能量也可以转化为精神能量。当你吃的健康时，你就会精力旺盛、思维敏捷、心满意足。部队中曾流行一句话"伙食好了，能顶半个指导员"。说的就是这个意思。另外，当人低血糖（细胞没有能量）你就会晕倒，甚至失去意识（精神能量）。

宇宙能量是一种以波的形式存在于各个空间，每时每刻都在以自己的力量不断影响着人类的一切，只要你保持空、静、净（定生慧）的心态，就会很自然吸纳宇宙能量，这种能量反作用于人的细胞能量波和精神能量波并与其同频共振。日本科学家在《水知道答案》一书中就阐述了这一理论：水在正能量的作用下就会形成漂亮的、有规律的结晶，反之，就会形成丑陋的、无规律的结晶。同理，这一理论用在由70%的水组成的人体上也是一样的。体内的水直接影响细胞的内外环境，优质的小分子水可以给细胞提供更好的环境和能量。经科学研究发现，轻氢水是一种能够改变细胞内外环境，给细胞提供能量的优质小分子水。

特别是宇宙的阳光能，它不仅能影响万物，还能作用于人体，合成维生素D促进人体骨细胞的生长及脑细胞的健康，维生素D缺乏的人还易患抑郁症，这也是为什么寒冷的北欧地区是抑郁症的高发区。中医也认为患抑郁症和睡眠障碍的人阳气不足，也提倡多晒太阳。

只有生物生命和能量生命都健康或相对健康的人，才能够与自然、与他人和谐相处，珍惜自然、爱护自然、保护自然，对动植物有怜悯之心，对他人有爱心，对社会有奉献精神。因此，两种能量需给予均衡的关注，切勿顾此失彼。只有两者都得到均衡的发展，人才是一个有血有肉有精神有内涵的活生生的人。

著名诗人臧克家说："有的人活着，他已经死了；有的人死了，他还活着。"也有这个道理。

那怎么才能有效地将能量生命和生物生命的通道由上至下或由下至上打通呢？

《道德经》曰：道生一，一生二，二生三，三生万物。

智者从中感悟出：万物归三，三归二，二归一，一归道。

修道的根本，就是贯通这条线路，但这条线路，不是身体上的某条具体经络线路，而是一种不同层次能量贯穿的通道，一旦畅通，宇宙的"波"就能顺畅地进入生命的任何层次，如同点亮一盏灯，产生种种神奇效用。顺生的时候，产生创造，生生不息；逆返的时候，产生归元，归根复命。

无论佛家还是道家，都是在这上面下功夫，不同的是，道家采用"逆炼归元"的能量来贯穿这条通道，从"万物归三，三归二，二归一，一归道"来畅通这条通道，因此道家功法，容易先得神通，再得智慧。世人所知的"神通"不过是接近低层次、改造范围有限的创造，才被人类感知洞察。高层次的"神通"创造世界，改造历史，潜移默化，就不是一般人所能知的了。

道家修炼的方式，跟瑜伽的"亢达里尼"觉醒，非常相似，从低层次觉醒的能量如"蛇"一般、如"潜龙升天"一般，不断量变到质变，涌动螺旋上升，直至进入高层次能量中。这种方式可以通过气功修炼、瑜伽、道家内丹、阳神、密宗本尊法等来获得，这些方法都在于取得不同层次的能量，最终贯穿宇宙通道。例如阳神出窍老成后，能显隐自如，其实就是宇宙通道顺畅后，顺逆自由转化的表现。

有逆就有顺。逆炼是从低层次入手，积累足够的能量冲击通道，上升到高层次，修炼者比较容易有感受，从而不断升上高层次；而顺生则直接从高层次入手，能量向下转化，产生强大能量向下贯穿通道，虽然最终结果也是贯穿通道，但不容易被察觉。

佛家的方式就采用顺生，通过高层次能量的积累再下化贯穿。因此佛家很容易先得智慧，后得神通，因为能量是从高层次向低层次转化。所以佛家才会有"悟后起修"的说法，其实就是高层次具有足够能量，理法先通，再下化修炼，创造出物质过程。

高层次"心传给功"其实就是顺生过程的密法，通过直接给人高层次的能量，慢慢转化为具体的修炼过程。因此有无名师指导，是天差地别的，因为名师对弟子的传授，不仅有低层次的语言文字功夫，还有高级能量心传。一旦弟子意识到这一点，主动接引高层次能量，就能很快"开花结果"。心师如道就是从这个法门中获得极大提升的，因此才取名"心师如道"，就是要记住，有师才有道。

基督教的"祈祷法"也是这种方式，通过跟高层次能量"基督耶稣"的沟通，让高层次能量下化，滋润下层次能量，只要通道打开、畅通，达到了目的，无论佛家、基督教，都是同一个道理。

道家和瑜伽从低层次起步，聚能采炼，不断突破，无论是内丹、阳神、灵热、亢达里尼，都注重"能量的聚炼"等内容。无不是从很具体的知觉感受和行为中，不断提升。到了炼虚合道阶段，又与佛家修炼不谋而合，讲究天人合一、本尊相应、梵我一如。

佛家和基督教从高层次入手，讲究慈悲、圣洁、光明，注重虚空无我，我即是佛，圣灵合一，天启，通灵……这些无不是从相对虚幻的高层次接引高能量入体的方式。到了高级阶段，就要普渡众生、行六度、把爱播撒人间、传道……这个阶段与道家又有相通之处，开始在具体上下功夫，把高层次能量，转生下化，贯穿宇宙通道。

密宗则相对在佛家和道家修炼方式中折中，既有道家聚炼的内容，又有佛家慈悲无我的内容，既吸收道家低层次起步的能量修炼法门，又注重佛家高层次精神意识修炼。

跳出来看，修道的根本都是对"宇宙通道"下功夫，无论是从下往上，还是从上往下，还是上下兼顾，都可以，众生都可以根据自己敏感度的层次入手，即根据自己的慧根，选择合适的方法。

根本的目的是贯穿"宇宙通道"，方式有佛家、道家、密宗、禅宗、瑜伽、基督教……世界上有多少种修炼方法，就有多少种方式。因为这些只是工具，只是抵达"彼岸"的渡船，就算船有大小，但功用还是一样的，不要为了工具争吵，也不需要抵触。真正的修炼者是实践家，是坐船的人，是要往彼岸的乘客；而理论家，是站在岸上，只关心船的模样，试图在纸上造船的看客，是不智慧的。

在中国采取各种方式方法进行修身养性的人比比皆是，但真正掌握能量生命（细胞、精神、宇宙）精髓和要诀并进行顺序修身养性（由上至下或由下至上）或三者同修的人寥寥无几。正因如此，

第三章 能量生命与生物生命关系

许多人在修身养性的过程中，没有取得应有的效果，甚至适得其反。市面上有不少介绍修能的书籍，但大多过于碎片化和片面化，缺乏整体观和系统论。笔者恰恰弥补了上述的不足，在此书中详细阐述了能量生命的内涵及获得与贯通的方法，并将其与生物生命相结合进行综合论述，填补了这方面的空白。

第四章 西医的弊端与优势

> 有哲学思想和人文情怀的人才配当医生。
> ——陶然

西医，顾名思义就是西方医学，其由古希腊医学发展而来。

文艺复兴以后，随着近代实证科学技术的兴起和发展，西医开始了由经验医学向实验医学的转变，它把人体看作是若干个系统，加之解剖学、生理学、生物化学、分子生物学、遗传学等不同学科的发展，愈加精细的专科化划分，**西医逐渐演变为局部、割裂、碎片化的医学。**

现代西医理论是建立在经典物理学的基础上，它认为每种疾病必然存在致病源，只要寻找出该致病源就可以治疗该疾病，如结核杆菌引起结核病，维生素 C 缺乏引起坏血病，碘的缺乏引起地方性甲状腺肿等。尽管西医的治疗技术要比今天任何一个医学流派都更为先进，但是基于这种机械的、局部的、不辨证的唯物主义观，西医在面对今天纷繁复杂的新疾病谱时，暴露出了很多源于理念上的不足。

第四章
西医的弊端与优势

第一节　西医理论的缺陷

一、注重对抗性治疗，对预防重视不够

西医是一种对抗性的医学理论，对疾病的预防重视不够。大多数情况下，西医对待疾病都是一副对抗、作战的态度，将人体当成对抗疾病的战场。

就像大禹治水一般，凡是堵、压的方式都无法整治泛滥的洪水。相反，疏导、分流才能消解洪水的威力。治病救人也应如此。

西医正如大禹之前的治水人，对抗性思维使得治疗效果大打折扣。西医的治疗目标就是疾病，所以在亚健康这一概念出现之后，西医界就慌了阵脚，不知所措了。这似病非病的该如何诊断？该如何治疗？笔者认为，亚健康其实就是生病的一种早期状态，应该进行防治。

受过正统西医教育的医生很少会告知病人，在生活中要注意什么，要预防什么，更不会告知怎样的方式对其健康是有帮助的。当医生看到病人的阴性诊断报告后，通常会说"你没病，可以回去了"。他们很少去想"没病"的就诊者来医院挂号的缘由，更不会去琢磨怎样在疾病来临之前给病人一个很好的提示和预防。

古有扁鹊三兄弟，大哥治病在病情发作之前，那时候病人还不

觉得自己有病，大哥就下药铲除了病根，使他的医术难以被认可，所以没有名气。二哥治病，是在病初起之时，症状尚不十分明显，病人也没有觉得痛苦，二哥就能药到病除，使乡里人都认为二哥只是治小病很灵。扁鹊说自己治病都是在病情十分严重之时，病人痛苦万分，病人家属心急如焚，此时"镵血脉，投毒药，副肌肤，闲而名出闻于诸侯"，也就是说，这个时候的病人及家属看到他在经脉上穿刺，用针放血，或在患处敷以毒药以毒攻毒，或动大手术直指病灶，使重病之人病情得到缓解或很快治愈，因而闻名天下。即所谓"凡此者不病病，治之无名，使之无形，至功之成，其下谓之自然。故良医化之，拙医败之，虽幸不死，创伸股维"。即"良医者，常治无病之病，故无病"。疾病的事后控制都不如事中控制，事中控制都不如事前控制。《黄帝内经》就有言"是故圣人不治已病治未病，不治已乱治未乱"，可见疾病的预防在疾病治疗中的地位之重。

据目前的研究，心血管系统疾病至少60%～70%可以预防，80%可以避免，90%的Ⅱ型糖尿病和癌症完全可以预防。有人说，当我们的医学在疾病预防工作中投入1块钱的力量，便可以在疾病治疗中减少8块钱的损失。

自我保健的理念是健康的守护神，而现实生活中的很多人舍得买房买车，但却不舍得花很少的钱投资自己的健康。

二、缺乏系统论和整体观

西医最为令人诟病的缺陷就是"头疼医头，脚疼医脚"的局部治疗思维。文艺复兴时期的西医，将人体看成是一个由各种零件构成的机器，用机械观来解释一切人体现象，认为疾病就是机器某部分失灵，医生的任务就是修补失灵的部分。曾经的医学物理学派就认为：人的嘴是钳子，肺是风箱，肾是过滤器，心脏是水泵，肌肉和骨骼是滑轮。解剖学的兴起也正是基于这种将人体分开来看的观念。它完全忽略了人的生物性、社会性以及复杂的内部联系性。

尽管有人认为，现在的西医已经完全不同于工业革命时代的西医，已经跨过了生物医学时代，迈入了生物－心理－社会医学模式的时代，但是从医疗实践来看，**现在西医理念的根基还未完全摆脱局部观的影响，没有形成从系统和整体的角度看待疾病的理念。**

当然，在某些病痛的治疗上，局部观有其效率高、靶点清晰的特点，但仅适用于牙病、骨折、腿伤等。然而，对于大多数内科疾病，尤其像高血压病、糖尿病、痛风、癌症等一类病因不太明确、诱因诸多的慢性疾病而言，西医的局部治疗理念很少能从根本上做到"对症治疗"。

三、在诊疗过程中缺乏平衡观的应用

古老的医学，不管是中医、印度医学，还是现代西医的始祖——古希腊医学，都十分重视人体要素的平衡。尽管不同流派对人体的元素说法不一，但传统医学都认为它们应该处于平衡的状态。如中医认为阴阳平衡、五行关系正常是健康的表现；古印度医学认

能量生命与健康之道

为风、胆、痰三原质应维持平衡，不平衡则导致疾病；古希腊医学希波克拉底认为，健康是体内体液平衡（血液、黏液、黄胆汁、黑胆汁）的结果，"这些体液的比例、能量和体积配合得当，并且充分地混合在一起时，人就有完全的健康"，这是一种整体的观念，也是平衡学说在西医历史中的最早表述。

今天的西医理论，发现了体液平衡的调节原理，像酸碱平衡、激素平衡、血糖平衡等，却很少关注能量平衡，所以在实际的治疗中并没有将平衡理念贯穿至全身整体。给高血脂的病人吃降血脂药，表面上是降了血脂，但长期服用降血脂药，会加重肝脏的负担，使肝脏受到不同程度的损伤。因肝脏是脂肪代谢的主要场所，当肝功能下降之后，血脂的平衡又受到了挑战，进一步的降脂治疗将使肝脏变得更加虚弱。虽然这是一种建立于平衡观上的降血脂方式，但是一种破坏性的平衡。

失眠的病人，可能与体内长期压力（负性能量）过高导致5-HT失衡有关。在西医内科的治疗中多使用安定类的镇静药物，而不去平衡5-HT，这样的治疗效果并不理想，还容易产生依赖。

长期便秘的人，很可能与肠道内的菌群失调、食物过敏有关。我们仅有润肠、通便的药物，并不能从根本上解决这个问题。

四、不够重视"医食同源"的思想

中医学自古以来就有"医食同源"（又称为"药食同源"）理论。隋·杨上善在《黄帝内经太素》中写道"空腹食之为食物，患者食之为药物",反映的就是"医食同源"的思想。中药被国人认可的一个重要原因就是,几乎所有的原料都采撷于自然,植物类、动物类、介壳类、矿物类(这些物质均吸收了天地之能量)。以上这些物质主要是通过内含的糖、蛋白质、维生素、矿物质等成为细胞的一部分补充细胞能量而发挥作用。古代西医中,希波克拉底也有"让你的食物成为你的药,而你的药就是你的食物"的观点。可以说,**"医食同源"思想是古代医药文明的产物,更是古人"天人合一"思想的体现。**

饮食不平衡,其实就是营养不平衡,它的确成了导致今天慢性疾病高发的一个重要原因。有人说,80%的疾病都是吃出来的,这种说法并不是毫无来由。现代人的食物以脂肪与糖类为主,而膳食纤维、维生素、矿物质和必需脂肪酸等重要营养物质随着食物精致化程度的增加而减少,高脂肪和高热量食物的摄入,加之运动少热量消耗少,就很容易导致肥胖、心血管疾病、糖尿病、癌症等慢性疾病。

既然是吃营养不均衡的食物造成的疾病,我们就可以通过吃营养均衡的食物来调整。也就是说:吃出来的疾病,是能用食物吃回去的。既然是因为饮食的问题,那么改变饮食结构,来保证机体营养均衡,再通过人体自身的修补恢复能力,健康也就能慢慢回来了。要知道,营养均衡是活化抗氧化和免疫系统的最基础的保障。

西医逐渐淘汰甚至遗忘了这一医药的本源思想:在治疗中很少强调食物的作用,在治疗康复过程中,也鲜有提醒病人在饮食方面的注意禁忌。就拿癌症治疗来说,病人在放化疗之后,需要大量的营养(特别是抗氧化剂和植物抗炎剂,如维生素A、C、E等)来帮助身体恢复和重建，而这一部分营养应该是靠全面均衡的食物来提供，但是目前医学界并没有一个完整的食疗恢复方案和建议。

在临床中，很多病人更没有这方面的理念，认为天天吃着大鱼大肉，喝着大量的牛奶（酸性物质），哪还会缺什么营养。殊不知，过度高蛋白饮食既伤害肾脏，使人流失了大量的钙，又会提高痛风、骨关节炎等疾病的发病率。在肝脏功能下降的情况下，过度高蛋白饮食还会诱发血氨增高，血氨严重影响人的情绪。在没有充足补充镁和维生素D的前提下，用牛奶补钙的理论是错误的。其实在摄入蛋白质的同时，不要摄入过多的主食，主食（碳水化合物）摄入过多会增加胰岛素的分泌，导致更多蛋白质和糖转化为脂肪，产生肥胖，又进一步加重胰岛素抵抗，产生代谢综合征。我们在吃完大鱼大肉之后，就尽量不要再吃任何主食了。

五、不够注重心理因素、社会因素，缺乏人文关怀

美国医学教授恩格尔早在1977年就在《科学》杂志上提出，现代医学要由简单的"生物医学模式"走向新的"生物—心理—社会医学模式"，我们的医学教科书也倡导这种新医学模式将是今后医学发展的主要方向，但现实是更多的美好愿景只停留在书本中。

所谓的生物—心理—社会医学模式就是将人看成一个生物、心理、社会三种属性相统一的整体，它要求医生不仅要从生理上关注病人的病痛，还要从心理、社会的角度来理解和防治疾病。

其实，这并非现代西医学的独到创新，在医学形成之初，先人

第四章
西医的弊端与优势

们就已经关注除个体躯体之外的因素,如病人的情绪情感、生活环境。比如,咱们古老的中医就十分重视情绪,《黄帝内经》中有"怒伤肝,喜伤心,忧伤肺,思伤脾,恐伤肾"的说法,认为人的五种情志对应着五个脏腑。古代医学中积累的许许多多的宝贵智慧,却在我们现实的求医问药中难觅踪迹。

当"身心医学"的概念冲击着医学界的时候,固执的西医先生们不耐烦地瞄了一眼,继续原有的套路:检查,开方,下一位。

作为一个重视心理治疗的医生,近些年来我常常接到一些别的科室转诊过来的病人。他们不是不明原因的躯体疼痛,如头疼、胃疼、背疼、心绞痛,就是没有缘由地冒冷汗、心跳加快、失眠,或者是长期不愈的慢性前列腺炎、胃炎、肠炎,亦或怀疑自己得了某种严重的疾病等。这些病人大多在好几个科室来来回回地问诊,做了一大堆的检查,吃了不计其数的药片,症状依旧无法减轻,效果依然不好。当跟他们做心理咨询时,发现这类病人的躯体症状多是因为早期某些生活事件未得到很好解决而遗留下来,是焦虑和抑郁的躯体化反应,他们或是通过病痛来寻求关注,或是因为病痛来逃避某些内在不愿承担的责任。正是因为从心理根源找对病症,这类转诊而来的病人大多很快就恢复了健康,也常常是这样的原因,心理科有时候被我的同事们戏谑为"疑难杂症科"。

也有一些敏感、谨慎的病人在治病过程中,因为医生的言语表达或者诊断描述不当,而产生紧张、焦虑、抑郁的情绪,进而影响疾病的治疗。甚至一些健康人在被误判为癌症之后,身体迅速消瘦,表现出各种功能退化的症状。

弗农·科尔曼（Vernon Coleman）说，我们的医生应该鼓励那些感到消沉、绝望和不快的人，激发他们靠自己的力量来缓解由多种原因引起的症状，而不是用强大的、有潜在危险性的药物，去对付各种疾病。

现代医学的发展，不应该仅仅表现在技术上的进步与强大，更应该体现为医学人文精神的进步，更为关爱病人，更为尊重病人，给病人以正能量。

特鲁多（E. L. Trudeau）对医生给出了这样的定位：有时是治愈；常常是帮助；总是去安慰。

六、在治疗过程中易产生医源性损伤

医源性损伤指：病人的损伤来自于医方，即病人在就医过程中所导致的损伤，包括临床操作性损伤，药源性损伤，护理性损伤，预防、保健性的损伤等。

医源性损伤中又以药源性损伤（疾病）最为常见，它是因用药不当或药物不良反应而引起人体功能或组织结构的损害。

据统计，近年来由于应用化学药物比较广泛，因药物不良反应而住院的病人已占到住院病人的 3% ~ 5%，有 10% ~ 20% 的住院病人容易患药源性疾病，加上临床大剂量用药、长期用药、多药治疗的情况愈来愈多，药源性疾病已经成为主要致死病之一，仅次于冠心病、癌症、肺心病和中风。

大量临床观察和研究资料证实，药物可引起 100 多种药源性疾

第四章
西医的弊端与优势

病或综合征，有的可以造成不可逆性损害，甚至死亡。

有资料表明，急性肾功能衰竭中约有 5%～20% 系化学药品引起。

世界卫生组织资料报告，药源性的血液疾病人数占全部药源性疾病人数的 10%。

20 世纪 60 年代住院病人药源性疾病发生率约为 1%，到 70 年代增加至 10%～20%。

更为严重的是，一些西药还可以导致"药源性癌"。比如常用的复方阿司匹林、去痛片，可引起肾癌和膀胱癌，长期服用者的癌症发生率为 9.5%。常用的降压药利血平可引起乳腺癌，尤其是在绝经期的妇女。

在我国，一种隐性的医源性损伤还表现在滥用抗生素上。有调查表明，在使用抗生素的人群中 1/3 以上的人根本不需要用抗生素，而临床预防性地使用抗生素，有一大半没有起到作用，抗生素的滥用，还会使人体产生耐药性，耐药菌引起的感染会给治疗带来极大的困难，甚至会危及病人的生命。

北京某医院统计，从 20 世纪 50 年代感觉神经性耳聋中因链霉素引起者仅占 5%，而 60 年代上升至 14.8%，70 年代增加至 20%～25%。出演《千手观音》的 21 名演员中有 18 人因为药物致聋，且大部分是在两岁前后，仅仅因为发烧时使用抗生素导致的。我们的小巨人姚明，也是小时候因注射青霉素导致过敏，引发左耳耳聋。是药三分毒，对婴幼儿用药要格外慎重。

七、对人体自身修护能力重视不足

西医在对抗疾病的过程中真是操碎了心。西医的理论基础是将人看成一台机器，疾病的产生是机器的零部件坏了，我们只要修补好这个零部件，机器便可以正常运作了。其实，这种"机械观"还隐藏了一个含义：机器出问题了，必须由外界的帮助才能排除故障，机器是被动接受修复，是无法自我修护的。

人体是一个精密而复杂的系统，90% 的疾病都能通过机体的防御机制得到治愈。当我们得了病，身体并不总是需要外界的手段来干预，它可以对多达 1000 种致病因素提供保护和恢复健康的手段。

如普通感冒，不需要任何治疗，只要 7 天大多能自愈。

糖尿病的初期，只要减少单糖类食物的摄入，配合适当的运动，人体就能自我调整好血糖。

癌症病人在进行中医调理的同时，多吃一些具有抗氧化作用的食物，如库拉索芦荟、西兰花以及一些植物的种子，自身组织就能活化抗氧化系统，增强免疫力，使癌症病人的生存率大大提高。

自身修护和调整能力是人类两百多万年进化而来的，而能发掘机体自我修护能力的医生是最伟大的医生。用非药物的方式来修护受损伤的机体细胞，是未来医学的发展方向。

临床医生的培养需要加强综合思维能力，拓宽知识面和视野，重视社会医学、保健医学和细胞活化学、氧化医学、能量医学的临床实践，并发展具有一定哲学高度的思考能力。

第二节　西医疾病的分类体系

在西医体系里，目前比较通用的疾病分类标准是WHO制定的《国际疾病分类（第十版）》（ICD-10），这也是被我国广泛认可的，并在全国范围内使用的统一标准。它是根据疾病的病因、病理、临床表现和解剖位置等特性，将疾病分门别类，并用编码的方式来代表疾病。

尽管ICD-10被认为是全世界最权威的疾病分类系统，依然有学者质疑：疾病的数量随着医学的发展而增多，纵观我们身边，究竟有多少的疾病能"真正"地被称为疾病，有多少疾病是被"创造"出来的？难怪日本大阪大学医学教授片濑淡就质疑西医，说它是"造病医学"。

根据主要的病因、病理情况，笔者将西医诊疗的疾病，大致分为以下五类：创伤性疾病、代谢性疾病、感染性疾病、精神性疾病及其他。

一、创伤性疾病——西医辅助，主要靠自身愈合的疾病

创伤性疾病是一种由致伤因素造成人体组织完整性被破坏或功

能量生命与健康之道

能障碍的损伤性疾病,可涉及全身多处组织器官。根据致伤因素的类型,可分为机械性损伤(如骨折)、理化性损伤(如烧伤)、生物性损伤(如咬伤)。

从楼梯上摔下来,腿部骨折了,经过支架固定,卧床三个月,就能康复出来活动了……我们是否认为这些全是医院治好的?当然不是。

那正是因为人体有着极其强大的自我修复功能,医院所做的支架固定工作只是起到一个辅助的作用,人体自身内部动用的巨大修复作用,才是伤口愈合的最终决定因素。在这个修护的过程中,人体动用了糖、脂肪、蛋白质、矿物质、维生素、纤维素、水等七大物质和能量来完成机体的修补。没有这七大物质和能量,再好的医生也无法使机体内部产生愈合。

二、代谢性疾病——令西医无奈的疾病

代谢性疾病是一种古老而又新兴的疾病,是新陈代谢疾病的简称。它包括代谢障碍和代谢旺盛等,糖类、脂肪、蛋白质、维生素、矿物质等物质的消化吸收、合成或分解过程出现异常时,都可能导致代谢性疾病。这种疾病涉及人体各个系统,常见的代谢性疾病有:糖尿病、痛风、骨质疏松症、肥胖症、心血管疾病、血脂异常、癌症等,也包括抑郁症(笔者认为抑郁症属于代谢性疾病,详见第五章)。

在目前的疾病治疗领域中,代谢性疾病是一种最令西医无奈的

疾病。一来罹患这种疾病的人数众多，二来目前的西医缺乏根治这类疾病的方法，多数代谢性疾病都需要终生服药。

据统计，截止到2013年，糖尿病的全球患病率为8.3%，人数高达3.82亿，全球1/4的糖尿病病人在中国，全球每年有510万人死于糖尿病，占所有死亡人数的8.39%；我国痛风人数高达8000万，并以每年4%的速度增长，每年因痛风死亡的人数达390万；全国血脂异常病人已达1.6亿，超重人群超过3亿，肥胖人群超过1亿。

代谢性疾病都是多因素导致的，然而目前西医治疗这类疾病多是从单因素考虑，很难达到疾病的彻底治愈。所以，目前这类疾病的发病人数呈井喷式上升。这类疾病的治愈尤其强调生活方式的转变和饮食方式的改变，通过整体调节来达到人体的全面康复。应用细胞活化学、氧化医学、能量医学、中医的理念进行治疗是治愈这类疾病的出路。

三、精神性疾病——家庭社会负担重，西医无力治好的疾病

精神性疾病是指在各种生物学、心理学以及社会环境因素影响下，表现出大脑功能失调或紊乱，以认知、情感、意志和行为等方面精神活动异常为临床表现的一组疾病。笔者认为精神性疾病与代谢有直接的关联。本人的相关研究发现精神性疾病的病人存在免疫紊乱、抗氧化系统弱化、细胞氧化受损、功能下降、能量不足，并引发代谢异常等方面的问题。精神性疾病本质是大脑细胞氧化受损

和免疫紊乱,而产生的神经细胞慢性炎性反应。临床上常见的精神性疾病主要包括器质性精神障碍、精神活性物质所致精神障碍、精神分裂症、偏执性精神障碍、精神病性抑郁和非物质成瘾(网络成瘾、赌博成瘾)等。值得一提的是,网络成瘾的问题已受到医学界的关注,笔者制定的《网络成瘾临床诊断标准》已成为国际精神疾病诊断标准。

目前,医学界对精神性疾病的治疗多以药物治疗为主,有些治疗机构也伴有心理治疗。对病人自身、家庭来说,精神疾病不仅是一个经济负担重的疾病,还是一个容易遭到歧视的疾病。目前治疗精神性疾病的药物对病人的副作用都比较大,如便秘、发胖、手抖、思维迟缓、药源性抑郁等。有些病人在用药不当(用药剂量不当或药物选择不当)的情况下还有可能产生自杀、自残念头,精神类药物还很容易导致药物依赖。总体来说,精神疾病的治愈率并不高,治疗效果也不太理想。

笔者多年从事精神心理疾病的治疗,接触过许多抑郁、焦虑病人,发现大多数精神疾病病人都存在免疫紊乱、细胞过氧化和代谢异常、内分泌代谢紊乱、细胞与精神能量不足等问题;他们的同型半胱氨酸、尿酸、组胺、泌乳素等均高于常人,锌等矿物质低于常人,还存在胃肠道对维生素、蛋白质吸收不良,菌群失调,肝脏解毒功能下降等问题。经过长期研究,笔者在世界上首次提出了大多数精神疾病(如抑郁症、焦虑症、多动症、自闭症、贪食厌食症等)是人体免疫紊乱导致代谢异常引发的,它们都属于代谢性疾病,现行的药物治疗还不能根治这类疾病。

四、感染性疾病——西医卓有成效，又面临新挑战的疾病

感染性疾病泛指各种生物性病原寄生于人体所引起的局部或全身性疾病，包括一切感染因子，既有传染性的也有非传染性的。传染病，属于感染性疾病，是指病原微生物（朊毒体、病毒、衣原体、立克次体、细菌、真菌、螺旋体等）和寄生虫（原虫、射虫等）感染人体所导致的，具有一定传染性的，在一定条件下可造成流行的疾病，寄生虫病属于传染病的范畴。

感染性疾病在人类疾病谱中占有重要地位。20世纪末以前，人类的疾病主要是感染性疾病。20世纪40年代，青霉素被应用于临床大大增强了人类抵抗细菌性感染的能力，带动了抗生素家族的发展，它的出现开创了用抗生素治疗疾病的新纪元，更是西医卓有成效的成就之一。

但是，近年来，随着越来越多关于"新发感染病""细菌耐药性""人畜共患病""医院感染"（复杂的手术介入治疗，增加了机体发生深部感染的风险）报告的出现，感染性疾病出现了重新抬头的趋势，提示我们新时代的感染性疾病防治工作正面临着全新的挑战。我们必须认真审视当前抗生素滥用、动物源性传染病检测、完善医疗设施体系等问题。

五、其他——令西医望洋兴叹的疾病

这一部分疾病主要是指以上四类没有涵盖进去的疾病，如先天遗传性疾病、自身免疫性疾病、肿瘤等。除小部分遗传性疾病和肿瘤外，对以上其他疾病西医还处于望洋兴叹的地步。

第三节　西医的治疗手段

说到治疗手段，从诸多的电视、电影、新闻以及生活经验中，我们都能总结出西医治疗的三种主要方式：用药、手术、放疗。相比中医丰富多样的手段，如中药、针灸、推拿、刮痧、火罐、饮食调理、能量补充等，西医的这三种方式就显得较为单调。

西医治疗手段的发展是技术进步的体现，也是对其惯有理论的传承。用药、手术、放疗三种治疗手段伴随着西医的发展而出现。下面我们聊聊西医的这三种治疗手段。

一、药物治疗

1. 看病就等于用药？

从某种程度上说，医学的发展正在培养并巩固着我们的用药思维，尤其像西医，这种本身就倡导用药治病的医学理论。但凡我们自己或者身边的亲戚朋友生病、不舒服了，几乎所有人的第一反应都是：去医院看看，买点药吃吃。伤风感冒了，来片感冒药；血压升高了，吃颗降压药；关节疼痛，买盒止痛药……不少人都会有这样一种相似的看病经历：在等了好久好久，完成排队、挂号、检查等名目繁多的程序之后，终于等来了医生面对面的问诊、开方，半小时！当拿到大大小小的一袋子药品之后才宣告一次看病行为的完成。有人说，去医院看病就约等于花好多的时间去换一堆有用没用的药。这种治病的思维方式和就诊模式彻底将国人"奴化"。

不知道从什么时候开始，我们的思维就已经在生病与吃药之间划上了等号。我们可能也都未曾想过，我们寻医的目的几乎就等于问药。

有读者可能会奇怪，我为什么要这样啰啰嗦嗦地纠结于"生病""问医""吃药"这些不能再常识化的事情。医院的职能设置、医生的职责所在，不就是治病救人吗？治病救人不得通过药物治疗吗？

诚然，用药治病是医学发展的智慧成果，却也是一个禁锢医学发展的思维误区。从心理学上说，一种习惯或思维的形成，需要一系列的"正性事件"或"负性事件"来强化。医学伴随着人类文明的进步而发展，"寻医问药"的思维正是祖祖辈辈在生活中受经验的强化而传承、延续下来。因为我们的祖辈、我们小时候，都曾在寻医问药中获得过益处。

这正如现今的一些网络游戏、手机客户端，在投入市场之初，为了发掘固定的用户群，必须先通过各种"讲解""红利"的形式来引导用户尝试第一次的使用（或者下载客户端），继而采取多种形式的奖励措施来巩固用户的使用，最终发展为一个个稳定的用户群，甚至使人成瘾。显而易见的例子是，淘宝培养了我们网络购物的习惯，微信丰富了我们圈子交流的内容……

我们再来反观一下寻医的初始目的是什么？

是"健康",对不对?

是!

那么,"健康"就等于"用药"吗?

当然不是!

是药三分毒,我想大家明白。如果有用药以外的自然疗法,我想大家也会更愿意去尝试。

从慢性疾病治疗的临床实践来看,药物既不能完全消除慢性疾病的致病因素(病因),也不能很好修复被病因破坏的细胞结构。因为药物进入人的身体后,经过若干半衰期,全部排出体外,无法变成组织细胞的一部分。因此,任何化学药物都不可能完全治愈慢性疾病。只有那些组成细胞的原料,如植物营养素、维生素、矿物质、蛋白质和必需脂肪酸等才能变成组织细胞的一部分,修护细胞结构和形态,起到恢复其功能的作用。

用药治病思维的过度发展,已经带来了三个严重的医疗问题,一是药物的毒副作用,二是药物滥用,三是国人思维被"奴化"。

2. 西药毒副作用多

一种新药从投入研发到通过国家药品监督管理总局的批准上市,有一个漫长的过程。在我国,上市一种新药大概需要经历 8～10 年的时间,需要经过一系列的合成试验、动物试验、临床试验(初步的临床药理学及人体安全性评价试验、随机盲法对照临床试验、扩大的多中心临床试验)以及新药上市后的检测等。新药一般在完成 III 期临床试验后经国家药品监督管理总局批准,即发给新药证书。

尽管,在制度的设计上,新药的审批时间漫长,但是这种漫长的等待,并不等于新药在投入市场之前就已经被全面、分毫不差地研究透彻了,更不等于新药说明书已经将所有能出现的药物副反应、使用禁忌都涵盖完全。因药物临床研究的试验对象数量、范围、试验设计的诸多限制,临床试验阶段所能发现的副作用、使用禁忌等需要说明的问题,少之又少。

由于药物本身的特质决定,并没有一种完全安全的药物。**有专家说,一个药品如不经过70年或更长时间考察,是无法全面判断这种药品的疗效和毒副作用的。**可是除了阿斯匹林、青霉素,恐怕还没有哪一种西药是经过70年使用而不衰的。**而我国的中药处方有些都使用了上千年,《本草纲目》从明代至今都有400多年的历史了,这也说明了大多数中草药的安全性在历史过程中被验证过了。**据WHO统计,从西药出现到目前总共生产了10000多个品种,现在用于临床的西药仅有1000种左右,有90%已经被淘汰,而且被淘汰的数量还在不断增加。西药高比例淘汰的背后,是西药在投入市场后被报告的毒副作用太大,远超过它本身的治疗作用。

美国医疗安全协会Moore博士对1998年至2005年药物不良事件报告分析指出,药物不良事件和导致死亡的数目实际要超过处方数量的增长速度,约为后者的4倍。致死性药物不良事件中,镇痛药和免疫调节剂导致的不良事件占了报告总数的绝大部分。

日本一病理学家在尸体解剖时发现,大约50%的死者,其死亡原因与西药毒副作用有关。

据有关资料评估,中国每年约有5000万人住院,其中至少250万人是因药物不良反应住院,50万人是严重的药物不良反应,每年死亡约 19 万人，从而增加医药费近 40 亿元。即使一种药物上市了，但它的远期疗效还不能确定，究竟是利大于弊还是弊大于利。

每一个药物不良反应事件的发生，都会使一个普通的家庭蒙受巨大、无法估量的损失。美国医学博士 Ray Strand 称：药监局批准上市的新药，在上市前仅能发现的严重不良反应不足 50%，也就是说有一半以上的严重副作用都是在上市后才被发现的。这是很危险的事实，因为每一位使用药物的病人都是该药潜在的"小白鼠"，必须承受药物不良反应的潜在风险。

在印度、巴基斯坦，秃鹫即将灭绝，正是因为秃鹫吃了含有双氯灭痛的牛肉引起肾功能衰竭所致，可见药物的副作用有多大。

3. 药物乱用和滥用现象严重

中国有"久病成医"之说，意指生病久了对疾病的病理也就熟悉了。生活中，"久病成医"中的"久病"其实有两个含义，一是生某一种病时间长了，二是生病体验多了或者说是生病次数多了。前者的"久病成医"多为罹患慢性疾病，在长期治疗服药过程中积累了病理知识，懂得自我调理之方；而后者的"久病成医"，多为常见的小病小伤，我想大多数人都有感冒了不去看医生，自己找点感冒药吃的经历吧，这就是第二种"久病成医"。

不管是哪一种"久病成医"，都是较为经验性的。其实，医学作为一种专业性的学科，在没有专业知识指导下的自我用药是一件具有危险性的事情。一来在没有指导的情况下容易导致用药不当而引发不良反应，二来在没有监管的情况下容易导致药物滥用。前者就是药物乱用，后者即为药物滥用。

药物乱用是一个很普遍也很常见的问题。在一项针对我国4202人的药物使用调查发现，我国居民普通常用药的乱用情况比较普遍。在我国，自己到药店买药给自己治病的人数是世界之最。我国城乡居民吃药比较随意，超过80%的人进行过自我药疗，超过40%的儿童生病时家长自主给药，40%老人出现过用药失误情况，农村地区假药泛滥。36%的人在自我药疗时曾出现过失误，其中25.5%的被调查者表示因此耽误了治疗。90%的人去药店买药听导购的，53.1%的被调查者患病时首选去药店购药，93.6%被调查者购药前会咨询导购人员，41.6%的人会购买导购推荐的药品作为替代。然而，又有调查称部分药店导购并不具有职业医师资格，存在推荐贵药、新药等问题。

药物滥用有两个含义，一是指长期地使用过量具有依赖性的药物，这种用药与公用医疗实践的需求无关，易导致成瘾、精神混乱和其他异常行为的出现。通常所说的毒品滥用，精神性药物滥用指的就是这类。二是与公用医疗实践有关的过度用药，如平时说的"滥用抗生素""滥用激素""滥用解热镇痛药"等。此处，我们主要谈论的就是第二种滥用。

抗生素是最容易被滥用的药物。凡是超时、超量、不对症使用或未严格规范使用抗生素都属于滥用。WHO推荐的抗生素医院使用率为30%，可是，近五年在我国医院中抗生素的使用率均保持在67%~82%。抗生素类药物的费用占全部药费的40%左右。据统计，在使用抗生素的人群中，大于1/3的人根本不需要用抗生素，而临床预防性使用的抗生素，多于一半没有起到作用，反倒对有的脏器造成不良影响，还会造成肠道菌群失调的问题。抗生素的滥用不仅是一种资源的浪费，更重要的是它容易导致机体的耐药性、造成人体内微生态环境的破坏、引起不良反应及药源性疾病。

笔者并不是完全否认用药，只是强调，能有其他替代方式治疗——如医食同源的中草药和具有医疗功效的保健品及恢复能量的产品，就尽量不用化学药品。

二、手术治疗

我们常说的手术治疗，就是西医里的外科治疗，是指医生用刀、剪、针等医疗器械对病人身体某一部位进行切除、缝合等治疗，从而达到去除病变组织、修复损伤、移植器官、改善机体功能和形态、维持病人健康的目的。

18世纪以前，手术治疗还是一种手艺，外科手术者不能被称为医生。18世纪以后，外科医生的地位才有所上升，也出现了专门的外科医院。直到19世纪，由于麻醉剂、消毒防腐方法的发现与应用，以及输血技术的突破，手术治疗才得到了迅猛发展。手术治疗的进步是对解剖学的重要发展，更是机械医学的重要成就。近200年来，手术的使用范围越来越广，如脑外科手术、心外科手术、肝脏手术、脏器移植手术等。现今，手术正在向微创的方向发展。

现代手术治疗是西医发展史中激动人心的一个篇章，它一方面快速解决了一些急、危病人的病痛，像外伤缝合、骨骼固定、眼角膜移植、外科拔牙等，给病人带来了极大的生存希望与改善生活质量的光明；另一方面，由于技术的进步与便捷，手术治疗的应用在某些地方出现矫枉过正、滥用的现象。

据统计，美国每年实行了约600万不必要的手术和损伤性实验，每年有2万个正常的阑尾被误切。

另一份来自WHO的报告显示，在发达国家中，接受外科手术治疗后导致严重并发症的病人比例为3%～17%，住院病人手术期间的死亡率为0.4%～0.8%，而在发展中国家，大手术死亡率约为10%。特别是中晚期癌症病人的手术治疗效果并不是很理想。

在我国，目前还没有这方面权威的数据统计，但可以肯定的是，手术滥用以及理论技术上的不足与缺陷是一个全球共通的问题。

众所周知，手术所造成的创伤必然会破坏人体的完整性，从而给人带来不利的影响。医学研究者们也都在尽其所能地减少手术给人体带来的创伤，减少手术过程中的痛苦。在外科史上，大多数外科手术都是自由地发展起来，然后又在工作中或多或少地传给接班医生（包括受训者）。有时候，手术"执刀者"技术水平的高低，往往直接影响到一台手术质量的好坏。就像人们喜欢挂专家号一样，做手术更是如此——几乎所有的人都希望主刀的是经验丰富的"老外科"。在这一方面，显微外科技术的出现、手术的电脑化已经在很大程度上降低了风险。

我们现行的手术治疗还有一个更为严重的问题就是：出于伦理的原因，手术方式几乎永远不能用对照实验来检验。而一种新的治疗方法是否有效，特别是远期效果如何，都需要时间和实践的检验，仅有理论依据或短期观察往往可能存在隐患和风险。但是，对于那些已经在"不成熟"理论和技术指导下进行了某些手术的病人来说，时间和实践检验的结果往往是：手术给他们带来了一些无法挽回的痛苦。

就如，1949年诺贝尔奖获得者莫尼兹（A.E.Moniz）用额叶白质切断术治疗精神病，当时被认为是最重要的发现和贡献。但数年后，这种治疗却出现了严重的并发症。又如过去理论认为盲肠没有用，可以随意切，直到后来观察发现，切除了盲肠的人大肠癌患病率比没切的人高出5倍以上，这种手术才开始谨慎进行。

笔者并不是完全否定手术治疗存在的合理性，而是想说：手术治疗是一种不可逆的治疗方式，除非迫不得已，任何人在做手术的态度上都应该谨慎再谨慎。

三、放射治疗

1895年，德国科学家伦琴发现X射线；1903年，德国科学家格奥格尔·佩尔特斯在研究癌症治疗方法过程中首次用X射线照射一个病人的恶性肿瘤，结果发现肿瘤竟然变小了。这些在放射线上的研究发现，发展到今天产生了一个独立的学科——放射医学。

放射医学是核物理学在现代西医中发展的必然产物。它是一门集检查、诊断、治疗一体的学科，换句话说，它主要利用X、α、β、γ、电子线、质子束等射线来检查、诊断、治疗疾病（主要是恶性肿瘤）。放射治疗（简称放疗）在恶性肿瘤治疗中是利用各种不同能量的射线照射肿瘤，以抑制和灭杀癌细胞。放射诊疗技术的发

能量生命与健康之道

展提高了西医诊疗的精准度和灭杀癌细胞的效率,将西医的技术发展推入了又一个全新的阶段。

然而,在医学界,放射线对机体的损伤作用是公认的,但是这一危害并没有得到足够的重视与防范。如果儿童在出生前接触过X射线的话,那么所有癌症的发病风险将增加40%,其中白血病的发病风险将增加70%,神经系统肿瘤的发病风险将增加50%;拍一张口腔X光胶片对人体的损伤相当于每天吸半根香烟,连续吸一年对人体所产生的损伤;所有X射线检查都可能导致白内障和其他晶体疾病如核硬化,也可能导致甲状腺功能紊乱。利用放射线治疗癌症的副作用更是明显,因为放疗对正常人体组织的损伤机制和对肿瘤细胞的杀伤作用是一样的。放射治疗恶性肿瘤所致的损伤是一种潜在性、不可逆性的损伤。

说到底,不管放射诊疗技术发展得如何精准和先进,它也只是西医局部治疗观的精致体现。笔者在此并没有否定放射治疗的必要性,而是强调尽量不让病人,特别是儿童轻易接受放射线诊疗。

第五章

抑郁症

——由免疫和代谢紊乱引发,根源在肠道,表现在大脑

能量生命与健康之道

据美国媒体 2014 年 8 月 12 日报道，好莱坞喜剧明星罗宾·威廉姆斯在家中身亡，终年 63 岁，家人称其生前患有严重的抑郁症。也许没有人会想到，这位给观众带来无尽欢乐，斩获过奥斯卡金像奖、金球奖、格莱美奖多项世界级大奖的喜剧大师，竟然也会遭受抑郁症的困扰。

另一位喜剧名角憨豆先生——罗恩·阿特金森患有抑郁症的消息也闹得沸沸扬扬。他也承认那段时间确实处于低落和抑郁的状态，因为他的新片《憨探奇案》公映后，被影评家和媒体批得体无完肤，有人说他的表演粗俗不堪，哗众取宠，依然没有摆脱靠卖傻吸引观众的戏路，这个评价让阿特金森很受伤。

一直以来，演员是抑郁症高发的群体之一，有人说，这是因为他们总是表现别人的人生，长期压抑自己的情感。你可能无法想象，华彩褪去之后的他们，又是另一幅模样。正如身患抑郁症的英国喜剧演员凯文·布莱尔（Kevin Breel）曾发表过这样一段自白："在我生命中非常长的一段时间内，我感觉我在过着两种不同的人生。一个是每个人都看见的人生，另一个是只有我能看见的人生。"

不仅是喜剧演员，香港著名影星张国荣、央视著名主持人崔永元（提高了国人对抑郁症的认识）、日本文学界"泰斗级"人物川端康成、美国前总统理查德·尼克松和乔治·布什等名人政客都曾受抑郁症困扰。很容易理解这些承载着重大责任感、使命感和极大社会舆论压力的人群是抑郁症的高发群体。

第五章 抑郁症

随着社会节奏的加快和人们生活及心理负担的加重,抑郁症已不再只是名流政客的专属疾病。2009年发表于《柳叶刀》杂志的抑郁症发病情况调查显示,中国的抑郁症病人已达9000万,涉及各个人群、各个阶层。抑郁症作为一种慢性病,已在不知不觉中走入更多人的生活。

第一节 概述

一、抑郁症的现状

抑郁症作为一种常见的慢性疾病,其**发病群体遍布各个年龄段,并在近年来呈现出低龄化的趋势**。据世界卫生组织报道,全球共有超过 3.5 亿人患有抑郁症。在大多数国家或地区,抑郁症的患病率大约在 8%~12%。世界卫生组织进行的全球疾病负担调查估计,到 2020 年,在所有的病种中,由抑郁症造成功能残疾的病人人数将上升到第二位,仅次于心血管疾病,并将成为有待解决的最重要的精神障碍。**抑郁症病人最大的危险是自杀**,自杀率一般为 10%~15%。而复发性重度抑郁病人中,有 15% 的人会最终选择自杀,从得到抗抑郁药物治疗到恢复健康期间,自杀危险均持续存在。

与抑郁症的高发病率形成鲜明反差的是抑郁症的低就诊率,在一些国家中仅有不到 10% 的病人接受有效治疗。同时,单纯使用抗抑郁药物治疗的效果并不理想,其有效率约 60%~70%,一线抗抑郁药物的治愈率仅为 30% 左右;60%~90% 的抑郁症病人会在一年内复发,并且有 75%~80% 的病人会多次复发。虽然,抗抑郁药物的维持使用在一定程度上可预防复发。但是,抗抑郁药治疗不能防止抑郁发作转向躁狂发作,甚至可能促使躁狂发作。有研究表明,抑郁症病人中有 20%～50% 会发展为双相障碍。抑郁症的高患病率、低治愈率以及高复发率使其治疗面临很大挑战。

二、抑郁症的定义

抑郁症影响如此之大,那么究竟什么是抑郁症呢?

现代精神医学或心理学中,抑郁症被认为是一种发病与生物遗传因素密切相关的,临床以"抑郁心境"自我体验为主要症状的心境障碍。这种心境障碍可以影响一个人的思想、行为、情感和生理健康。

三、抑郁症的症状

哪些症状预示着可能已罹患抑郁症?

(1)抑郁心境:显著而持久的情感低落,抑郁悲观。

(2)兴趣减退或消失:凡事缺乏兴趣,对过去感兴趣的事物、爱好的活动觉得乏味,对任何事都提不起劲、打不起精神。

(3)愉快感丧失:感到快感缺乏或愉快不起来,不能从任何事物中感受到快乐,即便在高兴的事情发生时依然不能体验到快乐。

(4)无动力、无动机:感到整个人都"垮"了,精神和躯体都丧失了动力,不再有所要求,对生活也不再有指望。

(5)疲劳感:脑力和体力的全面耗竭,感到精力不足或丧失,什么也不想干,即使勉强做点什么也感到力不从心、十分困难。

(6)精神运动迟滞:言语缓慢,语气低沉,思考困难,运动迟缓，精力缺乏。

（7）食欲、体重改变：食欲丧失，体重下降；也有少数病人特别是在晚上出现进食量大，体重增加的现象。

（8）睡眠障碍：早醒（比平时早醒 2～3 小时，醒后不能再入睡），入睡困难，睡眠不深，睡眠过多（称作"多睡眠抑郁"）。

（9）躯体不适：头晕，头痛，颈项疼痛，心慌气短，胸闷、胸痛、腰酸背痛，四肢麻木，肌肉跳动、抽动，汗液和唾液分泌减少，口干，便秘，食欲不振，消化不良，胃肠胀气，体质下降，视力模糊，排尿困难，阳痿，闭经，乏力等。

（10）性欲异常：性欲低下，极少数可能出现性欲增强的情况。

（11）焦虑和激越：体验到不安的预兆，担心可怕的事情将要发生，顾虑重重，紧张恐惧，伴有心悸、出汗、手抖、尿频、头晕目眩、心慌气短等，有时表现为伴有慌乱惊吓、坐立不安、手指抓握、搓手顿足、踱步等运动不安的严重焦虑。

（12）易激惹：当面对挫折时产生烦恼和愤怒的阈值降低，表现出争辩、吼叫、争吵、情绪失控、砸东西或采用暴力等过激行为。

（13）认知异常：认为自己过去一无是处、毫无价值，认为现在的自己无助、无力、连累家人，对未来充满忧虑、悲观、无望、空虚渺茫。

（14）无价值感、自我贬低：低估自己的能力和价值，可以宽容他人，但极端过分地严于律己，不相信自己的优点，认为自己无本事、无能，感觉无助、无望、绝望。

（15）自杀：消极悲观的思想及自罪自责，可萌发绝望的念头；

表情悲伤，郁闷不乐，面无表情，沮丧，面容憔悴、苍老，目光迟滞，动作姿态僵硬，语言贫乏，简短乏味，有时缄默不语。

（16）代偿症状：表现为工作特别努力，再苦再累毫无怨言，且非常主动地承担重任，可能在弥补自己"自责自罪"的想法，也可能想转移思想以减轻痛苦，也不排除其故意装出高兴、快乐、主动地关心别人，减轻医护人员和家属的忧虑并伺机自杀的可能。

四、抑郁症的诊断标准

如果自查已经具有上述症状中的若干项，那可能已经处于或者将要处于抑郁症的困扰之中，建议对照下面的抑郁症临床诊断标准进行筛查，对自己的情绪状态进行判断，对病症做到早发现、早预防、早治疗。

《国际疾病分类（第十版）》（ICD-10）对抑郁症的诊断标准如下：

1. 一般标准

（1）抑郁发作须持续至少2周。

（2）在病人既往生活中，不存在足以符合轻躁狂标准的轻躁狂或躁狂发作。

（3）需除外最常见情况，即此种发作不是由精神活性物质使用或任何器质性精神障碍所致。

2. 核心症状

（1）抑郁心境，对个体来讲肯定异常，存在于一天中大多数时间里，且几乎每天如此，基本不受环境影响，持续至少 2 周。

（2）对平日感兴趣的活动丧失兴趣或愉快感。

（3）精力不足或过度疲劳。

3. 附加症状

（1）集中注意和注意的能力降低。

（2）自我评价和自信降低。

（3）自罪观念和无价值感（即使在轻度发作中也有）。

（4）认为前途暗淡、悲观。

（5）自伤或自杀的观念或行为。

（6）睡眠障碍。

（7）食欲下降。

轻度抑郁发作： 必须符合一般标准，并且，应至少存在核心症状中的两条，再加上至少两条附加症状，所有症状都不应达到重度，病人虽受症状困扰，日常的工作和社会活动较困难，但基本能继续进行。

中度抑郁发作： 必须符合一般标准，同时，至少存在三条核心症状中的两条，再加上至少三条（最好四条）附加症状，其中某几条症状较为显著。病人虽能维持一定的职业活动，但社交或家务活动相当困难。

重度抑郁发作： 必须符合一般标准，同时，三条核心症状都应存在，并加上至少四条附加症状，其中某些症状应达到严重的程度。如激越和迟滞这类主要症状十分明显时，病人可能不愿或不能描述许多其他症状。在这种情况下，从总体上评定为重度发作也是适宜的。

第二节 西医对抑郁症的认识

一、西医对抑郁症发病机制的认识

抑郁症的发生与遗传、生物化学、心理、社会和环境等多种因素有关，其发病机制至今尚未完全清楚。西医认为抑郁症的发病机制主要有如下四种理论假说。

1. "单胺假说"

在"精神性疾病是大脑丧失化学平衡所致"重要观点的影响下，20世纪50~60年代，研究者将神经递质去甲肾上腺素和5-羟色胺（血清素）与抑郁症联系起来。"单胺假说"认为中枢单胺类递质5-羟色胺（5-HT）、去甲肾上腺素（NE）和多巴胺（DA）功能不足或浓度降低与抑郁症关系密切。这个假说认为，提高中枢神经系统单胺类神经递质功能或者提高它们在神经突触间隙的浓度有改善情绪，治疗抑郁症的作用。现行的几类主流抗抑郁药大多是以"单胺假说"为理论依据而研发出来的。目前，大部分药物都以5-HT或NE为靶点，通过增加神经元突触间隙单胺类神经递质的利用率来发挥作用。

2. 神经内分泌功能失调

近年来大量研究资料证实，某些神经内分泌改变与抑郁症有关。

主要集中在下丘脑－垂体－肾上腺轴（HPA 轴）、下丘脑－垂体－甲状腺轴（HPT 轴）、下丘脑－垂体－生长激素轴（HPGH 轴）的异常对神经递质水平的影响。其中，HPA 轴功能异常亢进导致抑郁症的学说最为流行，.HPA 轴亢进导致大量皮质醇分泌，引发大脑神经细胞凋亡。

3. 海马体积减小和神经可塑性下降

当人们在了解和感知周围的环境时，相应的神经元就会发生改变，如出现减少或生长，突触重组、新细胞代替旧细胞等现象。脑源性神经营养因子（BDNF）是一种具有神经营养作用的蛋白质，在以上过程中起到了重要的控制作用。研究发现 BDNF 也能影响 HPA 轴的功能。压力造成的部分心理效应可由抑制神经生长的 BDNF 调节。抑郁症病人的 BDNF 活性较低，神经（尤其是海马体）生长受抑制，这可导致海马体体积缩小，同时造成神经元和胶质细胞数目的变化，导致神经可塑性下降。

4. 炎性细胞因子增多

炎性细胞因子是一类淋巴细胞、巨噬细胞和其他免疫细胞分泌的大分子多肽。

研究显示，炎性细胞因子增多引发抑郁症，可能是通过对 5-HT 和 NE 神经递质的影响，抑制或损害正常 HPA 轴的负反馈机制，导致 HPA 轴过度活跃，产生过多皮质醇而引发抑郁症。另外，某些细胞因子如白介素－1（IL-1）、白介素－6（IL-6）等通过一系列作用可使单胺氧化酶（MAO）活性过高，单胺类物质过度被降解，消耗过多，导致 5-HT 和儿茶酚胺浓度下降，诱发抑郁症。

二、西医对抑郁症的治疗

1. 药物治疗

虽然只有不到10%的抑郁症病人接受了有效的药物治疗，但是，药物治疗仍然是西医治疗抑郁症的主要手段。三环类及四环类抗抑郁药物、单胺氧化酶抑制剂、5-羟色胺再摄取抑制剂（SSRIs）、5-羟色胺及去甲肾上腺素再摄取抑制剂（SNRIs）、去甲肾上腺素及特异性5-羟色胺能抗抑郁药（NaSSAs）等都是西医治疗抑郁症的主流药物。几类抗抑郁药物均是通过调节体内神经递质的含量来产生作用，主要是多巴胺、5-羟色胺以及去甲肾上腺素。根据国外抑郁障碍药物治疗规则，一般推荐SSRIs、SNRIs、NaSSAs作为一线药物。我国目前临床用药情况调查表明，三环类抗抑郁药物如阿米替林、氯米帕明等在不少地区作为治疗抑郁症首选药物。临床上，为提高治疗的有效性并减少副作用，抗抑郁药的选择因人而异。为找到匹配的药物，医生根据病人的症状和用药反应可能会有一个调药的过程。不少抑郁症病人都有用过2～3种不同抗抑郁药的经历，有的甚至更多。此外，抗抑郁药的使用还强调足量、足疗程，疗程的长度往往根据医生的主观判断，这在某种程度上增加了治疗的不确切性和不科学性。

2. 心理治疗

很多研究表明，心理治疗能够提高抑郁症的治疗效果，然而，我们大多数的精神专科医院在心理治疗方面做的工作并不是很多。心理治疗可以调动病人的积极性，帮助他们正确认识和对待疾病，识别和改变不合理认知。同时，还能矫正病人不良行为，改善人际交往和心理适应能力，提高解决问题和处理应激的能力。有效的心理治疗能够提高病人治疗的依从性和信心，但是对于一些严重的抑郁症病人而言，单纯使用心理治疗见效会比较缓慢。我们的临床实践发现，抑郁症病人存在很多同质性，如完美主义、自卑、心理年龄幼稚化、自我中心等特点，团体治疗是改善抑郁症病人人际关系、认知、情绪的有效方式之一，在其心理治疗上应推广应用。

3. 电休克疗法

电休克疗法曾被认为是对重度和药物疗效不佳的抑郁症病人行之有效的方法，对于具有强烈自杀、拒食、兴奋、躁动、伤人毁物、幻觉、妄想等症状治疗数次即可见好转，但在此之后需要服药巩固治疗。然而，经典的电休克疗法副作用较多，禁忌症和并发症也较多。目前多采用无抽搐的电休克治疗。

三、西医在抑郁症诊疗上的缺陷

药物治疗仍是当前西医治疗抑郁障碍的主要方式，能够缓解抑郁心境及伴随的焦虑、紧张和躯体症状。但是，现有的西医在治疗抑郁症方面仍存在诸多局限。笔者结合多年抑郁症治疗的临床经验，将西医在抑郁症诊疗方面的缺陷作以概述。

1. 西医忽视了人体是一个精密、复杂的化学反应体

人体是一个精密、复杂的化学反应体，生理的异常体现着机体化学反应的异常。人体内进行的所有化学反应都由七大营养物质及

其代谢产物参与完成的。当体内营养物质失衡时,便会导致合成某些激素、酶和神经递质的原料的缺失,以致某些神经递质和激素的合成受阻,体内化学反应受到相应的影响,最终导致某些疾病的发生和亚健康状态的出现。

笔者认为,从神经递质缺乏的角度看待抑郁症的发病时,便可总结为合成 5-羟色胺、去甲肾上腺素、多巴胺等神经递质的营养物质缺失,以及催化合成上述物质酶的缺失,从而导致体内对应化学反应的异常,而西医治疗抑郁症的观点忽视了体内化学反应原料缺失对其发病和治疗的影响。

2. 西医忽视人体的自我修复能力、平衡能力和调整能力

所有人都有过这样的经历,当你的手被划伤时,即使我们什么都不做,若干天后伤口也能自然愈合,而且一般情况下不会留下伤疤,这就是人体自我修复能力的体现。此外,人体还具备较强的自我平衡和调整能力,时刻都在调整自身内环境的稳态,以使机体达到平衡。

其实,在治疗抑郁症的过程中,也可以充分调动和利用机体自身的平衡和调整能力,使与情绪有关的神经递质水平达到最佳状态。在此过程中,人们需要做的就是给机体补充合成所需神经递质的原料,促进神经递质的平衡。

3. 西医忽视了阴阳失衡和气血不足的影响

中医对抑郁症的治疗讲究辨证施治,因人而异。首先要辨别是实证还是虚证,再对实证和虚证进行针对性的治疗,治疗中追求阴阳平衡的状态。中医的阴阳之间是消长转化的关系,是互根互用的关系，是对立统一的关系。阴阳平衡就是阴阳双方的消长转化保持协调，既不过盛也不偏衰，呈现着一种协调的状态，也是疾病治疗的最佳状态。众所周知，抑郁症的发作存在性别差异，女性发病率显著高于男性。究其原因，与女性机体的生理特性有关，如月经、生育、围产期等。而从中医的角度看，这些生理特性都具有失血伤精的过程。当失血伤精未得到恢复，则可能导致气血不足而引发抑郁症。同时，中医认为过度劳累会形成阳气亢盛外浮，进而损耗阴精，导致气血不足、五脏失养，这一观点与西医所认为的压力能促发抑郁症是相似的。

总而言之，中医认为精神状态是五脏功能的体现，依靠气血津液来维持，脏腑气血是情志变化的物质基础。抑郁是气血不足，五脏失养，影响脏器功能正常发挥在精神上的表现。然而，传统的西医治疗抑郁症中忽视了阴阳失衡和气血不足的影响。

4. 西医治疗抑郁症注重"靶点治疗"，缺少整体意识

不少抑郁症病人都有过这样的经历，服用医生开具的某类抗抑郁药刚开始有效，而一段时间后症状并未明显改善。因为西医使用的几类抗抑郁药物在治疗过程中只能针对某一特定靶点起效，多数病人会遵医嘱进行药物的调整，少则一次，多则数次。然而，不同个体抑郁症形成的生化基础、心理基础和成长环境不尽相同。抗抑郁药物通过改善相关神经递质的水平来治疗，忽略了人的整体性，特别是胃肠道和肝脏功能等的影响。中医早就发现肝与抑郁症之间的关系。目前治疗抑郁症的大部分药物都以5-羟色胺或去甲肾上腺素为靶点，通过增加神经元突触间隙单胺类神经递质的利用率来发

挥作用。

但是，人们无法解释为何在服用抗抑郁药后，神经递质水平升高了，而症状的改善还需要较长一段时间，这一现象提示西医对抑郁症的治疗需要考虑人的整体性，单纯对某一神经递质水平的改变不足以使抑郁症状迅速得到缓解。

5. 西医治疗过分注重用药，忽视了饮食平衡的改善作用

西医对抑郁症的治疗注重药物对症状的控制和改善，强调药物对体内神经递质合成以及含量变化的影响，忽视了人体神经递质合成所需原料的主要来源——饮食。

其次，抑郁症病人经常处于沮丧、压抑、悲伤等负性状态下，除了有心理方面的症状和诸多不适外，由于其多有食欲减退（也有部分病人食欲增加，如喜欢吃甜食、肉食以及口味重的食品等）的情形出现，体质也往往较差，精气神不足。大多数病人随着抑郁症状的加剧，食欲减退的情况可能会更加严重，个别甚至会形成厌食症。其实，此时身体对某些营养物质（特别是维生素、矿物质和必需脂肪酸等）的需求量会增加。治疗抑郁症也应该注重营养均衡，补充恰当的营养物质。

另外，由于抑郁症病人的抗氧化能力和免疫能力有降低的趋势，在治疗的过程中应通过饮食或营养物质来补充抗氧化物质。已有大量研究显示，抑郁症与某些维生素和微量元素的缺乏存在着显著的相关性。因此，科学、合理地补充营养物质将成为今后治疗抑郁症的新趋势。

6. 西医对抑郁症的治疗"治标不治本"

单纯使用抗抑郁药物治疗抑郁症的疗效并不理想,抗抑郁药更大程度的作用是对抑郁症核心症状的缓解和控制,而且,药物治疗还是具有较高的复发率。

据美国精神医学协会报道,在经历过抑郁症初次发作后,第二次发作的概率为50%,而在经历过第二次发作后,第三次发作的概率则为70%,而在经历过第三次发作后,第四次发作的概率则为100%,判断抑郁症干预效果的一项参数就是防止或减少复发。多数学者认为,第一次发作且经药物治疗临床症状缓解的病人还需维持治疗6个月~1年;若第二次发作,应维持治疗3~5年;若为第三次发作,应长期维持治疗,甚至终身服药。因此,抑郁症需要进行长时程的治疗来预防复发。

此外,抗抑郁药并不能防止抑郁发作转向躁狂发作,甚至可能促使躁狂发作。我们在临床上应用细胞活化理论对抑郁症病人进行治疗,其复发率大大降低。

7. 服用抗抑郁药物易引起不良反应

西医治疗抑郁症采用的主要药物均存在使机体产生不良反应的可能。常见的不良反应有:口干、便秘、视物模糊、嗜睡、皮疹、食欲改变、体重增加、震颤、心悸、低血压、肝功能障碍、性功能障碍,甚至有些病人在用药后诱发自伤、自杀等行为。好多抑郁症病人都有过这样的经历,在医院进行复诊和药物调整时,医生常要求病人进行相关血液指标的检测(主要是肝功能的检测),同时会酌情开具保肝护肝药物,说明长期服用抗抑郁药物可能会对肝功能造成一定的损伤。

抗抑郁药的不良反应还会增加病人的身心负担和病耻感，甚至在某种程度上使其回避治疗，对治疗失去信心。抗抑郁药物的不良反应已成为不可回避的问题，如何减轻不良反应并提高治疗效果一直是抗抑郁药研究需要突破的关键。

第三节 对抑郁症的新认识

一、抑郁症病因及发病机制的新认识

以往的研究多将抑郁症的病因归结为遗传、生物化学、心理、社会和环境等多种因素，在发病机制方面主要有单胺类神经递质、神经内分泌、神经元损伤和炎性细胞因子等理论。主流观点将抑郁症看作一种功能性疾病。经过多年的临床经验及科研实践，笔者提出了抑郁症是一种由免疫紊乱引发的代谢性疾病的新观点，这一观点得到了国际同行的认可。笔者研究认为，抑郁症的发病原因可归结为能量生命（细胞能量、精神能量、宇宙能量）和生物生命（饮食与基因不匹配、氧化与抗氧化失衡与免疫识别"误判"及慢性炎症、不良生活方式、胃肠道生态环境重创、肝脏解毒功能下降等）的失衡。这种失衡会导致病人抗氧化系统、免疫系统功能紊乱并弱化，造成大脑神经细胞氧化受损，产生慢性炎性反应，导致脑细胞大量死亡，而引发一系列的精神症状。

1. 性格因素（精神能量不足）

患有抑郁症的个体多存在情绪不稳定、敏感多疑、人际关系紧张、退缩回避、自我价值感低、自卑感强、缺乏自信等性格特点。也有研究指出，抑郁症病人多具有神经质、完美主义、高依赖和高

自我批评等特质，而某些人格特质对抑郁症的发作、病程和治疗效果又存在着一定的影响。正是以上特质造成精神能量过度透支和内耗，不能用在成长上。需要特别指出的是，青少年抑郁症的表现具有多样性、复杂性，甚至是隐匿性的特点，在临床上常表现为厌学、情绪化、注意力不集中等症状，其他的症状不明显。

2. **压力因素（负性精神能量过多）**

抑郁症病人大多曾承受过来自自身、家庭和社会等多方的压力。压力源作用下的慢性或严重的应激生活事件已经成为罹患抑郁症的危险因素。关于抑郁症发病机制的神经内分泌功能失调理论，涉及下丘脑—垂体—肾上腺轴（HPA轴）调节异常，以及由此导致的神经内分泌激素的紊乱。

压力应激状态下，为增强身体对有害刺激的耐受力，下丘脑促肾上腺皮质激素释放因子（CRF）分泌增多，从而促使肾上腺皮质激素（ACTH）的合成和释放增多，使血中糖皮质激素（以皮质醇为主）含量增加。糖皮质激素可通过反馈来抑制CRF的分泌（如下图所示）。但由于抑郁症病人的HPA轴功能亢进，会导致负反馈机制失常。在糖皮质激素增加的情况下，CRF分泌反而增强，致使血中皮质醇分泌过多。临床上地塞米松试验阳性即提示皮质醇增高，从而表明HPA轴的负反馈作用存在异常。

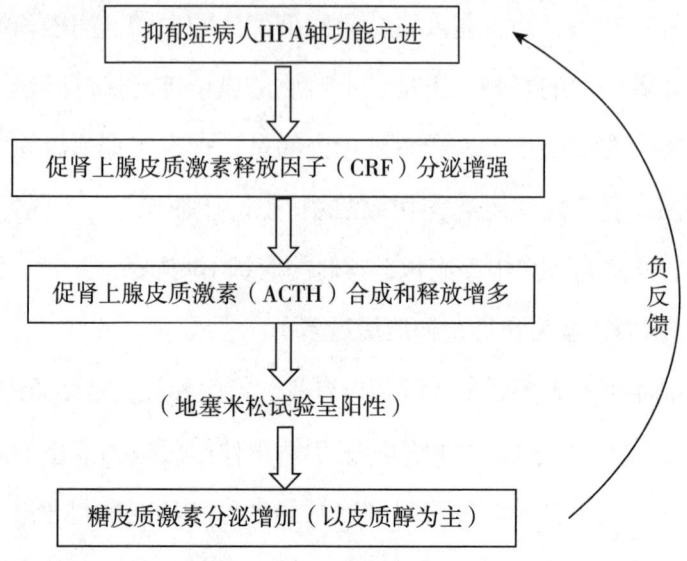

图九 HPA 轴负反馈机制

压力应激因素可促使人体能量和抗氧化物质的大量消耗，易导致大脑神经细胞的氧化受损，功能下降，再加上糖皮质激素本身就具有抑制神经细胞生长及免疫的作用，因而进一步增加了精神症状出现的概率。

小贴士

胃肠道是对应激最敏感的器官之一。首先，当抑郁症病人所承受的压力作为应激源并长期处于此状态时，乙酰胆碱（ACH）及神经降压素（NT）可直接或间接影响肠黏膜上皮细胞，使肠黏膜上皮受伤；其次，当糖皮质激素增多时，具有胃黏膜保护作用的前列腺素 E2（PGE2）减少，可抑制黏膜上皮的修复能力，加重肠黏膜的应激溃疡的产生，因肠黏膜受损易导致人体对蛋白质食物过敏；另外，交感－肾上腺髓质系统兴奋，使唾液和胃液分泌减少、消化液黏稠而出现口腔干燥、吞咽困难、食欲减退，同时，胃液减少、胃蠕动减弱导致消化不良、腹胀呕吐，肠蠕动减少可致便秘；长期不良的心理应激还可诱发消化性溃疡和应激性肠炎。以上这些进一步导致胃肠道的消化吸收功能下降。

3. 成长环境（精神能量不足）

童年中爱的缺失（特别是父爱缺失）和受到伤害，例如妈妈焦虑情绪的转嫁，控制教育让孩子不能成为自己，说教式教育让孩子没有成就感等，极易造成孩子精神能量的缺失。

4. 宇宙能量不足

阳光是宇宙能量最重要的组成部分。科学研究发现，北欧、俄罗斯等高纬度地区，光照时间较短（很多人患有维生素D缺乏症），因此患抑郁症的人数较多。而泰国、缅甸和我国海南省等低纬度地区抑郁症患病率则较低。中医理论认为，大多数抑郁症病人属于阴寒阳虚体质，缺乏阳气和心神失养，在治疗中建议病人多进行户外活动，接受阳光照射，以此来获取宇宙能量。

在临床上，很多抑郁症病人多心浮气躁，思维偏执，敏感多疑，内心无法做到空、静、净，很难很好地吸纳宇宙能量。

5. 饮食与基因不匹配、不良生活方式

饮食在抑郁症形成和防治中扮演的角色逐渐成为抑郁症研究领域关注的焦点，已有研究证实饮食与抑郁症存在着一定的关系。

临床治疗中我们发现，大量患有抑郁症的青少年偏爱肉食、甜食、碳酸饮料等高脂肪、高糖、高热量的食物，不喜欢食用富含维生素、矿物质的蔬菜水果，以及一些富含必需脂肪酸的坚果种子类食物。

西班牙的一项研究发现，食用快餐或商店出售的烘焙食品与罹患抑郁症之间存在着直接的联系；还指出，经常以快餐为食的人患抑郁症的概率比那些不吃或极少吃快餐的人高出51%；即使少量进食这类食品，也会明显增加抑郁症的发病率。另有研究显示，经常食用加工食品或"垃圾食品"的青少年会比饮食均衡的青少年表现出更多的抑郁症状。

有关抑郁症与营养物质的研究显示：维生素C对机体内的氧化还原起重要作用，其缺乏会影响酪氨酸和苯丙氨酸的中间代谢，而酪氨酸是生产去甲肾上腺素、肾上腺素的原料，去甲肾上腺素作为重要的神经递质，它的下降可引发抑郁症。

叶酸缺乏会干扰儿茶酚胺和5-羟色胺的合成从而引起抑郁症；进食过多糖类食品等可致维生素B1缺乏，从而引起抑郁、易激惹、情绪不稳等症状。

体内色氨酸可转为烟酸，而营养摄入不足可使烟酸缺乏，导致明显的抑郁状态。研究证实，锌、铁含量过低，铅含量过高与抑郁症的发生、发展具有密切的关系。偏食或厌食会导致人体内重要的微量元素锌、铁等缺乏，二者缺乏对抑郁症的影响主要体现在相关酶和激素等物质的构成异常上，以及由此导致的神经内分泌腺细胞的结构异常和神经系统功能紊乱。

6. 氧化与抗氧化失衡和免疫"误判"及慢性炎症（过敏反应）

众所周知，在食物消化过程中，大块的食物分子只有被降解为简单的氨基酸、脂肪酸和单糖才能被吸收利用，其他任何大分子都会被当作异物，形成抗原（IgG 或 IgE）。未被消化的大分子食物再加上有渗漏问题的肠壁，会给大分子食物提供与免疫系统直接接触的机会，极易引发慢性过敏反应，让人不易觉察。当今社会，我们所食用的天然食品越来越少，大部分均是人为加工过的食品，含大量色素和添加剂等难以降解消化的大分子物质，极易引发过敏现象。食物消化吸收过程中，胃肠道难免会吸收一些有害物质进入身体。正常情况下，威胁身体的物质都会被清除，而食物过敏实际上反映出肠道、肝脏的屏障和解毒功能异常或减弱，同时也反映出抗氧化能力的下降，而毒素、致炎因子、过敏原进入血液，易引发免疫反应（组胺增高），破坏血脑屏障；同时，当这些物质随着淋巴和血液渗入大脑，脑细胞产生炎性反应，进而受到损伤，造成压抑、烦躁、昏昏欲睡、失眠健忘等症状。临床观察可见，许多抑郁症病人均有因食用如鸡蛋、牛奶、小麦蛋白、大豆和其他蛋白质等造成胃肠道过敏的现象。我们在临床工作中，还发现很多抑郁症病人存在过敏性鼻炎、湿疹、代谢等问题，而目前很多医院忽略了过敏因素对抑郁症发病的影响。

7. 胃肠道生态环境重创

在人体内有一个胃肠-肝轴，胃肠道所有的物质（含有害物质和吃进的药物）被吸收后进入肝脏进行代谢（合成和分解）、解毒、储存。胃肠道是肝脏的上游器官，胃肠道不好，必然导致肝

脏功能受损。另外，我们还有脑－胃肠－菌群轴，说明胃肠道不好，不仅影响肝脏功能，更重要的是影响大脑功能。

我们的祖先创造了"搜肠刮肚""肝肠寸断"这样的成语，可以说他们认为肠道是具有思维、情感、情绪功能的器官，我们的研究证实了抑郁症与肠道的关系。我们认为，抑郁症的致病根源在肠道，表现在大脑。

抑郁症与胃肠道功能的异常有直接的联系，但这种关联并没有得到人们的重视。大部分人都认为胃肠道仅仅是一个消化、吸收和代谢的主要器官，与抑郁症并没有关系。但通过前面的内容你也许能理解胃肠道异常与抑郁症之间存在的关联，甚至能理解胃肠道功能异常可能是抑郁症的直接发病因素。

胃肠道具有营养功能、免疫功能、排毒功能、"大脑"功能、屏障功能、资讯功能，也是肠道菌群居住地。以上功能足以说明胃肠对代谢的影响，特别是对大脑和神经递质的影响。生活中的压力因素、过敏因素（尤其体现在食物过敏因素）、偏食挑食引发的营养失衡、滥用抗生素或止痛药恰恰都会对胃肠道造成不同程度的影响。当以上因素损伤胃肠道时，营养物质的吸收、消化和代谢即会发生异常，特别是影响合成某些神经递质原料的吸收，进而造成相关神经递质的减少，引发情绪行为问题；同时，可使胃肠道对毒素、炎性介质（组胺、缓激肽等）或类阿片肽物质（蛋白质的分解产物）的屏障和免疫能力下降，导致这类物质通过血液循环最终进入大脑，损伤脑神经细胞，产生炎性反应，对那些血脑屏障功能尚未健全的儿童和青少年损伤更大。

抗生素对肠道的损伤易引起过敏反应和人体的抗药性的风险增高。滥用抗生素使过量的抗生素摄入和残留，会引起胃肠道的菌群失调，损害小肠上皮黏膜，使得毒素进入血液，另外，肠黏膜的损伤容易引起 B 族维生素和钾的吸收不良。有研究证实，B 族维生素缺乏可引起抑郁、易激惹等情感障碍。除抗生素外，水杨酸类、吲哚美辛（消炎痛）等止痛药物均可刺激胃黏膜引起严重的胃肠反应，诱发胃肠溃疡，甚至出现胃出血及胃穿孔等病症，为毒素和过敏原进入血液提供了条件。同时，胃肠道的溃疡以及过敏都可能导致肠漏综合征，造成对食物的敏感性增强，诱发食物过敏反应。

8. 肝脏解毒功能低下

肝脏是人体最大的解毒器官，肠内毒素（包括重金属等）容易引起肝脏解毒负担的加重，导致解毒能力的下降，造成毒素的积累。肝脏中的毒素随血液循环进入大脑，最终导致神经细胞的损伤，同时也造成了肝脏本身的损害，肝功能下降，尤其是糖代谢的异常。生化检测表明，这类病人发病初期早晨空腹血糖水平较低。有关脑结构的神经影像学研究显示，抑郁症病人海马体萎缩，总体积减小，其可能原因与海马神经可塑性遭到永久性破坏有关。另外，抑郁的多次发作会使与压力相关的神经毒素（糖皮质激素等）破坏杏仁核，导致其体积缩小，海马和杏仁核体积的萎缩也佐证了抑郁症病人神经细胞的损伤。

9. 遗传因素

抑郁症病人的精子或卵子本身就存在一定的能量不足，因此在受精卵形成的时刻，就没有携带足够的能量，在以后的发育中，虽然也会有能量的补充，但先天能量的不足确是致病的重要因素之一。

抑郁症病人子代患抑郁症的风险是健康人子代的3~4倍，说明遗传是抑郁症的一个危险因素。抑郁发作还呈现出早发遗传的现象，即发病年龄逐代提早，疾病严重性逐代增加。有关研究显示，若父母在17岁前患抑郁症，其子女患抑郁症的风险最大，说明早发型抑郁症可能比晚发型抑郁症有更高的遗传度。遗传学对抑郁发作影响的作用方式尚未阐明。在解释遗传和环境对抑郁症发病的影响时，基因和环境因素常常被同时提及。遗传和环境的交互作用对抑郁发作的影响并没有一致的结论，需进一步研究。笔者认为，尽管遗传是抑郁症的一个危险因素，但后天环境因素对抑郁症的发作仍起着决定性的作用。

二、抑郁症是一种由免疫紊乱引发的代谢性疾病

脑功能性疾病主要是指由于大脑皮质功能失调，导致自主神经功能紊乱而产生的一系列临床症状。由于人体自主神经分布广泛，当其功能紊乱时产生的临床症状往往呈现多样性。一般来说，是由支配器官的神经系统失调引起，组织结构不发生改变，病情轻微，一般不会导致严重后果的临床综合征。

代谢性疾病即因代谢问题引起的疾病，包括代谢障碍和代谢旺盛，主要有以下这些疾病：糖尿病、低血糖症、痛风、蛋白质-能量营养不良症、维生素A缺乏病、维生素C缺乏病（坏血病）、维

第五章 抑郁症

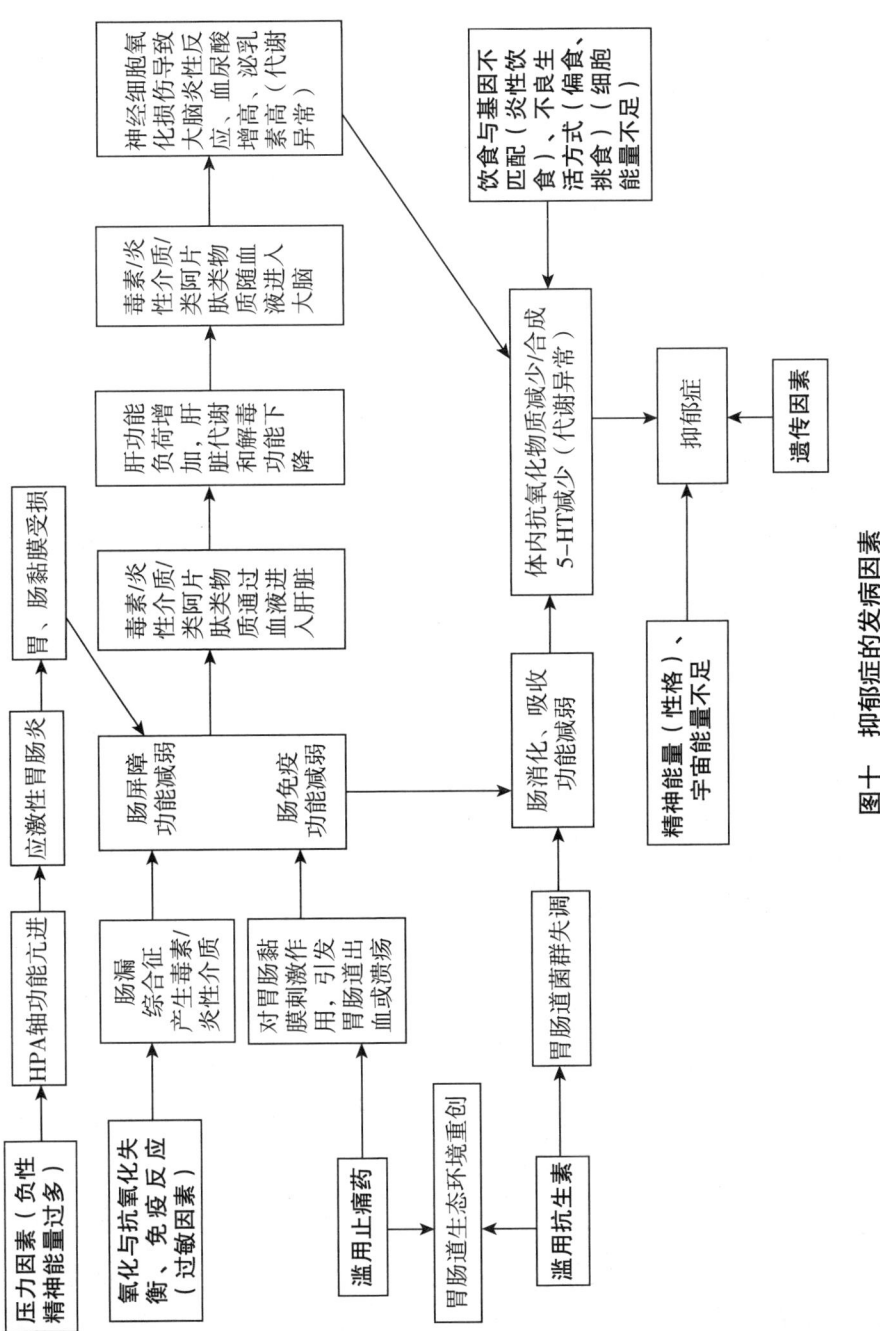

图十 抑郁症的发病因素

生素 D 缺乏病、骨质疏松等。

有关抑郁症的"单胺假说"认为 5-羟色胺、去甲肾上腺素和多巴胺等中枢单胺类神经递质的缺乏或受体的敏感性下降与抑郁症关系密切，而当人体由于多种因素不能很好地吸收维生素、矿物质、必需脂肪酸和蛋白质等来合成这些神经递质时，则可能导致抑郁症的产生和发展。

从代谢的角度看待神经递质合成异常对抑郁症的影响时，则可把抑郁症的产生和发展看作一种以合成代谢为主的异常；同时，若从抑郁症病人神经细胞的损伤造成核酸代谢异常、血尿酸水平增高的角度看待抑郁症的产生和发展时，则可把抑郁症看作一种以分解代谢为主的异常。另外，还有其他重要代谢物质的异常，如同型半胱氨酸、泌乳素、糖皮质激素、矿物质等。因此，从合成及分解代谢的角度来看，我们会发现，这种代谢异常会导致抗氧化和免疫功能的弱化，使脑神经细胞氧化受损，产生细胞的炎性反应（再加上食物过敏引发免疫紊乱，这种紊乱更进一步加剧细胞的代谢异常），引发脑细胞死亡，而出现一系列的精神症状，由此笔者总结提出抑郁症是一种由免疫紊乱引发的代谢性疾病的新观点。

三、多项检测指标有利于抑郁症的早期诊断

对于任何一种疾病，与疾病的分类和归属相比，病人和家属更关注的是如何对其进行有效的预防、诊断和治疗，做到早发现、早诊断、早治疗。我们的研究表明，人体的生化指标与精神状况有直

接的联系，可通过一些相关的生化指标对抑郁症做到早发现。以下的指标可作为未来抑郁症诊断标准的生化检测指标，而不仅仅是依靠临床症状和量表，为抑郁症的诊断和早期发现提供了新的思路。

1. 血尿酸检测

抑郁作为一种强烈的应激反应，产生大量的内自由基，可以引起 DNA 氧化损伤，造成核酸氧化分解增多，导致较高的血尿酸水平。对抑郁症病人进行基本血液生化的筛查测试，寻找能够预测抑郁症的生化指标对于临床早期发现和治疗具有重要意义。笔者已通过研究证实，抑郁症病人存在较高的血尿酸水平，建议把血尿酸作为抑郁症早期检测的有效生化指标之一。

2. 同型半胱氨酸检测

同型半胱氨酸是一项显示人体综合健康状况的指标，它是由蛋氨酸转化而来，人体可通过一定途径把它转化成下列两种有益的物质：一种是谷胱甘肽，体内重要的抗氧化剂；另一种是甲基供体，称为"S-腺苷蛋氨酸（SAMe）"，对大脑和身体有益的"智力"营养物质。当身体营养失衡时，不能转化为上述两种有益物质，造成血液中的同型半胱氨酸蓄积（神经毒素），引发各种代谢异常，特别是神经内分泌代谢紊乱。

在前述的关于饮食与抑郁症中，我们提及过 B 族维生素缺乏对抑郁症的影响，当饮食中所含的 B 族维生素处于失衡状态时，催化同型半胱氨酸转化为上述两种物质的酶就无法正常运作，体内同型半胱氨酸也无法转化，因累积而上升到危害的水平，直接造成神经髓鞘的损伤，使神经传导产生异常。对于抑郁症病人同型半胱氨酸的检测结果显示,其体内同型半胱氨酸水平较高。同型半胱氨酸的浓度越低,身体就越能保持一个较好的生化平衡。

高浓度的同型半胱氨酸水平,容易引起如下几种问题:(1)加速氧化及衰老。(2)损伤动脉。(3)削弱免疫系统。(4)损伤大脑及降低智商。(5)增加疼痛、炎症及形成血栓。(6)易患癌症,降低肝脏的解毒能力。(7)造成激素失衡的问题。(8)导致B族维生素缺乏。(9)引起S-腺苷蛋氨酸缺乏。

我们建议将同型半胱氨酸作为抑郁症早期检测的生化指标之一。

3. 食物过敏源检测(IgG 和 IgE)

如前所述,未被消化的大分子食物再加上有"渗漏"问题的肠壁,会给大分子食物提供与免疫系统直接接触的机会,极易引发过敏反应。临床病例也证实,那些食物过敏的人,肠壁渗漏问题的发生率较高。另外,当肠壁渗透性增加时,肠屏障功能下降,毒素、炎性介质(组胺等)或类阿片肽物质可以通过肠道进入血液、渗入肝脏,引发肝脏的解毒功能负荷加重,分解有害物质的能力下降,从而导致有害物质通过血液进入大脑,损伤神经细胞,产生细胞的慢性炎性反应,最终出现抑郁情绪甚至引发抑郁症。因此,我们建议将检测食物过敏源作为抑郁症早期预防和诊断的手段之一。

4. 矿物质(微量元素)和组胺检测

我们在临床研究中发现,大部分抑郁症病人都存在矿物质(微量元素)和组胺的代谢异常。因而,矿物质(微量元素)和组胺也可以作为辅助诊断抑郁症的指标之一。

5. 血细胞检测

抑郁症的发生与慢性炎性反应（过敏反应）有关，淋巴细胞、单核细胞、嗜酸性粒细胞等的检测对发现抑郁症有辅助诊断作用。

6. 空腹血糖检测

抑郁症的早期往往存在晨起空腹血糖水平较低，这意味着抑郁症病人的肝脏解毒功能减弱、糖代谢能力下降。

7. 泌乳素检测

泌乳素在人体内能对抗多巴胺的活性，当人体内泌乳素含量过高时，多巴胺的活性会下降，引发情绪问题。

8. 甲状腺功能检测

看是否存在甲状腺功能减退。

以上八项检测中，如有3项及以上检测结果出现异常，均可表明罹患抑郁症程度非常高，这与量表相比，更具有客观性和科学性。建议把以上8项检测指标作为诊断抑郁症的重要依据。这是笔者30多年来对上千例抑郁症病人研究得出的结论，对抑郁症的诊疗作出创新性贡献。

9. 脑电超慢涨落分析仪（脑ET）检测

神经递质是脑内的物质，处于不停地生成、释放、分解过程中。抑郁症的发病机制中更多的因素指向了神经递质，人们也就神经递质含量的变化对抑郁症的影响达成一定的共识，但是由于大脑的特征，人们很难对脑内神经递质活动进行测量。根据大脑超慢频率与神经化学递质的相关性，我们可以通过脑ET一次性无创检测6种神经递质（γ-氨基丁酸、谷氨酸、5-羟色胺、乙酰胆碱、多巴胺、去甲肾上腺素）。其中，5-羟色胺、去甲肾上腺素、多巴胺的含量对抑郁症的临床诊断具有重要参考作用。

四、对抑郁症治疗的新思路

1. 抑郁症的心理治疗（补充精神能量）

针对抑郁症病人在认知、情绪、人际和行为等方面的特征，在治疗过程中应当安排具有针对性的心理治疗以减轻和缓解其抑郁症状，并帮助病人恢复正常的社会功能。心理治疗主要采取认知行为疗法和人际疗法及家庭治疗，同时配合与病人较为匹配的其他心理支持疗法。由于抑郁症病人存在较多的同质性问题，团体治疗是抑郁症治疗较为有效的方式。

恐惧也是很多抑郁症病人的共性问题，如对人际、疾病、死亡、未来、黑暗、场所、抛弃等的恐惧，也是心理治疗的重点之一。

2. 补充宇宙能量

到阳光充足、负氧离子多的地方进行活动，比如森林、草原、海边。练习站桩和619能量操，让心空、静、净，接受更多的宇宙能量，太极、修禅、冥想、真气运行、针灸等也是补充宇宙能量的有效方式。

3. 改善饮食结构，调节免疫，补充抗氧化、抗炎剂及能合成神经递质的物质，修正不良生活方式

采用洞穴饮食结构，使机体营养均衡和基因正常表达，减轻炎性反应。充足的营养物质可以满足机体各种酶和激素的需求，保证机体的正常运行。

当我们把抑郁症看作一种由免疫紊乱引发的代谢性疾病时，其实质就是免疫紊乱和抗氧化系统弱化导致细胞炎性反应和功能受损，引发细胞的代谢异常。治疗就应从合成和分解代谢的角度"双管齐下"，再加上调节免疫，补充抗氧化、抗炎剂及能合成神经递质的物质，对抑郁症进行整体和综合性的干预和治疗。首先，在治疗的过程中应该充分补充合成神经递质所需要的维生素和蛋白质（肽）活化其神经细胞。其次，由于必需矿物质参与神经递质合成中酶活性的调节，故在抑郁症的治疗中也应补充必需矿物质。另外，植物抗生素、植物营养素及必需脂肪酸有较好的抗氧化、抗炎作用，在抑郁症的治疗中也应给予补充。还有，应减少抗生素和非甾体类抗炎药的使用，减少过敏原进入体内。同时，需要活化体内的"抗氧化军团"，特别是能通过血脑屏障的抗氧化剂，减少自由基损伤大脑所导致的炎性反应。此外，阻断一切过敏源进入体内，以免造成免疫系统紊乱。

修正生活中偏食、厌食的不良习惯，保证营养均衡也是防治抑郁症有效手段之一。

经过多年的临床研究，笔者研发出适合各种类型抑郁症（老年抑郁症、中年抑郁症、青少年抑郁症、产后抑郁症等）的综合芳香类抗抑郁症套餐，被列为国家中医药管理局适宜推广项目，并获得第42届米兰世博会金奖、美国FDA认证、3·15"全国质量信得过产品"荣誉称号。

4. 恢复胃肠道环境稳态和提高肝脏功能

胃肠道功能损伤和肝脏解毒功能下降是抑郁症的重要致病因素，

因此在治疗抑郁症时，关注胃肠道环境的稳态，补充益生菌、纤维素、植物抗生素是关键。而肝脏的解毒功能需要通过氧化与细胞活化理论对肝细胞进行修护、排毒，提高肝脏功能，增加肝细胞的自愈和自我调节能力。

5. 抑郁症的中医治疗（补充细胞能量和宇宙能量）

传统的中医学认为，"谷之不入，半日则气衰，一日则气少矣"，即如果饮食营养摄入不足，精血化源不足，则会导致气血不足，脏无所养，精无所藏，进而损伤脏气，出现神的异常，即精神和情绪的异常，进一步说明了营养摄入对情绪具有重要影响。

中医认为，郁证的病因属情志所伤，使肝气郁结，心气不舒，从而逐渐引起五脏气机不和，**郁证病位主要在肝**，但可涉及心、脾、肾，主要是肝、脾、心三脏受累以及气血失调而成。在前文病因和发病机制的探讨中也涉及到肝脏解毒负荷加重、肝脏功能降低的影响。因此，中医治疗郁证的基本原则是"理气开郁"，调理肝、脾、心、肾功能。**可见我们的祖先早就发现了抑郁症与肝脏的关联，肝又是最大的代谢器官，从这点上也进一步说明抑郁症是代谢性疾病。**中医的针灸治疗对抑郁症也有一定的效果。

6. 抑郁症的物理治疗（补充能量）

重复经颅磁刺激（rTMS）是一种无创伤性的神经刺激技术，临床用于治疗多种神经和精神疾病，但被美国 FDA 批准和认证可用于临床的却只有对抑郁症的治疗。经颅磁刺激是将电磁线圈放在特定大脑皮质相对应的头皮部位上，通过瞬间强度的局部磁场变化所产生的电流，以透过头皮和颅骨的方式进入一定深度的皮质表层，激发大脑皮质神经元细胞去极化和超级化，从而调节神经元细胞神经递质的释放以达到临床治疗作用。已有研究证实，经颅磁刺激联合抗抑郁药物对抑郁症有较好的干预作用，优于单纯药物治疗。rTMS治疗技术的最大优点就是副作用小，安全性高。

7. 抑郁症的药物治疗

如本书前文所述，服用化学抗抑郁药物后可能会出现诸多不良的反应，甚至容易造成肝脏功能的下降等医源性损伤，并且，单纯使用抗抑郁药治疗很难使抑郁症得到根本性治愈，但是，对于重症抑郁病人在治疗初期，利用抗抑郁药物来缓解和控制症状仍然是必要的。

五、对抑郁症治疗的展望

作为一种慢性疾病，中国抑郁症病人多主诉偏头疼、失眠、头晕、躯体疼痛（颈、肩、背、腰疼痛）、胃肠不适、记忆力下降、焦虑、疲惫、精力缺乏等症状，这往往容易与内科疾病相混淆。抑郁症病人初期多去非精神科就诊，这也增大了病人自身和医生鉴别的难度，**特别是抑郁症的躯体化反应，如不明原因的疼痛、胃肠道不适、心慌、气短等更容易误诊**。人际疏离、各种适应性不良以及由此产生的生活、学业和工作方面的社会功能障碍对抑郁症病人也造成了极大的困惑，并加剧了抑郁程度，使其陷入极大的痛苦之中。

笔者希望通过补充各种能量和调节免疫及脑－胃肠－菌群轴、抗氧化抗炎等综合治疗方案让更多的人早日摆脱抑郁症的困扰。同时，让更多的人了解到生活中诱发抑郁症的危险因素，做到对抑郁症早预防、早发现、早诊断、早治疗。

笔者还认为，自闭症、老年性痴呆等的发病机理和抑郁症有相似之处，它们的诊疗可遵从抑郁症的治疗原则和生化检查指标。

根据抑郁症的心理特征，我们写了以下诗歌，目的是帮助抑郁症病人早日驱散心灵的雾霾，更好地理解自己、理解生活。

放下执念

作者：陶然、冯飞

忧伤总是无端地反复纠缠

不值一提的事也伤感

那是执念盘踞在心间

执念是痛苦的根源

其实放不下的功名利禄到头来终究是枉然

心是一方砚　不空亦不满

亲爱的你啊　请放下执念

一念心清净　你就会发现

天是那么蓝　地是那么宽

莲花处处开的世界就是世外桃源

恐惧总是莫名地涌上心间

害怕失去也害怕离散

那是执念盘踞在心间

执念是痛苦的根源

其实放不下的爱恨情仇到头来终究是枉然

心是一方砚　不空亦不满

亲爱的你啊　请放下执念

一念心清净　你就会发现

天是那么蓝　地是那么宽

莲花处处开的世界就是世外桃源

能量生命与健康之道

明天的太阳热烈奔放

作者：陶然、冯飞

为什么你的眼里藏着忧伤
　那是你过分选择坚强
总想把所有责任都自己扛
　其实累了就该躺一躺
　谁也不能把你怎么样
　明天的太阳热烈奔放

为什么你的心里住着迷茫
　那是你过分追求真相
世间事不止十万个为什么
　其实糊涂一点又何妨
　活在当下不纠缠过往
　明天的太阳热烈奔放

为什么你的灵魂难以安放
　那是你过分憧憬理想
总是向往浪漫的诗和远方
　其实生活有太多平常
　不要哀怨世事的沧桑
　明天的太阳热烈奔放

檀 香

作者：陶然、冯飞

点燃一炷檀香

祭插在伤心的地方

心中的莲花就会徐徐绽放

把尘世间的污浊涤荡

不完美的你就告别了彷徨和忧伤

点燃一炷檀香

祭插在内疚的地方

心中的莲花就会徐徐绽放

把那迷茫的未来点亮

自卑的你就告别了癫狂和虚妄

啊，袅袅的檀香，点燃了众生的希望

啊，圣洁的莲花，消除了众生的孽障

第六章 糖尿病
——肝胰肾慢性炎症的结果

糖尿病是迄今为止人类发现的最古老的病种之一，从有确切的史料文字记载开始，人类对它的观察至少有3500年以上的时间了。在不断的病征观察中，人们开始逐渐地总结糖尿病的基本病征，为人类征服糖尿病奠定了基础。

传说，世界上最早确认和治疗糖尿病的医生是中国唐代名医王焘。王焘根据其父患口渴难忍，饮量大增，身上多疖疮，小便水果味，并根据甄立言《古今录验》一书中指出的"消渴病者小便似麸片甜"，于是他亲口尝其父小便，发现果然是甜的，故针对消渴病制订了治疗方案，辅以调整饮食，使其父病情得到控制。据考证，糖尿病在古代为帝王贵族之病，多发生在肥胖、多食、富有者之中。

现代医学对糖尿病的研究源自德国一名叫冯梅林的内科医生的偶然发现。1889年夏天，在德国斯特拉堡的大街上，一条卷毛狗在路边的人行道上溜达。每到一棵树下，那条狗便把后腿抬起来，在树根上撒泡尿，狗一离开，不知从哪飞来一群苍蝇，围着尿飞来飞去。这情景被冯梅林偶然发现了，他走过去，在离树几步远的地方仔细观察，看来看去，感到奇怪，苍蝇为什么对狗尿这么感兴趣呢？难道狗尿中有什么特殊的成分，他很快对狗尿进行化验，分析结果表明：狗尿中含有大量的糖分。

第六章 糖尿病

第一节 概述

一、糖尿病的现状

糖尿病是一种常见的内分泌代谢性疾病,它是继心血管和恶性肿瘤之后的第三大非传染性疾病,严重危害人类健康和社会发展。

据国际糖尿病联合会最新统计,2013年全球糖尿病在20～79岁成人中的患病率为8.3%,病人数量已达3.82亿。估计到2035年,全球有将近5.92亿人患糖尿病。在当前已经患糖尿病的人群中,有46%没有及时得到诊断。2013年,全球共有510万人死于糖尿病相关疾病,占所有死亡人数的8.39%。

中国是全球糖尿病病人最多的国家,全球有1/4的糖尿病病人在中国;其次是印度、美国、巴西。国内的一项大规模调查称,我国糖尿病的患病率约为12%,约有一半的中国成人属于糖尿病高风险人群;70%的"糖友"未得到及时诊断,仅25%的病人接受了治疗。在接受治疗的病人中,仅40%得到了良好的血糖控制。

如今,糖尿病已经不仅仅是一个单纯的健康问题,它也为社会带来了沉重的经济负担:2013年糖尿病的全球医疗花费达5480亿美元,占全球医疗支出的11%。在中国,国家每年投入约80亿元资金用于糖尿病的防治。糖尿病导致的直接医疗开支占全国医疗总开支的 13%，糖尿病病人医疗服务的使用是非糖尿病者的 3～4 倍。病程 10 年以上的病人医疗开支较病程 1～2 年的病人高 460%，家庭收入的 22% 用于糖尿病治疗。曾有一项发表在《新英格兰医学杂志》上的研究显示，在所调查的 5 个城市的病人中 89% 有医保，11% 的病人全部家庭收入用于疾病治疗。糖尿病病人的医疗支出是同年龄同性别无糖尿病者的 9 倍。

二、对糖尿病的认识

1. 西医对糖尿病的认识

西医学认为，糖尿病是一种由遗传和环境因素共同引起的一组以糖代谢紊乱为主要表现的临床综合征。它是由于体内胰岛素绝对或者相对不足所导致的糖类、脂肪、蛋白质、水和电解质等的代谢紊乱，临床以慢性高血糖为主要特征，其急性并发症有糖尿病酮症酸中毒、高渗性高血糖状态和乳酸性酸中毒。糖尿病可并发多种慢性并发症，导致多器官功能障碍和衰竭，甚至致残或致死。

2. 中医对糖尿病的认识

中医学将糖尿病称为"消渴症"，又有"消瘅""肺消""膈消""脾消""消中"之称，临床以多饮、多食、多尿或伴体重减轻甚至消瘦为主要特征。中医认为消渴之病因与先天肾虚、素体不强、饮食失节、七情失调、劳逸失调等有关。基本病机为阴津亏耗、燥热偏盛。

西医与中医对糖尿病认识的出发点的差异，直接导致两种医学体系对糖尿病治疗方式的不同，前者重"降血糖"，讲究恢复血糖平衡；而中医并无"血糖"之说，其关注点在于平衡阴阳，进行整体调节。

三、糖尿病的症状

临床上，糖尿病病人多有以下症状：

1. 三多一少：即多饮、多食、多尿、身体消瘦。
2. 疲乏无力，肥胖。多见于Ⅱ型糖尿病，发病前常有肥胖，诊断不及时，体重会逐渐下降。

四、糖尿病的并发症

糖尿病的并发症是导致糖尿病高死亡率的最主要原因，甚至有"糖尿病不可怕，可怕的是糖尿病并发症"的说法。

糖尿病的并发症主要可以分为急性并发症和慢性并发症。

急性并发症有：糖尿病酮症酸中毒、高渗性非酮症糖尿病昏迷、低血糖反应及昏迷、感染等。

糖尿病的慢性炎症并发症可以遍及全身各个重要器官，主要有：大血管炎症性病变（如糖尿病性冠心病、糖尿病性脑血管病、糖尿病下肢动脉硬化闭塞症等）、微血管炎症性病变（如糖尿病肾病、糖尿病性视网膜病变）、神经病变、糖尿病足等。有文献报道，Ⅱ型糖尿病并发症的比例为：视网膜病43％，神经病变39.6％，冠心病

能量生命与健康之道

36%，周围动脉疾病 33%，肾病 20.2%。II 型糖尿病心血管病一旦发生，要逆转或延缓其发展往往十分困难，因此早期干预 II 型糖尿病心血管病的危险因素，减少心血管病的发生显得尤为重要。

五、糖尿病的分型

传统中医理论糖尿病并无分型之说，而西医对糖尿病做了四个类型的分类。WHO 将糖尿病分为 4 种类型：I 型糖尿病、II 型糖尿病、妊娠期糖尿病和其他类型糖尿病。

I 型糖尿病占糖尿病总数的 5%～10%，它是由于食物过敏等因素，胰岛 β 细胞大量被破坏，产生慢性炎性反应，胰岛素生成明显减少或不能生成，导致血糖持续升高。这类病人需要注射胰岛素来维持生命，因而又被称为"胰岛素依赖型糖尿病"。I 型糖尿病起病急，代谢紊乱症状明显，多发于儿童和青少年。

II 型糖尿病是最为常见的糖尿病类型，约占糖尿病总数的 90% 以上，受遗传、环境因素的影响特别大，80% 的 II 型糖尿病病人伴有肥胖。它的发病与胰岛素抵抗（胰岛素促进葡萄糖摄取和利用的效率下降，通俗地说，就是躯体细胞的慢性炎性反应导致细胞功能下降，同胰岛素结合的数量减少或不再结合，使得进入细胞内部参与生成热量的葡萄糖减少，留在血液中的葡萄糖增多）和胰岛素分泌的相对缺乏有关。简单来说，大部分这种类型的糖尿病病人体内可以产生胰岛素，甚至是高胰岛素血症，但胰岛素在体内却不能正常发挥作用，胰岛素资源不能被正常利用而致血糖升高。较少一部

第六章
糖尿病

分是所产生的胰岛素的量不够，从而使血糖升高，故而大部分 II 型糖尿病病人一般情况下不需注射胰岛素，仅需口服降糖药，甚至饮食管理加适度运动便可控制血糖，但是随着患病年数的增长，胰岛 β 细胞因慢性炎性反应，其功能也会逐渐衰竭，导致一部分这种类型的糖尿病病人需要依靠胰岛素来维持生命。

妊娠期糖尿病约占妊娠妇女人数的 2%～3%。与 II 型糖尿病相似，也是源于细胞的胰岛素抵抗，不过其胰岛素抵抗是由于妊娠期妇女分泌的激素（荷尔蒙）所导致的。一般在妊娠后期发生，分娩后大部分可以恢复正常。

其他类型糖尿病有由于各种单基因缺陷导致胰岛 β 细胞功能缺陷等。

第二节 西医对糖尿病的认识

一、西医对糖尿病发病机制的认识

目前，大多数的西医教科书对糖尿病的发病原因及发病机理的表述是"病因不明"，但是从西医提出的血糖、胰岛素、胰岛 β 细胞、糖代谢等概念中，传统西医还是刻画出了一副"糖尿病发病原理图"。

在认识糖尿病的发病原理之前，我们先认识几个与糖尿病密切相关的概念。

血糖：血清中的糖分，多为葡萄糖。体内各组织细胞活动所需的能量大部分来自葡萄糖，所以血糖必须保持在一定的水平才能维持体内各器官和组织的需要，特别是大脑和肌肉。正常人清晨空腹血糖浓度为 3.9 ~ 6.1mmol/L，空腹血糖浓度低于 2.8mmol/L 就称为"低血糖"，血糖浓度超过 7.1mmol/L 称为"高血糖"。一般来说，当血糖浓度超过 10mmol/L 时，就会有一部分葡萄糖随尿排出，造成尿糖。

胰岛素：胰岛素是一种蛋白质激素，被认为是机体内唯一能降低血糖，同时促成糖原、脂肪、蛋白质合成的激素。血液中的葡萄糖只能通过胰岛素的作用，进入细胞（主要在肝脏细胞和肌肉细胞中），进行代谢再转化为组织或细胞所需的能量，或转变为肝糖原和肌糖原进行储存。胰岛素的另外一个功能是使动脉血管收缩，引起血压升高。正常的血糖代谢过程如下图所示。

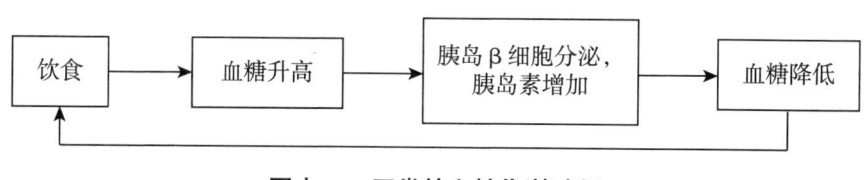

图十一　正常的血糖代谢过程

胰岛 β 细胞：胰岛 β 细胞是胰岛细胞的一种，能分泌胰岛素，起调节血糖含量的作用。胰岛 β 细胞因氧化功能受损，产生慢性炎性反应，导致胰岛素分泌绝对或相对不足（胰岛素抵抗），从而引发糖尿病。

二、西医对糖尿病发病机制的解释

西医认为糖尿病的发生是因为胰岛 β 细胞受损，或胰岛 β 细胞分泌的胰岛素不足，或胰岛素抵抗，导致血液中的葡萄糖不能或不易被细胞利用。葡萄糖堆积在血液中使得血糖升高，当血糖增高到一定阈值时，一部分血糖通过尿液排出体外，导致尿糖；另一部分堆积在血液中的血糖，一方面使得血清的浓度高于细胞内的浓度，导致血浆渗透压升高，细胞大量失去水分，刺激下丘脑的口渴中枢，引起口渴、多饮的症状。另一方面，组织细胞因为得不到足够的能量（胰岛素缺乏导致葡萄糖无法被组织细胞利用）致使体内的蛋白质和脂肪消耗增多，从而引起乏力、体重减轻。为了补偿损失的糖分，维持机体活动，需要多进食，这就形成了典型的"三多一少"症状——多饮、多尿、多食、体重减少。

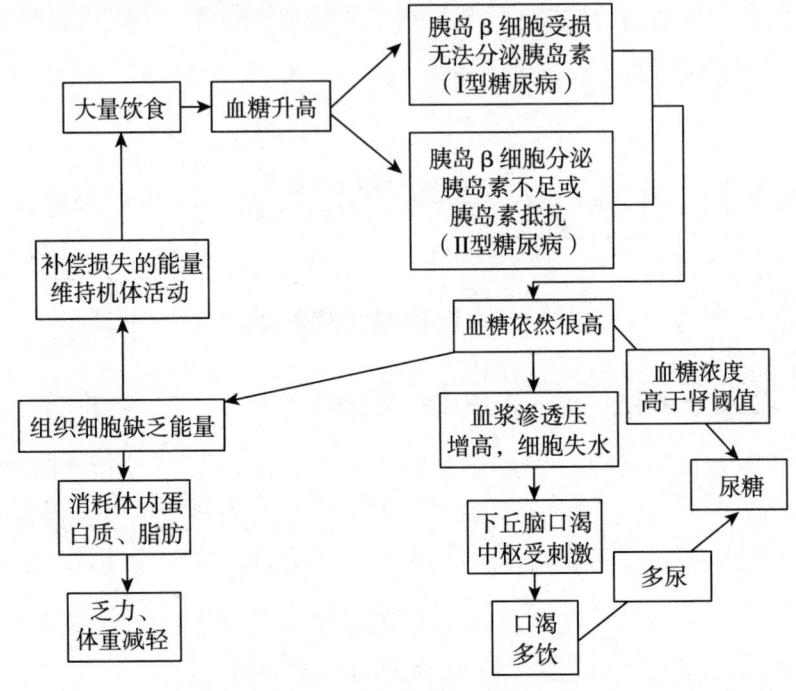

图十二　糖尿病发病原理图

需要注意的是，糖尿病病人吃得越多，血糖就越高，尿中失去的糖分也就越多，饥饿感也就越严重，最终导致了恶性循环。另外，当机体长期处于慢性高血糖状态时，血液在周身流动，侵蚀正常的细胞，引发各种组织器官，特别是眼、肾、心脏、血管、神经的慢性炎症损害、功能障碍。

三、西医对糖尿病的治疗

西医治疗糖尿病最主要的思路就是：降低血糖，控制血糖。1995年，国际糖尿病联盟大会首次提出防治糖尿病的宣传口号"现代综合治疗",也就是常说的"五架马车",即**饮食控制、运动疗法、血糖监测、药物治疗、糖尿病教育**,但药物治疗依然是最主要的治疗方式。随着西医技术的发展,手术治疗也逐渐被推广运用起来。在这里,我们主要介绍西医的药物治疗和并发症的治疗。

1. 药物治疗

药物治疗有两种方式,一是服用降血糖的药物,二是注射胰岛素。西医认为I型糖尿病是一种自身免疫性疾病,病人体内的胰岛β细胞受损而无法分泌胰岛素,所以必须从体外注入胰岛素来维持生命,因而这种类型的糖尿病是以注射胰岛素或胰岛素类似物为主。

对于II型糖尿病病人,因其自身还能分泌胰岛素或胰岛素分泌不足,所以临床上有单纯口服降糖药的,也有只注射胰岛素的,也有两种方式配合使用的。随着病程的发展,到了糖尿病末期,因胰岛功能的衰竭,大多数II型糖尿病病人最终也只能以注射胰岛素为主。

2. 并发症的治疗

针对并发症的治疗,主要指对糖尿病急性并发症和慢性并发症的治疗。前者主要是对酮症酸中毒、高渗性非酮症糖尿病昏迷、低血糖反应及昏迷的治疗,这种治疗多类似于"救火"治疗。对于慢性并发症的治疗,传统西医仍然以靶点用药为主,但是远期效果并不理想,甚至可以说,传统西医对如糖尿病足、糖尿病视网膜病变、糖尿病心血管病变等并发症束手无策(对于严重的糖尿病足病人,传统医学在无计可施的情况下只能选择截肢),更无彻底治愈的良方。

四、西医在糖尿病诊疗上的缺陷

目前,西医对糖尿病的治疗方法只是一个治标的过程,因其自身理论也无法透彻地解释糖尿病的发病机理,所以自然无法解决其根本问题,只能靠胰岛素及其他降糖药来维持。西医在糖尿病治疗上的缺陷主要有以下几点:

1. 长期使用降血糖药物、注射胰岛素的副作用

有数据显示,目前有一半的糖尿病病人在使用降糖药。当糖尿病发展到一定的程度之后,西医会建议病人长期使用降糖药或注射胰岛素。我们都知道,是药三分毒,临床上已有研究证实:长期使用降糖药或注射胰岛素都会对身体带来不同程度的损伤。

有人统计了近14年的抗糖尿病药物不良反应相关文献,发现糖尿病及其并发症治疗药物产生的不良反应是广泛的,有些甚至是严重的。抗糖尿病药物发生不良反应累及的器官、系统涉及全身各大系统,其中最常见的为过敏反应及胃肠道反应(以菌群失调最为明显),严重不良反应也常发生于心血管、免疫、内分泌系统中,包括室性早搏、低血糖性昏迷、过敏性休克、全身剥脱性皮炎,甚至死亡等。

在胰岛素及胰岛素类似物的使用方面,尽管有人宣称胰岛素不算是药物,是人体的降糖激素,但是长久使用胰岛素会造成人体对外来胰岛素的依赖。使用胰岛素或胰岛素类似物也只能维持生命,不能根治糖尿病。身体全靠外界补充胰岛素,久之会造成胰脏的用进废退,胰脏萎缩,整体功能衰竭,最后出现并发症导致死亡。

2. 西医对糖尿病并发症的治疗并无良方

有人说，糖尿病并发症比糖尿病更可怕。据世界卫生组织统计，糖尿病并发症高达100多种，是目前已知并发症最多的一种疾病。因糖尿病死亡者有一半以上是心脑血管病变所致，10%是肾脏病变所致，因糖尿病截肢是非糖尿病的10～20倍。可以说糖尿病并发症是显著降低糖尿病病人生活质量的主要原因之一。

当糖尿病进展到一定程度时，会发生血脂异常、视网膜病变、末梢循环障碍、肾病综合征等各类并发症，西医常用调脂药、微循环功能改善药、抗血栓药等来改善病人的状况。但从临床疗效来看，这些西药对糖尿病并发症的治疗效果并非很理想，还进一步加重了肝肾的负担，造成损伤。

相对来说，中医认为糖尿病慢性并发症发生的病理基础是气阴双亏，痰浊瘀血痹阻脉络，因而注重活血化瘀、整体调节，采用如中药内服、中药外治、针灸、推拿、气功、药膳等多种方法，并配合情志调节、健身运动、饮食调理等方式，能使得病人得到较为全面的治疗。西医也有运动、饮食调节一说，但与中医有所区别，中医的饮食调理更注重"医食同源"，而西医是以糖、蛋白质、脂肪的摄入量来衡量。

第三节　对糖尿病的新认识

当美国糖尿病协会宣称"糖尿病是一种无法治愈的疾病"时，所有的糖尿病病人就好像被贴上了一张"不治之症"的通告，只能终身服用降糖药或注射胰岛素。与糖尿病病人的忧愁不同的是，无数生产降糖药及胰岛素的医药公司正受益于这种"结论"。据报道，因看到中国糖尿病市场的巨大需求，国外某生物制药公司准备在我国投资10亿美元，建设胰岛素系列产业化综合体，生产胰岛素等生物制药系列产品。但是，糖尿病真的是无法治愈的疾病吗？

西医认为糖尿病的发生与胰岛素的绝对或相对不足有关，以至于所有的治疗重点都围绕着补充胰岛素、促进胰岛素分泌、提高胰岛素的敏感度、降低血糖、维持血糖平衡来展开，随之而来的便是大量、长期服用降糖药或注射胰岛素。然而，不管是服用降糖药还是注射胰岛素，目前治疗糖尿病都只是"治标不治本"。

糖尿病之所以被西医称为"无法治愈的疾病"，是因为西医并没有找到治疗糖尿病的根基。

一、对糖尿病病因及发病机制的新认识

我们认为糖尿病（这里主要讨论 II 型糖尿病）的发病因素主要

第六章
糖尿病

是能量生命与生物生命（饮食与基因不匹配、氧化与抗氧化失衡和免疫识别"误判"及慢性炎症、不良生活方式、胃肠道生态环境重创、肝肾解毒排毒功能不足）的失衡。

1. 压力、抑郁情绪（负性精神能量过多）

人处于抑郁状态时，自主神经功能紊乱，导致内分泌失衡。比如压力过大的时候引起人体分泌糖皮质激素，使人血压升高、血黏度升高、血糖升高，长期过度压力会导致糖尿病。

2. 饮食与基因不匹配（细胞能量不足）、氧化与抗氧化失衡和免疫识别"误判"及慢性炎症、胃肠道生态环境重创

有人说："我妈得了糖尿病，我也得了糖尿病，这难道不是遗传吗？"其实这与基因关系并不大，而是因为饮食结构几乎一样，检测时孩子与父母所缺的营养物质几乎相同。因此，有可能基因并没有毛病，只是说饮食和基因不匹配了，造成营养失衡，导致参与糖代谢的矿物质、维生素以及抗氧化营养物质不足而引发糖尿病。

有研究显示，I型糖尿病与对乳制品中的牛血清蛋白过敏有关。虽然I型糖尿病的遗传易感性很强，但研究者仍能发现，在有糖尿病遗传倾向的大鼠膳食中加入牛奶或小麦面筋，其发病率会上升。有遗传易感倾向的儿童，如果用母乳喂养7个月，或者仅仅喂养3~4个月，其患I型糖尿病的发病率显著降低。这类糖尿病发病率最高的国家是芬兰，这也是世界上牛奶制品消费最多的国家。美国一名教授在142名刚被诊断为I型糖尿病的儿童体内，发现牛血清蛋白的抗体。相比之下，未发病的儿童中只有2%检出了这种抗体。我们相信，让婴儿在出生后6个月以内不接触动物乳制品，可以使

发病风险大大降低。建议在哺乳期的母亲不接触牛肉和牛奶制品。

一项新研究显示，非处方抗过敏药物能帮助患肥胖、糖尿病的小鼠减轻体重并控制血糖，这也表明了糖尿病与过敏存在着一定的关系。另有研究表明，II型糖尿病病人与小麦蛋白过敏有关，这类病人约占II型糖尿病的1/3，过敏反应会使得胰腺和肝脏产生慢性炎性反应，使其糖代谢和解毒功能下降。

我们在临床上发现，60%的代谢综合征病人存在着过敏问题，如过敏性鼻炎、皮肤湿疹、食物过敏等。

同时，慢性胃肠炎等肠道问题导致糖代谢物质吸收不良，容易诱发糖尿病。

3. 不良生活方式

糖尿病是一种由生活方式导致的疾病，是我们自己"吃"出来的疾病。人体的能量主要来源于糖类，糖类转化成能量主要有两种形式：一种是快速释放，像麦芽糖、蜂蜜、甜品以及大多数的精制食物（如精细的面包、发酵的馒头、大米粥）；另一种是缓慢释放型，如全谷类食物、蔬菜、新鲜的水果。前者在迅速释放出能量（葡萄糖）以后，使血糖升高，并伴随着胰岛素的升高。而后一类食物里包含了多糖的糖类或膳食纤维，这两种成分都能减慢糖的释放速度。相对而言，缓慢释放型的碳水化合物能够提供平稳的能量，使胰岛素升高也较为平稳，同时使血糖变化也较为平稳。

当摄入缓慢释放型的食物时，人体的血糖上升、下降和胰岛素的分泌都是一个缓慢的过程，血糖的波动幅度小，胰岛素分泌平稳，不会伤害动脉，也不会对胰岛素产生"冲击式"的损害和透支，人体的整个能量代谢都以一种平稳的方式进行。

而当人体摄入快速释放型食物时,血液中的葡萄糖迅速增加,导致能降低血糖的胰岛素在短时间内大量分泌,胰岛素分泌的量远远大于维持正常血糖所需要的水平,于是在一段时间后,又导致血糖降得过低,出现血糖的"过山车"现象,也容易产生机体对胰岛素的抵抗,当血糖的"过山车"现象进入低谷的时候,机体又产生强烈的饥饿感,出现心慌、出汗等症状,产生想要尽快摄入食物的欲望,如此形成一个恶性的循环。也就是说,快速释放型的食物在摄入初期,机体会出现一个血糖反应高峰,胰岛素也出现一个高峰,高胰岛素可使血管收缩,伤害动脉,降低机体对胰岛素的反应,产生抗胰岛素,而随之而来的血糖低谷,又容易使人产生疲惫、困乏、渴望食品刺激的感觉引发交感神经兴奋。

此外如久坐、熬夜、大量烟酒、偏食挑食等不良生活方式也会增加罹患糖尿病的风险。

4. 肝胰肾的氧化慢性炎症,解毒排毒等功能受损

肝胰肾的氧化慢性炎症受损是导致糖代谢异常和胰岛素抵抗的主要原因之一。糖尿病及其并发症的治疗都要从护肝、护胰、护肾入手。

肝脏是人体代谢、解毒、免疫的主要器官,是糖、脂肪和蛋白质三大代谢的中心。它的主要功能之一就是直接参与糖的代谢过程,调节血糖来源、去路及维持血糖浓度稳定,在机体的贮存、分布和血糖的调节上具有重要的作用。肝脏维持糖类代谢平衡的主要途径有:糖原储存、糖异生、糖原分解、糖类转化为脂类。而糖原合成与分解、糖异生等糖代谢途径均只能够在肝脏中进行。简单来说就是，当我们的血糖高了，肝脏就会把这个多余的糖回收、储存；等血糖低了，肝脏再把储存的糖放回去，这样血糖就一直维持在一个比较恒定的水平。但是如果肝脏氧化受损了，平衡血糖的能力就下降了，血糖高了也无力收回并储存多余的糖，血糖就一直高下去了。往往II型糖尿病病人早中期的血胰岛素水平并不低，甚至还是高胰岛素血症，高胰岛素可使病人产生对胰岛素的阻抗，使血糖升高。所以血糖高往往是肝脏功能下降造成的。

另外，中国是白酒生产大国，长期过量饮用白酒，也是造成肝脏功能下降的因素之一。再就是，**有些人认为大量食用水果对健康有益，其实水果中包含大量的果糖和葡萄糖（有升高血糖的作用），有研究证明，大量果糖、蔗糖进入肝脏后极易合成甘油三酯，引发脂肪肝和胆囊疾病，造成糖代谢异常。笔者曾有针对性地对部分少年儿童进行调查发现，他们的肥胖、脂肪肝大多与过食饮料、饼干、巧克力、糖果、面包有直接关系，可见高糖（果糖、蔗糖、乳糖）饮食对身体危害巨大。**

在中医方面，也有"消渴"发生与肝有关的记载。如《灵枢·本脏》曰："肝脆则善病消瘅易伤。"《灵枢·五变》有云："怒则气上逆，胸中蓄积，血气逆留，……转而为热，热则消肌肤，故为消瘅。"也就是说，糖尿病的发病与情志郁怒密切相关，而怒为肝之志。嗔怒易引起气机逆乱，导致气郁化火伤肝，火灼津液而发为消渴。叶天士《临证指南医案》曰："心境愁郁，内火自燃，乃消症大病。"总而言之，中医认为情志失调是糖尿病发生的重要原因，肝

第六章
糖尿病

失疏泄是糖尿病发生的基本病机。

从心理情绪（精神能量）上来说，情绪变化对糖尿病病人的血糖波动也有直接影响。暴怒可使交感神经高度兴奋，从而导致胰高血糖素分泌增多。同时，还会促使肝脏中的糖原分解进入血液，使血糖增高；另外，暴燥的糖尿病病人血液中的肾上腺素含量较情绪稳定的糖尿病病人高。肾上腺素不但能使血糖升高，还能使血小板功能亢进，造成血管栓塞，从而产生大、小血管各种并发症。从肝论治糖尿病，可使病人肝气条达，气血、阴阳调和，达到阴平阳秘的治疗目的。

肝脏的疏泄涉及人体内脏组织生理功能活动，并调节控制整个机体新陈代谢动态变化。肝对激素具有促进作用，肝的疏泄功能与胰岛调节相关。胰岛细胞协调、内环境的稳定取决于肝脏疏泄气机是否通畅，从而决定糖尿病的转归。以此提出以肝论治的观点，在临床实践中疏肝、清肝、调肝之法在糖尿病治疗中效果较为显著。

大多数Ⅱ型糖尿病病人虽然早中期的胰腺功能相对正常，但因肝脏的糖代谢能力不足，再加上过多摄入碳水化合物（肥胖）基因病态表达等使血糖升高，逼迫胰腺分泌更多的胰岛素来调节血糖，会导致此阶段产生高胰岛素血症和胰岛素阻抗（胰岛素耐受）。一方面使胰腺功能疲惫、透支，另一方面高胰岛素血症可以让血糖转化为脂肪，产生肥胖、高血脂等。高胰岛素血症的致炎作用，会使动脉硬化、血压升高、肾功能受损（糖尿病肾病）。可以说，高胰岛素血症是糖尿病的罪魁祸首，高碳水化合物饮食又是高胰岛素血症的罪魁祸首。Ⅱ型糖尿病病人发病后期，由于胰腺功能的长期透支、

衰竭，会引发胰岛素分泌不足或相对不足，产生高血糖，特别是餐后血糖较高。

肾脏是机体矿物质代谢的主要器官，矿物质特别是金属矿物质是细胞酶的重要组成部分（人体内70%的酶是金属酶），酶是催化糖类、脂肪、蛋白质代谢的主要动力来源（细胞能量），高胰岛素血症导致的糖尿病肾病加重脂肪和蛋白质的代谢异常。因此，在治疗糖尿病中，调理肾脏必不可少。

由于高胰岛素血症的致炎作用，会引发全身血管壁（包括毛细血管壁）产生炎性反应（糖尿病足形成的主要因素），导致微循环障碍，使肌肉组织（肌肉组织可以消耗约80%的糖）等更不能很好地利用糖，导致糖在细胞外和血液内堆积，这是治疗糖尿病最困难的地方，因此改善微循环也是必须的。

二、对糖尿病治疗的建议

不管是传统西医还是中医，都十分强调饮食在糖尿病治疗中的作用。在这里，我们从食物的营养上来给出糖尿病病人的饮食建议。

1. 改变饮食结构，补充细胞能量

从细胞能量的角度来讲，**我们建议糖尿病病人在平时计算糖类、脂肪、蛋白质摄入量的同时，更应该关注食物的能量释放类型，推荐"洞穴饮食"**，以蔬菜、坚果、豆制品、粗粮（少量）、水、肉类（鱼类、禽类、蛋类、畜类）为主，适量冷榨亚麻油、橄榄油等不饱和脂肪和水果为辅，以及少量的谷物（米、面等高碳水化合物食物）

和奶制品，一句话：**让过去的主食变辅食，辅食变主食**。尽量不吃精细加工的小麦等食品，中国不是小麦的原产地，中华民族的基因还没有完全适应它。

2. 配合营养补充剂的摄入

越来越多的迹象表明，营养补充剂在治疗糖尿病的过程中起着十分重要的作用。许多临床研究以降糖药配合营养补充剂与只以降糖药来治疗糖尿病做对照研究，发现前者的治疗效果更好，并发症更少。从糖尿病漫长的发病过程来看，一些营养物质的缺乏对糖尿病的发生起着十分重要的作用。

就拿维生素和矿物质来说，维生素和矿物质是人体"能量释放的助燃剂"，补充维生素和矿物质则可调理糖尿病病人的能量代谢问题。有报道称，亚洲人（特别是东亚）更容易患糖尿病的一个重要原因是以小麦、大米为主食太过精细、单一所造成的。这是因为精制食物在加工过程中造成了大量营养物质的流失，尤其是 B 族维生素，使人体从食物中吸收 B 族维生素的量减少。另一方面，有高血糖问题或者糖尿病病人排尿多，造成 B 族维生素（水溶性维生素）排泄过量，两方面原因造成糖尿病病人 B 族维生素的缺乏。我们认为，饮食中应减少精制食品的摄入，多食坚果、蔬菜、鱼类、蛋类，配合营养补充剂的摄入，对糖尿病的治疗大有好处。

3. 大剂量服用抗氧化剂、植物抗炎剂

抗氧化剂和植物抗炎剂可以消除组织器官的慢性炎性反应，特别是肝胰肾的慢性炎性反应，恢复其活力，同时也可以改善胃肠道炎性反应，增加胃肠道对营养物质的吸收能力。此外，可增强机体对胰岛素的敏感性，降低胰岛素阻抗。

笔者经过多年临床研究，研制出的糖尿病套餐（Ⅰ型糖尿病套餐、Ⅱ型糖尿病套餐）能让大多数糖尿病病人摆脱胰岛素，并使血脂、血黏度等恢复正常。

4. 补充精神能量和宇宙能量，改变不良生活习惯

缓解压力（补充精神能量），适当运动（补充宇宙能量），均衡营养，睡眠充足，保持内心空、静、净，也是活化细胞并补充其能量，治疗糖尿病的有效手段和方式。同样戒烟限酒，调整偏食挑食的习惯，是糖尿病治疗的辅助手段。

小贴士

糖尿病是嗜糖成瘾症

糖尿病其实是嗜糖成瘾症，成瘾者的内心充满着抑郁与焦躁。

——陶然教授接受外媒采访答记者问

世界上的肥胖与糖尿病病人其实是嗜糖成瘾症，他们爱吃甜食，如：小麦制品（面食）、大米、其他糖类食品，实际上是碳水化合物的成瘾症。这些人的内心充满着抑郁与焦躁（恐惧），他们背后其实是一种爱的缺失和缺乏安全感的表现，内心的"储爱槽"是空的，需要用人、事、物来填满，进而消除其不安和焦躁。他们可能表现为以下几点：

（1）不断地找朋友去喝酒、打牌或者找异性知己来填充"储爱槽"。

（2）不断地工作、做事，以工作狂的方式来获得安全感。

第六章
糖尿病

（3）用烟酒、兴奋剂、狂购物、吃甜食来获得满足感，以消除抑郁和焦躁。

美国的肥胖与糖尿发病率比中国还高，甜品消耗也比中国高。要说文化方面，中国人存在着"要面子""怕死（死亡教育缺失）""比财富"（比车、比权、比钱、比孩子），以上三点使他们内心充满着不安全感和空虚，再加上其成长过程中缺乏爱，所以就用吃甜食的方式来消除。他们中的大多数人是意志力缺乏的人，很难抗拒不良的生活方式，特别是那些以面、米和其他甜品（饼干、面包）为主食的人。如果让他们不吃或者少吃面、米，他们就会说，我们吃了半辈子了，那你让我们吃什么？他们不知道面、米等碳水化合物进入体内会引发高胰岛素血症，胰岛素把碳水化合物转化为脂肪储存到体内，特别是腹部，就会出现腹式肥胖，诱发肥胖与糖尿病。腰围（女性二尺五以上，男性二尺八以上）每增加一寸少活5年，这是世界公认的。再者，肥胖和糖尿病也可引发心脑血管的并发症。个人的健康是全家人的，也是国家的，一个健康的人才能创造财富，为社会服务。

以面、米为主的饮食方式是导致糖尿病的主要诱因，治疗期间不控制面、米、甜品（过多食用水果），就会导致胰腺功能衰竭，并出现并发症。

第七章
心脑血管疾病
—— 血管的慢性炎症性疾病

著名笑星马季、特型演员古月、相声演员侯耀文、导演谢晋、笑星高秀敏等这些家喻户晓的明星都因心脑血管疾病的发作突然逝去,给我们留下深刻的思考。

心脑血管疾病并没有单一的特异症状,只是某些症状能提示心脑血管病存在的可能性,这也给心脑血管疾病的提早发现、预防及治疗增大了难度,但当几种症状叠加出现时,常能得出几乎肯定的病情诊断。**心脑血管疾病主要是心脏和脑的血管慢性炎症性疾病。没有营养失衡和氧化等因素就没有血管炎症,没有血管炎症就没有动脉粥样硬化,也就没有冠心病和脑中风。心脑血管疾病的治疗重点就是让血管恢复健康,使其更有弹性和活力。**

第七章 心脑血管疾病

第一节 概述

身体中有两个器官显得尤为重要,那就是我们的心脏和大脑,当这两个器官出现了问题,便会严重危及人的生命。

据 2017 年调查结果显示,慢性疾病中,心脑血管疾病是目前我国发病率、致残率、死亡率以及并发症最高的疾病。心脑血管疾病现患病人数 2.9 亿,其中脑卒中 1300 万,冠心病 1100 万,肺原性心脏病 500 万,心力衰竭 450 万,风湿性心脏病 250 万,先天性心脏病 200 万,高血压 2.7 亿。

心脑血管疾病死亡占居民死亡因素 40% 以上,居首位,高于肿瘤及其他疾病。近几年来农村心脑血管病死亡率持续高于城市水平。目前,心脑血管病死亡占城乡居民总死亡原因的首位,农村为 45.01%,城市为 42.61%。

今后 10 年心脑血管疾病患病人数仍将快速增长。心脑血管疾病负担日渐加重,尤其是农村居民的心脑血管疾病死亡大幅增加,加强政府主导下的心脑血管病防治工作刻不容缓。

第二节 西医对心脑血管疾病的认识

一、西医对心脑血管疾病病因及发病机制的认识

心脑血管疾病是全身性血管病变或系统性血管病变在心脏和脑部的表现。病因主要包括4个方面：①动脉粥样硬化、高血压性小动脉硬化、动脉炎等血管性因素；②高血压等血流动力学因素；③高脂血症、糖尿病等血液流变学异常；④红细胞、血小板增多等血液成分因素。部分危险因素有：

1. 高血压

长期高血压可使动脉血管壁增厚或变硬，管腔变细，影响心脏和脑部供血。高血压可使心脏负荷加重，易发生左心室肥大，进一步导致高血压性心脏病、心力衰竭。当血压骤升时，脑血管容易破裂发生脑出血；或已硬化的脑部小动脉形成一种粟粒大小的微动脉瘤，当血液波动时微动脉瘤破裂造成脑出血；或高血压加快动脉硬化过程，动脉内皮细胞受到损伤，血小板易在伤处聚集，又容易形成血栓，引发心肌梗死或脑梗死。

2. 不良生活习惯

吸烟和过量饮酒都会增加患心脑血管病风险。烟碱可使血浆中的肾上腺素含量增高，促使血小板聚集和血管内皮细胞收缩，引

起血液黏稠。而长期大量饮酒可使血液中血小板增加,进而导致血流调节不良、心律失常、高血压、高血脂,使心脑血管病更容易发生。

3. 血管壁平滑肌细胞非正常代谢

血管组织会在一定周期内完成新陈代谢。在血管壁平滑肌细胞代谢的过程中,若新的细胞组织不能正常形成(特别是营养失衡状态下),使血管壁自身出现"缺陷",就容易使血管舒缩不畅,随时都有阻塞或破裂的可能。血管是血液流通的重要通道,同时也受神经系统的支配,因此神经系统不正常也能导致供血紊乱。

4. 其他

如糖尿病、肥胖、胰岛素抵抗、年龄增长、性别(男性发病率高于女性)、种族、遗传等都是与心脑血管疾病相关的危险因素。

二、西医对心脑血管疾病的治疗

1. 西医对冠心病的治疗

西医治疗冠心病大体以药物治疗、支架和外科手术等三种策略为主。

首先,西医在治疗过程中通过调脂药物或其他药物抑制血小板黏附和聚集,阻止血栓形成。其次,在抗凝血药阻止形成新血栓的同时,用溶血栓药溶解已形成的动脉粥样硬化斑块中的血栓。治疗过程中,有的医生则让病人服用血管扩张药使血管扩张,舒张静脉

能量生命与健康之道

和动脉，促使由动脉粥样硬化而导致的血管狭窄的管腔变宽，恢复血流，保证器官血供。有的则通过服用β-肾上腺受体阻滞药强迫心脏减小工作量，以达到供氧与需氧的平衡。

冠心病的支架手术治疗目的就是通过支架的方式使狭窄的冠状动脉血管管腔变宽，使血液流动可以恢复到正常的状态，以缓解由心脏缺血引起的临床症状。

冠状动脉旁路移植手术（搭桥手术）是取病人自身的血管或者血管替代品，将狭窄冠状动脉的远端和主动脉连接起来让血液绕过狭窄部分，通过旁路管达到缺血部位，改善心肌血液供应，进而达到缓解心绞痛症状，改善心肌功能的目的。

2. 西医对高血压的治疗

西医认为高血压是由于调节血压的**神经-体液机制**异常所致。药物主要是干预和影响体内这个调节机制，把血压控制在正常范围。

血容量在血压的形成中具有重要的作用。因而，西医对高血压的治疗主要通过利尿药阻滞肾小管对原尿的重吸收，促进水分的排出，从而增加终尿的量，致使参与血液循环的血容量相对下降，进而使血压降低。高血压的临床治疗中亦有通过使用β-受体阻滞药降低心肌收缩力，进而降低血压。通过钙拮抗药或血管紧张素转化酶抑制药扩张血管使血管平滑肌松弛，进而减少末梢血管阻力作用，促使血压降低，也是西医治疗高血压的主要手段。另外一种常见的治疗方式是通过血管紧张素Ⅱ受体阻滞剂防治血管收缩。

其实，除利尿药外，治疗高血压的药物主要都是通过扩张血管，使血管管腔相对变大，减少血液在其中流动的阻力，进而降低推动血液流动的动力（降压）。

3. 西医对缺血性脑卒中的治疗

缺血性脑卒中就是脑部供血的血管内部形成了血栓（脑血栓）或者身体其他部位血管里面的栓子脱落，经血液循环流至脑组织，堵塞了脑部供血的血管（脑梗死），导致脑部供血不足或中断而引起的一系列症状。缺血性脑卒中的主要治疗目标就是恢复脑部的正常供血。

西医在对缺血性脑卒中的治疗主要采取两种方式：一是主要治疗动脉粥样硬化，二是治疗由于身体其他部位血管脱落的栓子，流到脑部血管的时候"堵"在那里引起的供血不足，其治疗目标以溶栓和避免新血栓形成为主。

三、西医在心脑血管疾病诊疗上的缺陷

1. 只注重紧急救治和病情控制，治标不治本

其实，心脑血管疾病的根本都是血管本身出现了问题，倘若不能把受损的血管内膜恢复到正常状态，很难让病人彻底康复。只有彻底恢复受损的血管结构，把血管内膜上的粥样硬化斑块基本清理掉，才能有效治愈并防止心脑血管疾病的发生。西药作用原理大多是通过溶栓、抑制血小板聚集，避免形成新的血栓，或者通过药物、支架强制扩张血管，促进血流的方式来缓解症状，一旦停药可能会出现症状的反弹。其次，使用 β-肾上腺素受体阻滞药强迫心脏减

少工作，降低心脏的耗氧量，以缓解疾病症状。另外，西医对心脑血管疾病的治疗中，对血液中的脂质进行调节也能起到缓解作用。但无论采取哪种形式进行脂质的调节都只能降低血液中流动的血脂，而对沉积在血管壁上已经形成粥样硬化斑块的脂肪，其实并没有太大作用，这些措施只能起到防止疾病进一步恶化的作用，并不能让病人康复。其实，不论是药物、支架还是搭桥手术治疗，都只是一种针对冠状动脉狭窄的手段，并不能使冠状动脉粥样硬化病变本身的炎症得到治疗。

可以说，西医在治疗心脑血管疾病中，没有一种方式可以有效清理血管内膜上的粥样斑块、修复受损的血管，只能做到病情的紧急处置和阻止快速发展。此外，由于西医在心脑血管疾病发病机制的认识上存在误区，治疗时没把重心放在血管康复上，自然无法抓住重点，更无法彻底治愈这类疾病。

2. 西医治疗心脑血管疾病容易造成医源性损伤

当病人服用利尿药物治疗冠心病时，由于终尿量的增加导致体内的水分流失较多，进而引起血液的黏稠度增加，血液流动的阻力变大，为了让黏稠的血液在血管里正常流动，机体就需要升高血压来推动血液流动。因而在服用利尿药治疗冠心病的同时，会在某种程度上引起血压增高。

β-肾上腺素受体阻滞药在强迫心脏减少工作量，缓解疾病症状的同时，也可带来诸如阻塞肺通气、心率失常及性功能障碍等副作用。另外，当使用支架手术治疗时，由于支架本身对人体来讲是个"异物"，在支架上可能会形成新的血栓和血脂，造成新的血管狭窄，虽然可以通过在支架上使用药物涂层或让病人长期服用抗凝血药等方式来解决，但随着时间的推移，血管狭窄的风险还是会不断增高。

西医在心脑血管疾病病因和发病机制认识上的局限性，以及西药在治疗过程中的片面性、不良反应和医源性损伤等问题，都直接影响并阻碍了其在心脑血管疾病在治疗和预防上的有效性。

第三节　对心脑血管疾病的新认识

一、对心脑血管疾病病因及发病机制的新认识

各种心脑血管疾病的病理基础几乎一致，笔者认为其发病原因可归结为能量生命和生物生命的失衡。

1. 压力因素（负性精神能量过多）

肾上腺素和糖皮质激素在强大精神压力下适量分泌是有益的，但如果压力过大或持续时间过长，导致分泌过量或长时间分泌，会使血管收缩，血液流动不畅，结果令血压上升，血黏度增高，易引起血管阻塞，若发生在心脑部，便会造成心梗和脑梗等。

同时压力（应激）会影响胃肠道的功能，致使营养物质无法得到消化吸收，引发营养失衡，使血管新陈代谢功能出现弱化。

2. 饮食与基因不匹配（细胞能量不足）

当日常饮食与我们的基因不匹配时，会造成营养失衡而引发细胞抗氧化能力弱化，致使血管易被氧化产生炎性反应。此外炎性饮食本身就会加重血管的炎性反应。

3. 氧化与抗氧化失衡与免疫识别"误判"及慢性炎症

血管内膜在非病理情况下应该是很光滑的，血液在里面流动很顺畅，阻力很小，但由于血管内皮细胞氧化受损，造成血管内膜炎

性反应，导致血管内壁不再光滑，血液中的血小板就会在受损处积聚，释放凝血因子，形成微小的血栓。如果血液里又有过多的脂肪，脂肪就会附着在血栓上，形成血栓和血脂的混合物。这种混合物经过长时间的氧化和炎性反应，血管的内膜上会形成像小米粒样的黄色颗粒，这些颗粒逐渐融合起来，就会形成了比较大的像小米粥样的炎性斑块，当斑块越来越大时，血管腔就会狭窄，相应组织供血就会减少。如果粥样斑块严重到把腔管完全阻塞，就会造成相应组织器官的供血中断，造成严重的坏死（梗死），导致心脏或脑组织供血不足或供血中断而引起一系列临床症状。

无论冠心病、高血压（原发性高血压）还是缺血性脑卒中，究其原因在于不健康的生活方式和摄入的抗氧化、抗炎物质减少，从而导致血管内膜形成炎性粥样硬化斑块，造成血管硬化狭窄。当这种狭窄发生在冠状动脉，就会引起心脏本身供血减少，临床上表现为冠心病；倘若完全堵死，就是心肌梗死。当这种狭窄发生在脑部，就会导致脑供血不足，从而表现出一系列临床症状；倘若血管完全堵死，则称脑血栓（或脑卒中）。当这种狭窄在外周动脉血管中广泛存在时血管的弹性就会下降，血液在外周血管流动的阻力增大，从而引起原发性高血压。总之，笔者认为这一切都是血管炎症惹的祸。

4. 不良生活方式

长时间吸烟或者喝酒的人群，患心脑血管病的几率要远远高于不吸烟喝酒的人群，吸烟和酗酒是诱发心脑血管疾病的因素。

偏食、挑食，饮食不节、不洁、不律等都会导致营养失衡，抗氧化、抗炎能力低下，造成血管炎性反应。

5. 胃肠道生态环境重创

胃肠道在氧化受损的情况下，添加剂、防腐剂、重金属等破坏肠屏障，一些未被消化的食物大分子加上渗漏的肠壁，给食物大分子与免疫系统接触提供了良好的机会，极易引发过敏反应。过敏因素直接导致了胃肠道不能很好地吸收维生素、矿物质等营养物质，造成血管新陈代谢异常，损伤血管。

6. 肝脏解毒功能下降

肝脏在人体生命活动中具有极其重要的作用。在消化、吸收、排泄、生物转化以及各类物质代谢中均发挥着重要的作用，也因此它被誉为"物质代谢中枢"。

肝脏不仅是脂质、糖类、蛋白质等物质代谢的主要场所，也是抗氧化物质产生的场所之一。 心脑血管疾病的发生在某种程度上恰恰是由于肝脏对脂质、糖类的代谢异常所致。众所周知，肝脏除了具有调节血糖浓度的作用之外，还是人体内糖转变成脂肪的主要场所之一，肝脏内糖的氧化分解也会将糖转变为脂肪，而此过程所合成的脂肪不在肝内贮存，而是与肝细胞内磷脂、胆固醇及蛋白质等形成脂蛋白，并以脂蛋白形式进入血液，再被送到其他组织利用或贮存。肝脏也是人体合成胆固醇最旺盛的器官，是血浆胆固醇的主要来源。另外，肝脏能分泌胆汁，其中的胆汁酸盐是胆固醇在肝脏的转化产物，能乳化脂类，促进脂类的消化和吸收。正常情况下，肝脏合成并分泌的卵磷脂还是清理血管壁中胆固醇等脂质的"清道夫"。**当肝功能出现异常时，会导致脂质代谢的异常，**

造成胆固醇以及其他脂质在血管壁的堆积，造成血管的阻塞。同样卵磷脂的减少，会导致血管壁内堆积增多的胆固醇等脂质无法被正常的清除，影响血液在血管中的流动，容易造成高血脂，引发心脑血管疾病。

二、对心脑血管疾病防治的新认识

1. 恢复血管内膜结构是预防和治疗心脑血管疾病的关键

血液里面脂肪类物质浓度越高，这些物质在血液流动的过程中就极易挂在氧化受损的血管壁上，形成动脉粥样硬化炎性斑块，造成管腔狭窄，引发冠心病或缺血性脑卒中。前面的论述中，我们也知道了高血压的发生与血液在具有粥样斑块的血管里流动的阻力增大有关。

因而，预防和治疗冠心病、缺血性脑卒中、高血压等心脑血管疾病的最佳方法就是消除血管内皮细胞的炎症，恢复和增强血管壁的弹性和光滑性，使血管腔变宽。当血管壁恢复光滑时，这类由于血管内膜粥样硬化引起的相关疾病就能得到解决。

2. 抗氧化、抗炎剂在防治心脑血管疾病中的重要作用

科学证明，维生素A、维生素C、维生素E、黄酮类物质、白藜芦醇、葡萄籽油、亚麻籽油、南瓜籽油，以及一些深海鱼油，都具有较好的抗氧化、抗炎作用，能消除细胞的慢性炎性反应。

omega-3脂肪酸，又叫"亚麻酸"，具有抗炎症、抗血栓形成、抗心律失常、降低血脂、扩张冠状动脉、延缓动脉粥样硬化进程的

作用。人体不能合成omega-3脂肪酸，只能从食物中摄取。深海鲑鱼油、亚麻油、葡萄籽油、南瓜子油（主要成分是omega-3脂肪酸，部分含omega-6脂肪酸）是目前已知的能够清理血管内粥样斑块最好的营养物质。2004年，美国FDA曾发表公告称："omega-3脂肪酸是合格的健康食品，可以降低冠心病的发生风险"。

研究显示，维生素C和必须氨基酸有利于逆转动脉粥样硬化的状况。补充维生素E和维生素C可以使患心脏病的风险降低一半。其次，饮食中β-胡萝卜素摄入量高的人死于心血管疾病的风险要比其他人降低一半，每日额外补充1000毫克的维生素C也可以降血压。利用B类维生素可以有效清除血管中的胆固醇，减少因胆固醇堆积而形成斑块的风险。由于动脉的紧张度受钙、镁、钾与钠之间平衡的影响，因而在治疗心脑血管疾病的过程中还应注意调节体内某些矿物质含量的平衡。

心脑血管疾病治疗的主要目的是使病理性的血管恢复原有的结构和通畅，但是在血管恢复畅通以前，应尽量提高机体各组织的抗氧化、抗炎能力。因此，病人应多摄入具有抗氧化抗炎作用的食品，如蔬菜、坚果、植物抗炎剂、水果，同时避免过量运动、过度劳累、过多熬夜、过多压力、暴饮暴食，避免接触污染的空气和水，少摄入高糖和红肉食品等。这样可以减少组织细胞受到的氧化性损伤。当机体中的氧变得不稳定时，便会氧化细胞导致细胞损伤，从而引发炎症或动脉壁损伤。在心脑血管疾病的治疗过程中，补充抗氧化、抗炎剂可以有效地预防和控制血管所遭受到的氧化性损伤，有助于血管内壁的修复，为改变血管的动脉粥样硬化奠定基础。

3. 健康的饮食结构、生活方式，减少负性精神能量和增加宇宙能量在防治心脑血管疾病中的重要作用

不论是冠心病、高血压还是缺血性脑卒中都源于不健康的饮食结构和生活方式及负性精神能量过多，如酗酒，过量饮用浓茶、咖啡等刺激物，以及吸烟，高脂肪、高盐、高碳水化合物饮食，精神压力，缺少运动，熬夜等。因此，还是那句老话，心脑血管疾病病人在日常生活中需要改变原有不恰当的饮食和生活方式，建立起均衡的膳食结构，学会自我减压，适当运动等来保证血管年轻与活力。此外，多进行户外运动、禅修，保持内心的空、静、净，使身体拥有一定量的宇宙能量，可以减少心脑血管疾病的发病率。

4. 降低同型半胱氨酸和血尿酸的重要作用

同型半胱氨酸和血尿酸对血管壁有较强的损伤，降低同型半胱氨酸是降低心脑血管疾病发生的重中之重。目前，我国制定的同型半胱氨酸的正常值是 0～15，这个标准较为宽泛，因为同型半胱氨酸在 7 以上就会对心脑血管有一定的损伤。笔者认为，同型半胱氨酸的正常值应该设为 0～9，儿童和少年应该在 0～7 之间比较科学。维生素的摄入是降低同型半胱氨酸最有力的手段。

过高的血尿酸对血管壁的损伤是众人皆知的。抗氧化、抗炎治疗是防止血尿酸增高的首选方法。

5. 强健肝脏在预防心脑血管疾病中的重要作用

强健的肝脏是脂质代谢和糖代谢正常进行的前提，只有脂质代谢和糖代谢的正常，才能使得血管壁内脂质的堆积和清除形成动态平衡，才能最大程度地对血脂进行控制。因而，养肝、护肝才是预防以及治疗心脑血管疾病的核心。

6. 中药调节肝肾在防治心脑血管疾病中的重要作用

中医讲求的"肝肾同源"又称"乙癸同源",是指肝肾的结构和功能虽有差异,但其起源相同,认为肝和肾在生理、病理方面密切相关。由于"肝藏血,肾藏精,精血同源,相互滋生和转化",因而治疗上多兼顾二脏,采用"肾肝同治"的治疗法则。上文已有所提及,在心脑血管疾病的防治过程中,肝肾的保健极为重要。肝脏是脂质代谢的重要器官,肝功能低下,就不能很好地代谢血脂。肾脏又是微量元素代谢的重要器官,肾功能不好会出现微量元素的代谢异常。微量元素缺乏又会影响代谢脂类的酶的活性。中医强调"肝肾同源"的思想,因而,在心脑血管疾病的防治中应对肝肾进行综合调理,以达到预期的目的。

总之,心脑血管疾病是血管的慢性炎症性疾病,其防治重点在于消除血管的慢性炎症。

第八章

痛 风
—— 肝肾慢性炎症的结果

古代痛风都好发于帝王将相和达官显贵。神圣罗马帝国皇帝查尔斯五世和其子西班牙菲利普二世均患痛风，并因病致残。在法国和英国皇家的历史上，有多位帝皇患有痛风，其中著名的麦狄西家族中有两位帝皇因严重痛风不能执政或继位，数年就死于痛风，所以痛风也被人称为"帝王病"。富兰克林、牛顿、拿破仑也曾患痛风。按现在医学的说法拿破仑的痛风应该属于继发性痛风，和大多数痛风都不一样，因为第二次关押他的居室墙壁贴有当时最好的油墙纸，油墙纸内含有重金属；另外，岛上潮湿的气候导致大量的砷及重金属在环境中渗透，致使他慢性砷和重金属中毒，导致肝肾损伤，患了痛风。

第八章 痛风

第一节 概述

一、痛风的现状

纵观全球，由于经济的迅速发展，人们生活水平的日益提高，伴随着饮食结构改变和生活节奏加快、生活习惯不良、保健意识薄弱，不论是城市还是农村，痛风的发病率越来越高，特别是在节假日后，发病人数明显增高。曾经的富贵病现在已经"平民化"，这种"平民化"意味着更多的人承受着这种难以忍受的痛苦。病人往往先出现大脚踝趾根部关节的疼痛，不敢着地，长久下去关节会变形，少数病人是身体的其他部位先出现痛风的症状。

高尿酸血症（痛风的前期症状）的患病率为2.0%～13.2%，痛风的患病率为1.3%～3.7%，另外，痛风高发群体已不仅仅局限于40～50岁的男性。如今，高尿酸血症和痛风不只是老年人的常见病，近年来呈现出年轻化的趋势，笔者研究发现，少年儿童的尿酸过高，还会引发抑郁症。

日本的一项调查发现，高尿酸血症在儿童中的发病率为男孩8.8%，女孩0.6%，如何预防和治疗这种疾病已成为更多人关注的话题。

二、痛风的定义

痛风是一种代谢性疾病，它是由于嘌呤这种物质长期代谢紊乱，产生大量尿酸，或由于尿酸排泄障碍，引发血液中的尿酸增高后，尿酸即以钠盐的形式结晶沉积在关节、软组织、软骨和肾脏中，引起组织异物炎性反应。

三、痛风的临床症状

痛风作为一种慢性代谢性疾病，其临床特点主要为由无躯体症状的高尿酸血症逐步演化为急性痛风性关节炎、间质性肾炎和痛风石，严重者伴关节畸形或尿酸性尿路结石，最终恶化为慢性痛风性关节炎。同时，痛风常伴有肥胖、II型糖尿病、高脂血症、高血压、动脉粥样硬化和冠心病等，临床上称为"代谢综合征"。痛风也会造成肾的损伤，严重的会发展成肾功能衰竭、尿毒症。

痛风由体内尿酸增多或排泄异常引起，根据血液中尿酸的来源，痛风可分为原发性痛风和继发性痛风两种。临床上原发性痛风占多数，可能涉及体内一些尿酸代谢通路上酶的异常，而继发性痛风由于伴随着其他疾病共同发生，其病因较多、较复杂。不过，继发性痛风仅占痛风病的 5% ~ 15%。

四、痛风的诊断依据

一般前来医院就诊的痛风病人多处在备受疼痛煎熬的急性关节炎期。病人会出现多关节的疼痛，并出现红、肿、热、痛、功能受限、触痛明显等症状，但若要确诊痛风发作，还需恰当的实验室检查及其他检查作为有力的依据，以免造成误诊。

1. 血尿酸测定

正常人血中尿酸含量，男性为 149～416umol/L 以下，女性为 89～357umol/L。在对痛风进行诊断时，血尿酸浓度增高是首要的临床指标。但是，少数病人在急性痛风发作时或使用过糖皮质激素等情况下血尿酸有可能会正常，加大了痛风诊断的难度。因此，应该配合其他指标进行更精确、可靠的诊断。

2. 滑囊液检查

当在旋光显微镜下对关节腔滑囊液进行检查时，若发现白细胞内有双折光的针形尿酸盐结晶，提示有痛风。

3. 痛风石结节内容物检查

对痛风石进行活检或穿刺检查，若有尿酸盐结晶，提示有痛风。

4. X 线检查

由于尿酸盐侵蚀骨质的因素，在 X 线检测中可以观察到在受累关节软骨缘有圆形或不整齐穿凿样透亮缺损，提示有痛风。

5. 影像学监测

CT 扫描可见灰度不等的斑点状痛风石影像，或在 MRI 的 T1

和 T2 影像中呈低至中等密度的块状阴影存在，提示有痛风。

在对痛风进行诊断时一定要注意与风湿性关节炎、类风湿关节炎、化脓性关节炎、创伤性关节炎和假性痛风等相关病症鉴别诊断，以免出现误诊或漏诊的情况，延误病情，影响治疗。

第二节 西医对痛风的认识

一、西医对痛风病因的认识

西医将痛风的病因归结为以下四类。

1. 遗传因素

美国报道有 6% ~ 22% 的痛风病人有家族史，国内报道有家族史者达 5.6% ~ 13.6%。研究发现，大多数原发性高尿酸血症和痛风系多基因遗传病，但其遗传模式和易感基因尚不清楚。遗传因素多涉及先天嘌呤代谢异常，如多基因遗传缺陷引起的肾小管尿酸分泌功能障碍使尿酸排泄减少，导致尿酸增高，最终促使痛风发作；或体现在遗传所致的嘌呤代谢酶缺陷。而继发性高尿酸血症和痛风受遗传的影响，可能表现为其继发于如Ⅰ型糖原累积病、Lesch-Nyhan 综合征等遗传疾病。

2. 饮食因素

痛风的发作是由于嘌呤长期代谢紊乱导致尿酸排泄障碍，从而引起血液中的尿酸含量增高。外源性嘌呤的摄入是痛风发作的另一项重要诱因。当饮食中摄入过多富含嘌呤的食物（如动物肝脏、海鲜、肉汁、肉馅、肉汤、啤酒等）后，极易导致食物消化分解后嘌呤的含量升高，促使血尿酸增高，诱发痛风。

3. 药物因素

常见影响痛风发作的药物有噻嗪类利尿药、阿司匹林、β-内酰胺类抗生素等。西医认为药物对痛风发作的影响在于药物代谢的过程会抑制尿酸从肾脏排出，从而诱发痛风。

4. 其他因素

男性比女性易患痛风，据统计，男女发病的比例约为20∶1，并且，女性痛风多在绝经之后发作，提示发病的性别差异可能与性激素有关。

痛风发病集中于40～50岁的男性群体。然而，随着人们生活水平的提高，营养过度摄入，运动减少，痛风的发病呈现低龄化趋势，任何年龄都可能发生。大学校园中你也会发现许多年轻人正在承受着痛风带给他们的痛苦。国外的研究资料显示，在儿童和青少年中同样可以发现高尿酸血症或痛风。

体重因素也成为了罹患痛风的一个危险因素，进食过量肉类食物并且不爱运动的肥胖人士也是痛风的高发群体。研究结果证实，血尿酸与体重指数呈正相关，这也就不难理解为何肥胖的人容易患痛风了。也有调查表明，40岁以下的痛风病人中，约有85%存在超重问题。

现代痛风的发作还有明显的职业特点，这是由于社会应酬和活动较频繁，造成饮食不规律和高蛋白饮食，以及脑力劳动者由于工作紧张、压力过大、起居不规律、缺少足够的体育锻炼等，这些都成为引发痛风的隐形炸弹。

二、西医对痛风的治疗

西医对痛风的治疗，主要在于对高尿酸血症的控制，迅速缓解急性发作，预防慢性关节炎、关节畸形以及痛风石的形成。

1. 一般治疗

无症状期的高尿酸血症病人，多采用调节饮食控制尿酸水平。

首先，应减少富含嘌呤的食物如动物肝脏、鱼虾、海蟹、肉类、豌豆等的摄入，也应维持理想的体重，防止肥胖，因为肥胖会增加尿酸的产生。其次，应严格控制动物蛋白质的摄入量在每日 1g/Kg 左右。另外，鼓励多饮水，促进尿酸排泄，但须慎用促尿酸排泄药。同时，当个体已处于高尿酸血症状态时，应严格控制酒精摄入，尤其是啤酒。最后，应避免过度劳累，避免关节损伤。

2. 急性期治疗

由于在痛风的急性关节炎期，病人多处于极度疼痛的状态，因此，快速、有效、彻底终止急性发作，减轻病人痛苦，并有效防止其进展为慢性发作，成为痛风急性期治疗的重要任务。西医多采用秋水仙碱、非甾体抗炎药物、糖皮质激素等治疗。

同时，病人的受累关节应置于舒适位置，避免关节负重，也应建议病人卧床休息，以缓解症状。

3. 发作间歇期和慢性期治疗

处于发作间歇期和慢性期的病人，尽管已摆脱了急性发作期的痛苦感受，但是治疗仍需继续进行。

此阶段的治疗主要仍是对体内尿酸的含量进行进一步控制，主要通过促进尿酸排泄药来抑制肾小管对尿酸盐的重吸收。其次，配合抑制尿酸合成药来抑制黄嘌呤氧化酶，从而阻断黄嘌呤转化为尿酸，达到抑制尿酸合成的作用。另外，当病人的关节活动受到阻碍时，应对其进行理疗或体疗，有助于恢复关节活动。当关节或肾脏等部位存在较大的痛风石时，临床多采用手术的方式治疗。

由于痛风发作中持续的高尿酸血症会对肾脏造成多种影响，因此，在治疗中也需要注意对肾功能的保护，防止痛风性肾病、尿酸性肾病或尿酸性尿路结石等肾脏病变。

三、西医在痛风诊疗上的缺陷

西医理论认为原发性痛风目前尚无根治的方法，但痛风的发作主要由于血尿酸的增高所致，因而对血尿酸的控制有助于痛风的治疗。西医对于痛风的一般性治疗主要采取限制高嘌呤食物的摄入，多饮水促进尿酸排泄，配合口服碳酸氢钠来碱化尿液等方式降低血尿酸浓度，也有部分病人通过加服乙酰唑胺增加尿酸溶解度以避免结石的形成，而对于急性关节炎期的痛风发作则多采取秋水仙碱或非甾体类抗炎药对疼痛进行迅速处理。

尽管西医能够快速缓解痛风病情，但并不能根治，而且往往会带来诸多副作用，甚至造成相应的医源性损伤。究其原因主要在于西医对痛风的病因、发病机制和治疗的认识存在较多盲点，导致治疗手段单一。

第八章
痛风

1. 西医治疗痛风忽视肝肾对尿酸的影响

人体是一个精密、复杂的化学反应体,体内所进行的所有化学反应都是由七大营养物质及其合成与分解代谢产物参与完成的。痛风病人嘌呤和尿酸的代谢异常实质是体内相关化学反应的异常。当肝细胞氧化、炎性损伤时,平衡黄嘌呤氧化酶(我们称它为"尿酸合成酶")活性的功能下降,黄嘌呤氧化酶的活性亢进,促进黄嘌呤转化为尿酸。

肾脏是体内尿酸排泄的主要器官。当肾脏氧化、炎性损伤,功能减退时会影响到尿酸的排泄,从而导致血尿酸水平升高。

可见,调节肝肾是防治痛风的关键。

2. 过分强调限制高嘌呤物质的摄入,忽视必需氨基酸对嘌呤代谢的促进作用

西医对痛风的治疗更注重药物对症状的控制和改善,以及药物对尿酸含量变化的影响,忽视了对人体尿酸合成酶的抑制物所需原料的补充。

过分限制饮食可能导致与尿酸合成酶抑制相关营养物质(氨基酸、维生素、矿物质)的缺乏,引起尿酸的代谢异常,增加痛风的发病风险。以上营养物质原料充足时,就能减少尿酸的合成,防止痛风发作。

此外,西医治疗痛风,过分强调限制蛋白质的摄入。笔者建议,痛风病人应严格限制动物蛋白的摄入,而不应该限制植物蛋白,特别是豆腐。过分限制蛋白质的摄入就有可能导致尿酸合成酶抑制物所需蛋白质的不足,而不利于痛风的缓解。因此,科学、合理地补充必需的植物蛋白质是治疗痛风的一个重要环节。

3. 忽视对心理和社会因素的考虑

现代医学秉承着"生物-心理-社会"的新模型，而西医在治疗实践中，依然注重通过药物来缓解和控制痛风症状，常常忽视心理和社会因素对痛风发作和病情发展的影响。随着社会压力的增大，某些特定职业已经成为痛风发病的高危人群。曾有一项研究显示：痛风病人中，33%是富人、26%是医生和律师、20%是商贩、12%是技术工人、9%是高级白领，特别是活在别人世界不能做真实自己的人。心理因素和社会因素在痛风的发作中起到了举足轻重的作用，工作紧张、压力过大（产生内自由基，使细胞膜损伤，让细胞"开门"）已经成为了现代社会人们罹患痛风的高危因素。因此，在药物治疗基础上辅以恰当的心理干预，减轻工作压力对个体的影响，对痛风治疗具有较为重要的意义。

4. 西医对痛风的治疗"治标不治本"

目前，痛风在医学上仍无法治愈，只能通过长期坚持正确的饮食和药物治疗，消除或减轻急性发作期难忍的疼痛；间歇期和慢性期主要通过药物减少尿酸合成和增加尿酸排泄而达到治疗目的。痛风的复发不仅意味着病人再次面临疾病，也意味着其再一次陷入依靠药物来缓解病痛的循环之中。病人一旦痛风发作，便要长期通过控制饮食来预防复发，终日都处于紧张和担忧的状态之中，唯恐饮食等因素使自己再次陷入痛苦。同时，使用糖皮质激素缓解痛风急性发作，虽然显效迅速，但在停药后极易复发。痛风的高复发率、症状缓解后长期对饮食的控制，以及长期服药控制尿酸含量都说明西医治疗痛风的效果并不显著。

5. 药物治疗存在诸多不良反应，易造成医源性损伤

西医对痛风急性关节炎期主要采用秋水仙碱、非甾体抗炎药、糖皮质激素等药物来缓解。秋水仙碱虽然是痛风急性发作的特效药，能使90%以上病人的疼痛和炎症在12小时内开始减轻，24～48小时内基本消失。但是它不能影响尿酸盐的生成、溶解及排泄，因而无降解血尿酸的作用。同时，秋水仙碱可能产生骨髓抑制、肝细胞损害、秃发、精神抑郁、肌肉麻痹、呼吸抑制等副作用。在急性期症状得到控制之后，为了使尿酸降低，痛风病人还需在间歇期和慢性关节炎期使用药物来抑制尿酸合成并促进尿酸分解，而抑制尿酸合成的药物容易引起肝损害、腹泻、头痛、恶心、呕吐等不良反应，促进尿酸排泄的药物还可能加重肾脏的负担。对由其他疾病引起的继发性痛风，药物之间的联合干扰作用又进一步加大了治疗的难度。

不管是急性、慢性关节炎期还是间歇期，痛风治疗药物的不良反应已成为西医治疗痛风必须面对的问题，如何在缓解症状的同时减轻药物不良反应，已成为痛风治疗的新课题和新挑战。

6. 西医治疗痛风忽视内因与外因的联合作用

中医认为痛风多因正气不足，肝肾亏虚，或外感风湿寒热之邪，日久不愈，耗气伤精，累及肝肾。肾主骨藏精，肝主筋藏血，肝肾不足，精血亏虚，筋骨不利，而发为痹。久居炎热潮湿之地、严寒冻伤、暴雨浇淋、水中作业或汗出入水、贪凉露宿、睡卧当风等外界环境因素均是痛风发作的诱因。劳欲过度，精气亏损而造成的肝肾气血不足、肢体筋脉失养等因素也诱发痛风。

中医认为外邪所致痛风发作并持续一段时间后，会造成脏腑受损，西医治疗痛风的过程中并未重视对肝、脾、肾等脏器的保护与调理。

西医对痛风的治疗只关注对高尿酸血症的控制，并且多采用药物和控制饮食的方式对其进行控制，未考虑到某些药物对病人本身（主要体现在肝、肾功能）的副作用。过分地强调限制食物摄入将会导致人体内必需营养物质的缺乏，影响机体自我平衡和修复能力，无益于痛风的治疗。

此外，西医对痛风的治疗忽视了肝肾功能失调的影响。西医在痛风治疗上的种种缺陷，使得其陷入瓶颈，难以有所突破，因此，我们应该在对痛风原有认识的基础上探索新的诊疗思路。

第八章 痛风

第三节 对痛风的新认识

一、对痛风病因及发病机制的新认识

西医认为痛风的危险因素有遗传、饮食、药物、性别、体重、环境等。笔者根据多年临床经验，把痛风的发病原因归结为能量生命（细胞能量、精神能量、宇宙能量）与生物生命（饮食与基因的不匹配、氧化与抗氧化失衡和免疫识别"误判"及慢性炎症、不良生活方式、胃肠道生态环境的重创、肝脏解毒与肾脏排毒功能下降等）失衡所致，少部分的痛风可能与遗传有关。

1. 饮食与基因的不匹配（细胞能量不足）

痛风病人在患病前多以高动物蛋白、高糖（包括啤酒、白酒、面米）、过量摄入咖啡因和反式脂肪酸（冰淇淋、奶油）、过少摄入纤维素和抗氧化物质的炎性饮食结构为主，而对富含矿物质、纤维素、必须脂肪酸的蔬菜、坚果则摄入较少。这种饮食结构与我们的基因是不匹配的，易造成营养失衡，并产生炎性反应，特别是造成细胞膜受损，细胞"门户"打开，嘌呤增加。

2. 氧化与抗氧化失衡和免疫识别"误判"及慢性炎症

环境的污染加上体内抗氧化物质的不足，引发细胞结构、形态改变，进而导致免疫系统"误判"，引发免疫反应，产生细胞炎症，

细胞出现功能受损，导致平衡黄嘌呤氧化酶活性的功能下降，最终使尿酸增高。

抗氧化失衡与免疫反应导致肠屏障被破坏，给食物大分子与免疫系统接触提供了良好的机会，极易引发过敏反应。过敏因素直接导致了胃肠道不能很好地吸收维生素、矿物质等营养物质，致使生成尿酸相关代谢酶的物质缺乏。食物过敏实际上体现了肠道、肝脏的某些功能异常或减弱。过敏因素还会使胃肠道发生不同程度的溃疡和慢性炎症，引发肠漏综合征，使毒素在肠道内堆积。过多的肠内毒素会引起肝脏解毒负担加重，肝脏功能异常，肝脏代谢尿酸能力下降，产生大量血尿酸。

3. 压力（应激）因素（负性精神能量过大）

痛风的发病群体具有一定的"职业特质"。除了饮食、久坐、不锻炼对机体代谢的影响以外，还应考虑一个重要因素即压力因素。现实生活中，人大多承载着来自自身、家庭和社会等多方的压力，压力因素（产生内自由基，中医称"七情内伤"）已经成为罹患痛风的危险因素。

长期处于压力状态会使下丘脑－垂体－肾上腺（HPA）轴调节异常，引起神经内分泌紊乱。压力过大还会快速消耗维生素、矿物质，从而影响尿酸的代谢。此外，如前文所述，压力还会通过多个渠道作用于胃肠道，造成胃肠黏膜受损，使其屏障和免疫能力下降。这就容易导致毒素通过肠吸收进入血液而入肝，从而加重肝脏的解毒和代谢负担，导致肝功能下降，进一步影响尿酸在肝脏中的分解代谢。另外，当毒素或炎性介质通过血液进入关节组织细胞时，会与高尿酸一起加重其局部炎性反应,进而出现关节症状。

4. 肝脏解毒与肾脏排毒功能下降

在临床上,痛风治疗手段之一就是禁食高嘌呤食物,而嘌呤的代谢场所正是肝脏,饮酒也是诱发痛风的危险因素,而酒精代谢的主要场所恰恰也在肝脏,饮酒对肝脏的损害会加重嘌呤的代谢异常。痛风的根本原因在肝脏,因肝细胞氧化产生慢性炎性反应,导致其解毒、代谢功能下降,影响尿酸合成酶抑制物的活性。当肝脏解毒和代谢功能下降后,血液中的毒素会进入肾脏,加重肾脏负担,损害肾脏排泄尿酸的功能,酸性的尿液直接影响肾脏对矿物质的重吸收能力,也同样影响尿酸合成酶抑制物的活性,导致尿酸增高。

总之,痛风的产生与肝肾的功能不良有直接的关系,护肝、养肾是痛风防治的重中之重。

5. 胃肠道生态环境的重创(滥用抗生素、止痛药及不安全食品)

抗生素具有抑菌或杀菌作用。西医对各种感染的治疗过程中,预防性使用抗生素是典型的抗生素滥用。饲料中的抗生素残留在动物体内,会随着食物链进入人体,对人体产生毒副作用。同样的,由于过量农药的使用和土地的污染,残留在蔬菜瓜果里面的农药和重金属也会随着食物链进入人体。进入人体的抗生素会引起胃肠道的菌群失调,造成胃肠道吸收和消化功能下降,阻碍蛋白质、维生素、矿物质等营养物质的吸收或合成。过量的抗生素还会损伤小肠上皮黏膜,造成菌群失调,影响维生素和矿物质的吸收,以上这些物质是尿酸合成酶抑制物的原料,导致血尿酸含量的增加。β-内酰胺类抗生素的使用可以损伤肾功能,导致尿量减少,尿酸排泄减少，造成尿酸在体内堆积。

服用阿司匹林能直接影响尿酸的代谢，抑制肾小管对尿酸的排泄，使人体血尿酸水平升高，促使痛风的发作。血尿酸的蓄积也会加重肾功能损伤，尤其当合并尿酸性肾病时，阿司匹林的肾脏毒性作用将进一步加剧尿酸的排泄障碍，致使尿酸增高，最终导致痛风加重。水杨酸类（阿斯匹林）、吲哚美辛（消炎痛）等解热镇痛药物可刺激胃肠黏膜，诱发胃肠道溃疡或出血，降低胃黏膜的屏障和免疫功能，影响尿酸合成酶抑制物所需物质的吸收，导致尿酸增高。

5. 不良生活方式（偏食或厌食等）

由于生活节奏的加快，人们大多喜欢食用快餐食品，尤其是孩子，快餐已成为了他们的最爱。然而，快餐大多含较高的热能和脂肪，而痛风的发作与肥胖、糖尿病、高血压及高脂血症等密切相关。频繁地食用快餐是痛风发作的危险因素。碱性食物能提升尿酸盐的溶解度，有利于尿酸的排泄。偏食或厌食会导致蔬菜、坚果等碱性食物的摄入减少，无益于尿酸的排泄。另外，由于偏食或厌食带来机体吸收必需氨基酸、维生素和矿物质不足，导致尿酸分解酶的生成出现异常，使尿酸水平增高，诱发痛风。

动物的高嘌呤食物的摄入是引发痛风的重要因素。当机体摄入了过多含有嘌呤的食物、核酸类物质及动物蛋白质时，这些物质经过消化吸收形成了外源性尿酸，导致高尿酸状态，从而引起痛风。

6. 其他因素（其他能量不足）

中医认为痛风常因正气不足，感受外邪而致病，风、寒、湿、

第八章
痛风

热之邪乘虚侵袭人体肢体、经络、肌肉，致筋骨、关节、经络痹阻，气血运行不畅，不通则痛。

痛风的发病不仅与机体的内在因素相关，还与外界环境有一定关系。因此，季节气候、地理位置、职业等因素都能影响痛风的产生。有学者认为，痛风性关节炎季节性发病主要与气温、气压及湿度三项指标有关，其中以气温变化为主要因素。研究表明，痛风及高尿酸血症的发作大多发生于季节交替之时。

在地域方面，欧美国家痛风和高尿酸血症的发病率明显高于其他国家。地域分布的差异可能与经济水平、种族或遗传有关，也可能与当地的膳食结构、生活方式、宇宙能量有关，因而，难以得出相对明确的结论。有研究显示，在高原缺氧地区，痛风的患病率也比较高，这是因为高山缺氧使红细胞增多，导致内源性嘌呤产生过多，引起血尿酸水平升高。此外，缺氧使血中乳酸增多，抑制尿酸排泄和促使尿酸在组织中沉积。这表明地理环境也是痛风发病的一个危险因素。

另外，在高收入的人群中，高尿酸血症患病率远远高于一般收入者和体力劳动者，血尿酸的水平与教育程度、经济收入和社会地位有关。在一些特殊环境作业的工作人员痛风及高尿酸血症患病率较一般人高，如在铅作业环境中工作易发生铅中毒性痛风。

7. 遗传因素

现行公认的遗传因素对痛风发病的影响主要体现在某些嘌呤代谢所需酶类遗传基因方面的缺陷，致使控制尿酸生成和排泄的一系列酶缺失导致体内嘌呤代谢紊乱，最终导致尿酸增多。

基于以上论述，笔者总结了一张痛风病因和发病机制的示意图，如下图所示。

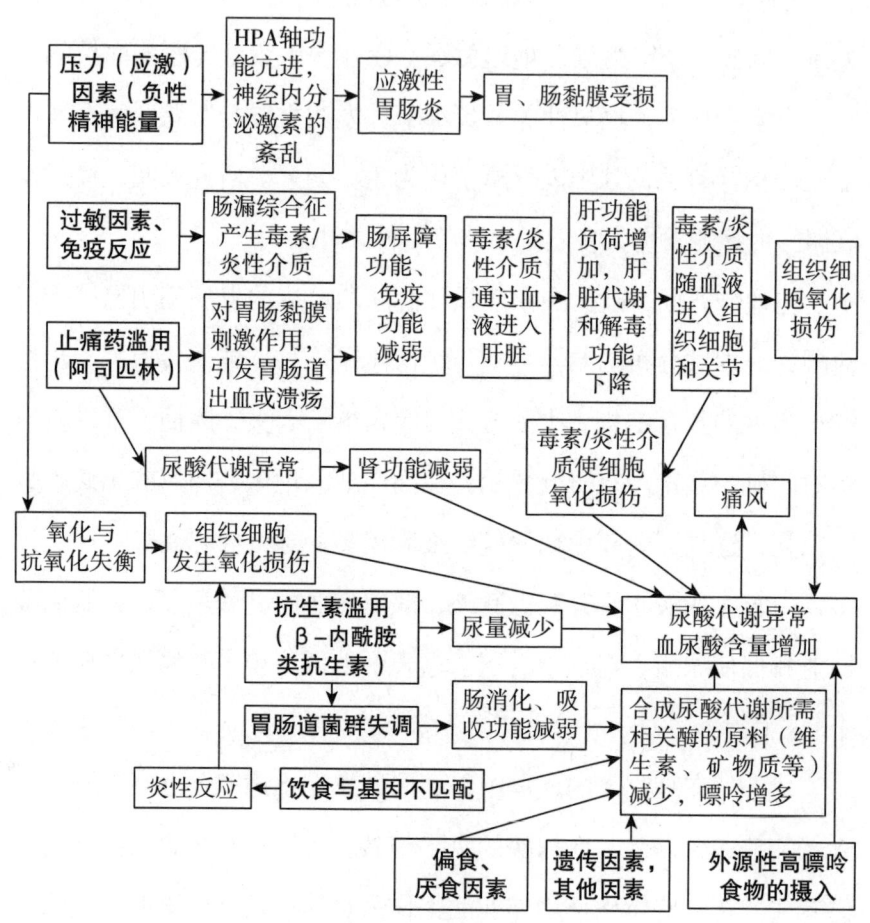

图十三 痛风病因和发病机制示意图

>> 小贴士

血尿酸高与抑郁症存在某种关联

我们已有的研究表明,抑郁症病人大部分存在血尿酸偏高,并且抑郁症与高血尿酸存在着因果关系(详见抑郁症章节)。同时,痛风的显著特征就是高血尿酸,这表明抑郁和痛风可能有相似的发病机制。痛风也可能是抑郁症的一个亚型。

在痛风发作之前,个体可能已经处于抑郁状态,只是自身并无觉察。因为,抑郁的发作不像痛风那样以强烈的躯体疼痛给病人带来痛苦,也正因为如此,常常会让个体忽视了自身情绪低落、活动减少等症状。综合医院的医生在确诊和治疗痛风的过程中很少会注意病人的抑郁状态。临床观察中让罹患高尿酸血症或痛风的个体回忆自己过往某一阶段的情绪状态时,大部分病人提及自己曾经历过不同程度的抑郁状态。

二、对痛风治疗的新看法

痛风治疗的目的在于迅速缓解急性发作,防止其复发,并有效地控制尿酸水平,预防慢性关节炎、关节畸形及痛风石的形成,防止由痛风造成的肝肾功能损害。在痛风的治疗中应该采用多种方式有效地对各种症状进行针对性的治疗。

1. 痛风的抗氧化与细胞活化疗法

以往对痛风的治疗常常严格限制含嘌呤食物的摄入,但是,我们认为应当适当放宽嘌呤摄入的限制，特别是必需氨基酸的限制，因为人体的代谢和细胞的修护需要它，尿酸合成酶抑制物的活力依赖它。在痛风的治疗过程中病人应限制高糖和高动物蛋白的摄入，而应该摄入一定量的植物蛋白。如果蛋白质摄入不足，机体会分解脂肪，脂肪在分解过程中会引起酮体及乳酸浓度的增高，而乳酸能够抑制肾脏对尿酸的排泄，进而导致血液内的尿酸水平升高。

从前面的论述我们知道，尿酸的代谢需要酶的参与，而这类酶的生成需要维生素、矿物质、蛋白质（必需氨基酸）等营养物质的参与，以上物质也能对因氧化受损的细胞进行活化。我们建议，不管痛风病人还是高尿酸血症的病人都应该从饮食上多补充这类营养物质，或者加服保健品而达到治疗的目的。对胃肠道、肝脏和肾脏细胞的活化，是治疗重点。另外，我们还建议病人多食用蔬菜、坚果等碱性食物，因为在碱性条件下尿酸盐的溶解度会有所提升，有利于尿酸排出。

总之，通过细胞活化，激活尿酸合成酶抑制物，减少尿酸的产生；用抗氧化剂、植物抗炎剂修护胃肠道和肝肾功能，增加尿酸的代谢和排出。

2. 痛风的中医治疗

中医认为痛风的产生可分为外因和内因两个方面。正气不足，腠理不密，卫外失固，风、寒、湿、热之邪乘虚侵袭人体肢体、经络、肌肉，致筋骨、关节、经络痹阻，气血运行不畅，不通则痛。病位在四肢关节，与肝、肾、脾相关。因此，中医在痛风急性发作期治疗中，通常采用祛风散寒、清热除湿、化痰祛瘀等方法来达到通络止痛的目的；在缓解期，主要采用补益肝肾、调理气血及舒筋通络等方法。此外，针灸配合放血疗法在治疗痛风性关节炎上也有较为显著的临床疗效。

3. 痛风的生活保健（洞穴饮食、减少负能量、补充宇宙能量）

由于痛风与肥胖、糖尿病、高血压及高血脂等关系密切，因此在日常生活中应采取洞穴饮食结构，降低体重并限制高热能食物摄入，但也切忌减重过快，应循序渐进。同时，痛风病人需要通过多饮水的方式来增加尿量，以促进尿酸排泄。当饮水量增大时，可以在某种程度上稀释尿液，减少尿路结石的形成，预防痛风性肾病。痛风病人也可尝试饮用碱性饮料，使其尿液碱化。因为当尿液 pH 偏碱性时，尿酸可变为可溶性尿酸盐，溶解度增加 10 倍，能避免尿酸沉积形成痛风石。但是，当病人已出现肾功能不全和水肿，过量饮水反而会造成水中毒及水肿加重等不良反应。此外，痛风病人也应避免过度紧张、劳累、关节创伤、受寒等因素，以免加重病情。

总之，均衡的营养、充足的睡眠、适当的运动、平衡的心态（空、静、净）都是最好的保健，也是活化受损细胞的重要方式，还能起到较好的护肝肾、养肝肾的作用。

4. 痛风的药物治疗

在痛风的急性发作期病人承受着极大的痛苦，用化学药物来缓解症状、控制尿酸水平是快速见效的，也是十分必要的。临床上常用秋水仙碱、非甾体类抗炎药物和糖皮质激素来控制急性发作，并保护相关可能受损的脏器和关节。

对于慢性期和间歇期痛风，治疗的目标是使血尿酸含量恢复到

能量生命与健康之道

正常水平，以减少或清除体内沉积的单钠尿酸盐晶体。我们在临床实践中发现，对慢性期和间歇期的痛风病人使用抗氧化抗炎剂（如omega-3、前列腺素 D2 等）、补充酶激活剂（TRE50）物质进行治疗，也能达到这个目的。

笔者希望通过探讨痛风这种慢性疾病病因、发病机制和治疗方式，改变人们单一依靠西医药物治疗的思维，从抗氧化与细胞活化、自然疗法、中医学、减压运动、补充能量等多角度治疗痛风，为疾病的早期发现、预防和治疗提供新的思路。

第九章

癌 症

——长期营养失衡的结果

近年来,"癌症村"一词频繁出现在各大媒体的报道中。早在2009年4月,《凤凰周刊》以《中国百处致癌危地》作为封面故事,讲述了我国百处致癌危地。同年,华中师范大学地理系学生在题为《中国癌症村的地理分布研究》的论文中指出:"有197个癌症村记录了村名或得已确认,有2处分别描述为10多个村庄和20多个村庄,还有9处区域不能确认癌症村数量,这样,中国癌症村的数量应该超过247个,涵盖中国大陆的27个省份。"

有统计数据显示,全国每6分钟就有一个人被确诊为癌症,每天有8550人成为癌症病人,每7~8人中就有一个人死于癌症。一个又一个的"癌症村"正刻画着中国肿瘤发病的历史与地理坐标,其背后是社会发展与生活方式数十年变迁带来的癌症高发态势。

第九章 癌症

第一节 概述

一、癌症的现状

2月4日是"世界癌症日",世界卫生组织(WHO)发表了《2014年世界癌症报告》,该报告显示,全球癌症负担目前正在以惊人的速度不断加重,平均每8个死亡病例中就有1人死于癌症。

报告还显示,非洲、亚洲和中南美洲的发展中国家癌症发病形势最为严峻。总体来说,2012年全世界有1400万新增癌症病例,癌症死亡人数达820万。其中,中国新增307万癌症病人,约220万人因癌症死亡,分别占全球总量的21.9%和26.8%。

这些数字略低于中国本国2012年的统计数字。全国肿瘤登记中心发布的2012年数据显示,中国每年新增癌症病例约350万,约有250万人因癌症死亡。在我国肺癌成为恶性肿瘤发病的第一位,乳腺癌成为女性最大杀手。

《2017中国癌症报告》指出,每天约1万人确诊癌症,平均每分钟就有7人确诊。

报告预测全球癌症病例将呈现迅猛增长态势,预计到2030年,新增癌症病例将达到每年2200万的水平,同期癌症死亡人数也将从

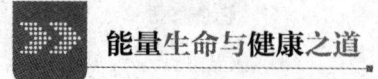

每年820万飙升至1300万。

二、癌症的定义

在说癌症之前，我要先说一下肿瘤。

肿瘤是机体在各种致癌因素作用下，局部组织的某一个细胞在基因水平上失去对其生长增殖的正常调控，导致其克隆性异常增生而形成的异常病变。医学界一般将肿瘤分为良性和恶性两大类，而这里的恶性肿瘤就是我们俗称的癌症。

癌细胞除了生长失控外，还会在局部侵入周遭正常组织，甚至经由体内血液循环系统或淋巴系统转移到身体其他部位。我们认为，**癌症就是机体长期能量和抗氧化营养物质失衡引起的抗氧化系统、免疫系统功能紊乱（大多数抗氧化的物质也有增强免疫的功能），导致组织细胞氧化受损，产生慢性炎性反应，炎性细胞基因突变，细胞异常增生所形成的。也就是说，没有了慢性炎症，也就没有癌症。**

第二节　西医对癌症的认识

一、西医对癌症的治疗

西医治疗癌症的目标就是消灭、杀死癌细胞，阻止癌细胞的扩散，通常使用手术治疗、放射疗法（放疗）、化学疗法（化疗）等方式。西医对癌症的治疗方案听起来非常完善，但在治疗效果上并非如期待的那般完美。

手术治疗癌症就是用手术刀来切除癌变组织，化学疗法就是用化学药物来杀灭癌变组织，放射疗法就是用放射性射线来攻击、杀死癌细胞。

从本书的诸多论述中，我们也能明白，西医的这些治疗方法只治标不治本，并未真正有效地控制癌症的复发。

二、西医在癌症诊疗上的缺陷

1. 西医治疗癌症缺乏整体和系统性观念

从当前西医治疗癌症的现状来说，其所抱持的还是局部观念。西医学单纯从癌变病理着眼，不考虑人的整体代谢机能和微循环的变化，不研究癌细胞的生成环境和条件，不分析癌细胞是厌氧细胞及发生的原因,脱离生命本体,单纯考虑如何控制癌细胞的过度增殖和追求如何杀死癌细胞,这是不恰当的。没有调动人的两大防护机制即抗氧化机制和免疫机制。

肿瘤是全身性疾病在局部的表现,肿瘤的治疗是属于整体性的内科病,不是单纯局部性的治疗就可以解决。尽管西医的三大疗法也可以使中晚期病人的肿瘤体积缩小或消失,但很难延长生存期。癌细胞一旦广泛转移,就无法做切除手术。而放疗、化疗对免疫功能、造血功能以及胃肠道、肝、肾、心、肺等器官具有严重的毒副作用,主要表现为白细胞降低、食欲不振、脱发和免疫力降低等。放疗、化疗的方式,对易发性癌症病人的身体状况不但没有改善,反而可能促使其更恶化了,因为放化疗在杀灭癌细胞的同时,良莠不分,难免会杀死正常的细胞。西医的局部治疗不可能解决癌症复发和转移问题,因此肿瘤的复发率很高。

2. 西医治疗癌症不注重心理因素

有句话说:"得癌症的人,往往不是病死的,而是吓死的。"大多数情况的确如此。如今,病人收到一张癌症诊断证明,就像是收到了一份死亡通知书,随之而来的便是惊慌、否认、愤怒、恐惧、挣扎、沮丧等一系列的负性情绪反应又会加重其病情的恶化。据我们调查发现,大多数癌症病人在早期存在抑郁问题。

我们见过不少癌症病人在得知自己的诊断之后,仅仅在一两个星期内便撒手西去,远远快于病情正常发展的速度,而一些被漏诊的病人,却可以相安无事地存活很多年,甚至慢慢痊愈。可见,心理因素在癌症诊治过程中的重要性。

第九章
癌　症

其实，病人的心理极其脆弱，尤其是癌症病人。在踏入医院的那一刻起，大多数病人都有一种将自己的健康、命运交付医生的不自主感。病人对医生的一言一行极为敏感，医生微小的举动和神情变化都很容易被病人捕捉并放大。在这样的情况下，医生有意无意的一句话都有可能被病人视为圣旨，且不可更改。然而，真实的情况是：**医学的发展与进步并不代表医生就是全知全能的，更无法保证医生所说的每一句话都能出现与期望完全相同的结果。医学不同于算术，没有百分之百的一加一等于二，任何一种病况都存在着意料之外的可能。**

有很多的研究都表明，大多数的癌症病人或多或少都存在着焦虑、抑郁等方面的问题。国外有学者发现，约75%的伴有明显焦虑或抑郁情绪的癌症病人没有得到任何咨询或心理治疗。这些抑郁情绪的存在，降低了人体的免疫力，也会降低生活质量，影响了癌症治疗效果，增加了医疗费用。早期的一项针对癌症病人对待疾病的心理调适能力的调查发现，75%积极乐观的病人生存大于5年，而悲观绝望的病人只有25%生存大于5年。

如何护理癌症病人的心理，正是目前身心治疗领域的一个新方向。可以说，现代医学的发展必定要走向重视个体、重视心理精神的道路，不管是内科、外科医生，还是护理人员都应该具备一定的医学心理知识。但是，现实的医疗过程中，癌症病人的心理关照还未得到应有的重视。如今新的医学模式正提醒着我们，只注重生理治疗而不注重个体心理的传统模式必将无法提高病人的治疗和生存质量，**再高超的技术都无法挽救一位心理防线崩溃了的癌症病人。**

3. 西医治疗晚期癌症容易"过度治疗"

晚期癌症病人的过度治疗问题日益引起医学界和社会各界的重视。尽管人类经过上百年的努力,试图彻底攻克癌症这一顽症。但时至今日,发达国家癌症的治愈率为45% ~ 50%,有一半以上的癌症病人不能被治愈;发展中国家癌症治愈率更低。在我国,尽管一些省级肿瘤医院的癌症治愈率接近国际先进水平,全国癌症平均治愈率也只有20%左右,也就是说有80%的病人尚不能治愈,而晚期癌症被专业人士认为是不可治愈的。

在临床上,相当多的晚期癌症病人无休止地接受手术、放疗、化疗。这不仅劳民伤财,还增加了病人的痛苦,并加速病人的死亡。临床常常可以见到,癌症病人的死因不是因为癌症本身造成,而是由于不恰当的过度积极的杀伤性治疗所致,如肝癌合并肝硬化腹水、黄疸,仍然坚持手术和化疗药物介入,可能会导致肝功能衰竭而死亡;肺癌肺气肿、淋巴转移,肺叶切除后再化疗,可能会引发呼吸衰竭并加重病人的痛苦;白细胞过低,仍然坚持高强度化疗,病人骨髓衰竭合并感染致高热而死亡等。这样的治疗,就是"不治好过治!"所以有人总结性地说:"癌症,钱多死得快!"这话虽然有点过头,但话糙理不糙,是指有时治疗做得越多,对病人损害越大。

这些例子还有很多,对于晚期癌症,既然是不可治愈的,那么治疗的目的就是减轻病人痛苦,提高生活质量,在此基础上延长生存时间。

4. 西医三大治疗手段的缺陷

尽管治疗效果不尽人意,但作为主流医学有较强的吸引力和宣

第九章
癌 症

传力度，加上目前医疗现状，较少有竞争对手。手术治疗肿瘤还勉强说得过去，毕竟把一些具有危险的发展快的瘤体割掉，赢得了治疗时间，但永远也割不掉癌细胞生存的环境，为癌细胞卷土重来埋下了致命的隐患；化疗、放疗更是这样。这也是目前医学界和医生无奈的状况。

如果稍微懂一点基本的"科学常识"的话，就知道这两种所谓的"治疗方式"本身就是严重致癌的手段。1936年，德国就立过一个纪念碑，纪念110位为研究放射线而患癌症死亡的科学家。现代西医要对动物做实验时候，想要得到癌症的模型，采用的方式就是用放射线照猴子。化疗同样也是强致癌、致病物质。

我们不能否认西医给人类带来的巨大帮助，抗生素的发明、天花的接种降低了死亡率，使人类享受到西医带来的诸多益处，但是目前治疗方面仍存在不容乐观的现实。

第三节　对癌症的新认识

2006年,世界卫生组织正式公布把肿瘤纳入慢性疾病范畴。也就是说,昔日被视为"绝症"的癌症,如今已成为可以控制的慢性疾病。很多研究都表明,80%的癌症是因环境及生活方式所致。国际抗癌联盟认为,1/3的癌症是可以预防的,1/3的癌症如能早期诊断是可以治愈的,1/3的癌症可以减轻痛苦,延长生命。

一、对癌症病因及发病机制的新认识

迄今为止,癌症仍是严重威胁人类生命的疾病之一。近年来,各种因素导致癌症出现了恶性膨胀的趋势。从病因看,癌症可以说是目前人类所患疾病中诱因最复杂的一种,至今尚未完全明确。

癌症的致病因素一般分为内源性和外源性两类。外源性因素主要指获取宇宙能量、精神能量的能力不足和自然界中存在的各种致癌因素,如化学的、物理的、生物的致癌因素。内源性因素是指精神能量和细胞能量失衡及机体内部结构和功能的改变,如饮食与基因不匹配(营养失衡和基因病态或变异表达、炎性反应)、氧化与抗氧化失衡与免疫识别"误判"及慢性炎症、不良生活方式、胃肠道菌群失调、内分泌紊乱、解毒排毒功能低下等。目前,普遍认为癌

症是由多个原因共同作用而引起的疾病。下面我就详细说说这几个致癌因素：

1. 外源性致癌因素

（1）获取宇宙能量和精神能量的能力不足

癌症患者在患病之前往往存在抑郁（愤怒、抱怨、悔恨）、焦虑（过度担心未来）情绪，内心无法做到空、静、净，再加上修炼的方式方法不科学，导致难以或较少接纳宇宙能量和精神能量。

（2）化学因素

有报道称，约80%的人类肿瘤是由于与外界环境接触而引起的，其中大多数由化学致癌物引起。经流行病学调查和动物实验证明，有致癌作用的化学物质约有1000种，按其化学结构可分为：

a. 亚硝胺类：在变质的蔬菜及食品中含量较高，能引起消化系统、肾脏等多种器官发生肿瘤。

b. 芳香胺类：广泛应用于橡胶、制药、染料、塑料等行业，可以诱发泌尿系统肿瘤。

c. 多环芳香烃类：存在于汽车尾气、香烟、煤烟及熏制食品中，可引起肺癌。

d. 烷化剂类：如环磷酰胺等化疗药物，可引起白血病、肺癌、乳腺癌等。

e. 氨基偶氮类：主要存在于纺织、食品的染料中，可诱发肝癌。

f. 金属：如铅、镍、砷等可致癌。

以上各种化学物质，有的是直接作用于细胞引起突变而致癌，有的则是通过机体的代谢后变成致癌物质，加速细胞氧化受损。

（3）物理因素（损耗细胞能量、宇宙能量）

物理因素包括放射线、紫外线、某些纤维、慢性机械性刺激和创伤。经大量实验及观察发现，无论哪一种放射源发出的射线（如中子射线、X射线），对所有高等动物都具有不同程度的致癌作用。最常引起的有皮肤癌、白血病、肺癌、甲状腺癌、恶性淋巴瘤等。长期被紫外线照射可引起皮肤癌。

有些人长期与某些纤维如石棉、玻璃丝等接触，可以诱发肺或胸膜的恶性肿瘤。调查发现，约50%的石棉肺病人患肺癌；80%的胸膜间皮瘤发生与曾长期暴露于石棉尘有关；20%～30%的骨肉瘤，可追查到局部外伤史。总之，这类物理因素会促进或直接导致细胞的氧化受损，引发细胞癌变。

（4）生物因素

目前，对生物性致癌因素研究最多的是病毒。近年来很多研究都发现，人类的某些肿瘤与病毒关系密切，已有30多种动物肿瘤中发现有病毒的存在。一些鼻咽癌、乳腺癌、肝癌、宫颈癌、白血病等癌细胞内存在着病毒。

第二种生物性致癌因素是真菌。自然界有不少真菌的代谢产物，能对动物的神经、消化、泌尿、血液等系统产生毒害作用，被称为"真菌毒素"。比如，在高温、高湿条件下，黄曲霉喜欢在花生、玉米、大米、豆类食品中生长和繁殖，产生黄曲霉毒素（AFT），被人体食用可以诱发肝癌及肾、肺、胃及皮下组织的肿瘤。

此外，有些寄生虫病也会使脏器发生癌症。如临床观察表明，血吸虫病可以诱发大肠癌、肝癌等。这类生物因素会促进细胞的炎性反应，诱发癌症。

2. 内源性致癌因素

（1）精神因素（精神能量失衡）

神经精神系统是统调全身的"最高机构"，其稳定和平衡与否，与癌症的发生、发展关系密切。在临床工作中经常发现，有过精神创伤（七情内伤）的人容易患癌症，有"恐癌症"的人，癌的发病率也较高。患同一种癌症的人，在病情及治疗方法一样的情况下，凡是精神乐观，战胜疾病的信心较足者，治疗效果就会比较好。反之，悲观失望、失去信心者，治疗效果就差。据临床统计，75%的癌症病人有精神抑郁和精神创伤史。

C型性格，也就是俗称的癌症型性格，它源于癌症英文cancer的第一个字母。有人说，C型性格的人患癌症的危险性比一般人要高3倍。这很好理解，一个心态宽容、平和的人看待万物都是平静、安详的，一个焦虑、压抑、暴躁的人，即使在春光明媚的日子里也都是烦躁、惶惶不安的。所以，我想大多数人都认可癌症是一种心身双重疾病。

所谓的C型性格，可以概括为：性格内向，表面逆来顺受、毫无怨言，内心却怨气冲天、痛苦挣扎；情绪抑郁，易生闷气，不善于宣泄；生活中遇事容易焦虑不安，总是处于紧张状态；表面上处处为别人打算，内心却极不情愿；遇到困难，开始时不尽力去克服，拖到最后悔之晚矣；害怕竞争、逃避现实，以得过且过（阿Q精神胜利法）的方法来达到一时的心理满足等。

有研究发现，抑郁、爱生闷气，并常常带气吃饭或酗酒的人易患胃癌；长期处于失望、自卑中的女性易患宫颈癌；压力得不到释放、经常受抑郁情绪折磨的人易患淋巴癌；怒气难以自制，又常常压抑愤怒的人，易患肺癌……

可以说，癌症是长期抑郁情绪得不到疏导，免疫功能紊乱的结果。心理、情绪与癌症的发生有着互为因果的关系。

（2）饮食与基因不匹配（细胞能量不足）

饮食（特别是长期炎性饮食）与基因不匹配，首先会导致营养失衡引发抗氧化能力低下，其次导致基因病态或变异表达及炎性反应。机体长期营养的失衡，特别是抗氧化、抗炎营养素的失衡，使细胞氧化受损，产生慢性炎症，引起细胞基因突变，引发癌症。很多研究都指出，高糖、高脂饮食，某些微量元素、蛋白质、维生素、纤维素的缺乏与癌症的发生关系密切。如有研究称，一个人体内的脂肪和胆固醇含量过高时，其患结肠癌的概率会比普通人高 5 倍；硒有抑制黄曲霉毒素的作用，体内缺硒会增加患肝癌的概率；长期缺乏蛋白质的人罹患各种癌症（尤其是食道癌）的概率要比普通人高；维生素 A 具有治疗基底细胞癌和预防膀胱癌的作用；纤维素有防治便秘、预防肠癌的作用。

（3）氧化与抗氧化失衡与免疫识别"误判"及慢性炎症

人体内部有严密的防御体系——抗氧化系统和免疫系统。人体对各种刺激有各种各样的反应，免疫反应是机体对抗原物质起反应的能力。各种癌细胞都是机体"非己"细胞，因而会产生一种抗原物质，激发或诱导体内产生免疫细胞和抗体，对癌细胞进行监视、排斥、抵抗或消灭。如果由于某种先天或后天的原因，使体内抗氧化能力和免疫反应的能力降低（或免疫缺陷），癌症就容易发生。

（4）不良生活方式

在多年从医生涯中，笔者接触过不少癌症病人。在对他们的饮食结构进行调查中发现，不少癌症病人在患病前存在炎性饮食、偏食、挑食的问题，他们爱吃油炸、烤制品、腌制食品及包装类食品（大多数包装类食品含有对人体有害的食品添加剂）等。随着现代医学信息的快速普及，我们知道以上食品即所谓的垃圾食品，富含大量的致癌和致突变物质，会大大提高癌症的发生率。营养不平衡还会造成人类抗氧化、抗炎系统和免疫系统功能下降。有流行率调查指出，在我国与营养有关的癌症占恶性肿瘤死亡的50%～60%，人类所患的各种癌症有1/3与饮食有关，尤其是诸如食道癌、胃癌、肝癌、结肠癌、直肠癌、乳腺癌等。研究提示，膳食高脂肪的过多摄入可能与乳腺癌、前列腺癌、膀胱癌、卵巢癌有关；膳食高胆固醇过多摄入，可增加患肺癌和膀胱癌的风险；膳食高糖过多摄入，会转变为脂肪，增加乳腺癌和子宫内膜癌的风险；而增加饮食中的膳食纤维对改善肠道功能，预防结肠癌、直肠癌具有重要意义。

生活中，一些癌症的发生也与我们的饮食安全关系密切。有研究表明，有些外源性激素（雌激素）的增多会增加女性乳腺癌、卵巢癌，男性异性化、前列腺癌等的发生。除了部分含有激素的药品，大多数人激素的摄入都是通过日常的饮食，这其中不仅有畜禽肉食，也有水产品、蔬菜、瓜果等素食。近年来食品安全调查发现，一些人为了促进动植物快速生长来增加质量、重量，以达到催熟、肥育目的，大量使用性激素作为动物饲料添加剂和植物生长调节剂，导致部分农产品受到性激素类物质污染，并在农产品中残留，像"速生鸡""激素牛奶""激素西瓜""激素鱼"等。这些残留的性激素会通过食物链在人体内堆积，诱发癌变，对生殖与神经等系统产生影响。

（5）胃肠道生态环境重创

胃肠道因各种毒素（有害菌、病毒、寄生虫等）、炎性介质、重金属、防腐剂、添加剂等造成肠屏障被破坏，引发食物过敏和菌群失衡，易患消化系统及皮肤癌症。此外，胃肠道功能低下也会影响对营养物质的消化吸收能力。

（6）内分泌失调

内分泌激素是调节机体生长发育与生理功能的重要物质。各种内分泌腺体构成对立统一的整体，维持着人体内环境的稳定。当疾病或某种原因引起内分泌平衡失调时，由于一些激素对某一组织器官过多地刺激，可导致该组织细胞增殖或癌变。现在已知，卵巢激素（雌激素、孕激素等）、垂体促性腺激素、促甲状腺激素、生乳激素等的失衡有致癌作用。要知道激素也是由蛋白质、脂类、矿物质等组成，激素的失衡本质就是这些营养素的失衡。

（7）解毒排毒功能下降

当肝脏的解毒和肾脏的排毒功能下降时，机体内的毒素和炎性因子无法排出体外，造成体内细胞出现慢性炎性反应，增加患癌风险。

（8）同型半胱氨酸升高

同型半胱氨酸作为一种有害物质，其升高会导致免疫功能进一步下降，加速细胞氧化受损。美国科学家发现，当其他肿瘤标志物升高的时候，同型半胱氨酸水平也随之升高，它可以作为癌症治疗效果的指标之一。迄今为止，与高浓度同型半胱氨酸关系最密切的癌症有皮肤癌、白血病、直肠癌、子宫颈癌等。

（9）遗传因素

癌细胞是由正常细胞病变而来的，也就是说正常细胞在外源或内源的致癌因素作用下，引起细胞内基因的异常改变，使其转变为癌细胞。一旦转变，它就具备了癌固有的生物特性，即按其特性繁殖下一代，以致无限制地生长。关于遗传因素对癌症的影响众说纷纭，目前尚未确定。

但是，临床上已证实一些肿瘤有较肯定的遗传倾向，如多发性神经纤维瘤病、视网膜母细胞瘤等。此外肝癌、乳腺癌、胃癌和宫颈癌等往往聚集于某一家族或种族。

总而言之，内因是癌症发生的基础，外因是致癌的条件，外因要通过内因才能起作用。不论内因和外因，最终都会导致内分泌失调，同型半胱氨酸增高，抗氧化抗炎能力下降，营养素失衡，促使细胞的进一步氧化，导致人体组织细胞氧化受损，产生慢性炎性反应，导致基因突变，引起癌症。

我们认为，癌症是饮食与基因不匹配的结果，也是机体长期代谢异常的结果，更是机体长期慢性炎症导致基因突变的结果。已有的研究表明，代谢紊乱是癌症病人的一种严重合并症，约80%的癌症病人最终会出现代谢紊乱，其中20%以上的病人因代谢紊乱而死亡，是癌症病人死亡的主要原因之一。蛋白质和脂肪大量消耗是癌症代谢紊乱最明显的临床表现。

二、对癌症治疗的新认识

1. 增加正性精神能量和宇宙能量

在前面的论述中,我们也提到过心理、情绪与癌症的关系。未来的医学将越来越重视心理因素在疾病发生发展中的重要作用,身心疾病或伴随躯体疾病的心理因素将是医疗研究的重要课题,也是医学人文科学的现实体现。

在生活中,可以通过站桩或619能量操等方式,使自己的内心达到空、静、净状态,汲取宇宙能量;也可以到负氧离子充足的森林、户外,放松自己的身心,使自己的能量生命达到充盈或相对充盈的状态。另外,还要觉察自己是否为C型人格,并做出相应的心理调整,增加自身的精神能量。

2. 改变饮食结构和调理胃肠道生态环境是防治癌症首要任务

当我们的胃肠道功能降低时,会影响对营养物质的吸收。在日常生活中应采用洞穴饮食,让饮食结构与我们的基因相匹配,减少炎性饮食和营养失衡,提高机体抗氧化、抗炎能力,减少炎性反应,避免基因病态或变异表达。

癌症与饮食、癌症与营养失衡以及癌症的营养治疗都是目前癌症研究的热点,也是普通大众最容易也最愿意得到科普的癌症健康知识。从饮食、抗氧化和细胞活化理论的角度来思考癌症的发生、发展，不仅能从源头上预防和控制癌症，也能大大提高病人的治疗质量，加快术后愈合。

大多数癌症病人都是营养物质极度缺乏或不均衡的人。在术前使用营养物质能大大改善病人营养缺乏的状况，增强抵抗力、免疫力和修复能力，使病人有较好的体质，保证手术的顺利进行，尤其是那些术前血红蛋白低的病人，使用营养物质会在很短的时间内使他们的血红蛋白回升到正常水平。术后的创伤修复过程更是需要大量的营养物质，以提高抗氧化能力和免疫力，使病人体质迅速恢复，来应对接下来可能进行的放疗、化疗。

3. 补充抗氧化、抗炎剂，提高免疫功能，减少慢性炎症是防治癌症的有效手段

抗氧化营养物质是指具有抗氧化能力，能抑制自由基产生，加速自由基消除或者抑制其对生物大分子氧化损伤作用的一类营养物质。抗氧化营养物质可分为维生素类（包括膳食维生素如维生素 A、维生素 C、维生素 E 及其衍生物，内源性维生素如谷胱甘肽等），微量元素类（锌、铜、硒等）和其他植物类（如植酸、类黄酮、异黄酮及皂苷类化合物）。笔者认为，抗氧化治疗应该处于所有癌症治疗的第一位，因为癌症就是细胞受到氧化损伤造成的，所有的抗氧化剂都有增强免疫力的功能。有调查指出，美国大约 60% 的癌症病人在常规治疗的同时自行服用高剂量复合抗氧化营养物质，以期改善常规抗癌治疗的效果，减轻放、化疗的副反应，都取得了很好的效果。

我们推荐的抗氧化、抗炎的食物有：大蒜、西兰花、库拉索芦荟、胡萝卜和含有植酸、类黄酮、异黄酮及皂苷类化合物的植物等。

4. 改变不良生活方式

越来越多的医学研究都指出，生活方式与癌症的发生发展关系密切，癌症已经被很多科学家定义为生活方式病，如肺癌、肝癌、胃癌、乳腺癌、食管癌、胰腺癌等。有研究提出，合理改变饮食特别是高糖饮食和相关的生活方式，可使全世界的癌症发病减少30%～40%。通过戒烟能够降低肺癌的患病率。

只要我们建立健康的生活方式，如缓解压力、均衡营养、适当运动，就能够大大降低癌症的发病率。

5. 改善胃肠道功能和提高肝肾的解毒、排毒功能

改善胃肠道功能和提高肝脏的解毒功能、肾脏的排毒功能都可以增加血液中毒素、炎性因子等物质的排出，减少细胞慢性炎症的发生，进而减少癌症的发病率。

6. 传统医学在癌症治疗上的应用

服用一些增强活血、化瘀、抗氧化和增强免疫的中药，抑制癌细胞的生长；外敷发泡的药物。发泡可以激活人体的免疫系统，并让负性能量和毒素经过皮肤排泄到体外。

总之，癌症是能量缺乏之癌，营养失衡之癌，身心氧化之癌，免疫紊乱之癌，环境污染之癌，心理失衡之癌。

第十章 精神心理疾病
——与免疫紊乱和代谢有关的疾病

中医理论认为心病先治身，身病先治心。

近 10 年来，精神心理疾病呈现出井喷式增长，在我国焦虑、抑郁、睡眠障碍的亚健康人数高达 4 亿之多。据预测，2020 年后抑郁症将成为中国第二大病种，病人数将超过 1 亿。通常，人们认为精神疾病是由外界压力和应激造成的。我们的研究结果发现，大多数精神心理疾病病人（如抑郁症、焦虑症、睡眠障碍、自闭症、多动症、老年痴呆等）存在严重能量不足（细胞能量不足，不能很好地接纳精神能量和宇宙能量，负性精神能量又反过来影响细胞能量），胃肠道生态环境的重创，饮食与基因不匹配，氧化与抗氧化失衡与免疫识别"误判"及慢性炎症、不良生活方式、神经内分泌紊乱、解毒排毒功能下降的问题，从而导致一系列精神症状，出现各种心理和行为问题。特别是与免疫失调和氧化受损引发的代谢紊乱存在着直接的关系。

精神性疾病是一种由免疫紊乱引发的代谢性疾病，**这一理论的提出为世界首次，国际同行认为我们的研究成果是杰出的创新，对未来精神疾病的治疗有重要启示，具有重要的意义。**

第十章 精神心理疾病

第一节 西医在精神心理疾病诊疗方面的缺陷

西医对精神心理疾病的治疗主要采取以服用精神科药物为主，再配合心理治疗的方式，这种方式的治疗取得了一定的疗效。但是，从精神心理疾病康复的现状来看，这种方式还存在一定的缺陷，笔者将其总结为以下几点：

（1）精神心理疾病也是人体众多复杂化学反应异常的结果，但是西医现有的治疗模式忽视了人体化学反应的作用，尤其是免疫紊乱和细胞氧化受损后功能异常导致的代谢异常的影响，如同型半胱氨酸、血尿酸等的代谢异常。

（2）西医治疗过程过分强调外源性介入（特别是药物的介入）对症状的缓解和改变，忽视人体的自我修复能力、平衡能力和调整能力，也忽视了饮食对精神心理症状的影响，而**保持营养平衡是对大脑最好的支持疗法**。

（3）西医治疗过程忽视了脑—胃肠—菌群轴，以及肝脏在精神性疾病形成中的作用，忽视对相关脏器的调理。

（4）西医治疗过分强调生物学因素的影响，主要通过长期甚至终身服用精神性药物的方式来缓解症状、控制病情，而精神性疾病是多因素导致的疾病，所以西医的单因素治疗很难做到对疾病的彻底治愈，并且精神性药物具有较多的副作用，容易造成药物依赖。

（5）西医忽视了免疫紊乱，特别是食物引起的免疫紊乱对精神心理疾病的影响。因为食物过敏破坏了肠屏障作用、营养吸收等，增加了肠道对毒素、炎性物质的吸收，导致其通过血液循环进入大脑。营养吸收作用的破坏使合成神经递质的原料减少，免疫紊乱导致脑内组胺的含量增加。

（6）西医忽视肝脏的解毒功能对精神心理疾病的影响。中医早就发现精神心理疾病与肝脏的联系——肝主情志。

（7）西医忽视了能量生命与生物生命的平衡对精神心理疾病的影响。

第十章 精神心理疾病

第二节 对精神心理疾病的新认识

一、精神心理疾病的病因

精神心理疾病的病因大致相同，皆是能量生命（细胞能量、精神能量和宇宙能量）和生物生命（饮食与基因不匹配、氧化与抗氧化失衡和免疫识别"误判"、不良生活方式、胃肠道生态环境重创、神经内分泌失调、肝肾排毒解毒功能不足）失衡引起的。

1. 压力应激（负性精神能量过多）

大脑皮质作为人类精神活动的最高主宰，强烈或慢性持久的压力与应激会导致它的兴奋—抑制过程失去平衡。生活中的诸多应激事件会使交感神经的兴奋性增加，导致神经递质分泌异常，而神经递质的紊乱和抗氧化物质的耗竭是众多精神心理问题的主要原因之一。

随着社会节奏的加快，现实生活中诸多不良的生活事件都会引发人们出现诸如精神紧张、焦虑、抑郁、悲伤、恐惧、愤怒等不良情绪；另外，内心的矛盾与冲突、绝望的境地以及由此产生的精神痛苦都可造成大脑皮质功能紊乱，最终导致感觉、知觉、记忆、思维、意志、行为和意识发生障碍，出现诸如感觉障碍、知觉障碍、感知综合障碍、思维障碍、强迫观念、注意障碍、记忆障碍和情感障碍等症状，而这些不同症状的呈现和叠加则会形成不同的精神心理疾病。

压力应激已经成为了精神心理疾病发生发展的重要因素。压力因素对人心理或精神状态的影响会造成神经内分泌异常，进而引发代谢异常。正常状态下，血液中同型半胱氨酸的含量很低，当人感觉压力大或精神紧张时，它就会在血液中蓄积，过多的同型半胱氨酸会损伤大脑，增加发生精神心理疾病的风险。

这种生化指标的异常也体现了人体内血尿酸、泌乳素、维生素和矿物质的代谢异常。人体内 B 族维生素是参与同型半胱氨酸转化为谷胱甘肽和 S- 腺苷蛋氨酸（SAMe）的重要物质。高水平的同型半胱氨酸反映了维生素的缺乏。谷胱甘肽具有抗氧化作用，SAMe 是良好的甲基供体和受体，令体内的生物化学反应保持灵活的适应性。同型半胱氨酸的蓄积会导致甲基化能力下降，中枢神经系统去甲肾上腺素的含量降低，也会严重影响机体的抗氧化能力。

2. 饮食与基因不匹配（细胞能量不足）

当日常饮食与我们的基因不匹配时，会造成营养失衡而引发抗氧化能力减弱，也会促使基因病态或变异表达及炎性反应。

3. 氧化与抗氧化失衡和免疫识别"误判"及慢性炎症

如果没有氧，体内的所有化学反应将无法进行。机体的新陈代谢过程中，细胞一刻都离不开氧。但是，由于氧具有化学性质活泼的特点，在正常的生化反应进行中，氧很不稳定，可能氧化周围的分子，导致细胞的过氧化损伤。

大脑是人体用氧量最大并且最容易被氧化的器官，特别是青少年和儿童,由于血脑屏障没有完全发育成熟,更容易受到影响。这也就是为什么80%的抑郁症发病在青少年时期。产后抑郁和老年期抑郁也与抗氧化物质的减少有关,因为生产会造成人体抗氧化物质的大量流失;而老年人是因为各种脏器的衰老,抗氧化的能力减弱。

正如前文所述,应激状态下,人会产生诸多不良情绪反应。生活中的诸多压力事件都会使交感神经系统的兴奋性增加,导致某些神经递质分泌增加,促使血液中儿茶酚胺浓度显著升高,而高浓度的儿茶酚胺也可导致细胞和DNA过氧化损伤。其实,压力和应激因素也会导致抗氧化系统能力减弱,使组织细胞特别是脑细胞发生氧化损伤,进而对机体认知、情绪、行为产生影响,另外糖皮质激素过高可以直接导致神经细胞萎缩。

导致细胞氧化损伤的罪魁祸首是"自由基"。在正常情况下,自由基的产生和清除之间是相对平衡的。而在应激状态下,机体的氧化活动会增强,加之诸多因素导致的抗氧化能力减弱,使自由基的产生远大于清除。

另外,空气中的PM2.5和经高温处理的物质也可产生自由基或氧化剂。现在越来越多的人被烘培类和油炸类食品所吸引,而这种饮食习惯加剧了自由基的产生。当自由基过多时便可直接攻击多种生物分子,激发脂质过氧化作用,并由此扩大了自由基的连锁反应,产生有毒的脂质过氧化物,活性氧自由基与脂质过氧化物会破坏细胞的结构和功能,如引起细胞膜通透性增加、蛋白质交联、酶失活、DNA碱基变性甚至细胞坏死等。同时,抗氧化能力受损的另一表现是遭受自由基袭击后机体解毒能力下降。过氧化作用以及解毒能力下降易使毒素或炎性介质损伤大脑神经细胞，造成核酸代谢异常，血尿酸增高，出现认知、情绪和行为的变化。

值得注意的是，胃肠道对维生素和矿物质的吸收也会影响机体的抗氧化能力。在已发现的百种抗氧化剂中，主要的抗氧化剂有植物抗氧化剂、维生素P、维生素C、维生素E、β-胡萝卜素和必需脂肪酸，另外，锌和硒也是具有抗氧化能力的物质，而且体内重要的抗氧化酶——谷胱甘肽过氧化物酶（GSH-Px）为了保持活性，也需要硒元素的参与。因此，某些维生素和矿物质吸收不良引起的抗氧化能力减弱也会导致情绪和行为的变化。

细胞氧化受损后，结构形态发生变化，会出现免疫对其进行攻击，产生慢性炎性反应。

4. 不良生活方式

正如上文所述，蛋白质、维生素、矿物质、必须脂肪酸等营养物质参与的代谢对精神心理疾病产生和发展具有重要影响。人体所需营养物质大多来源于食物，有营养学家认为，只有1/10的人能够从饮食中获取充足的维生素和矿物质维持理想的健康状态。

当今社会，人们摄入加工食品越来越多，天然食品越来越少，加工食品对人体的影响是众所周知的。然而，即便是天然食品，也由于土壤的不合理耕种、水源的污染，容易造成食物中反营养因子（如铅、镉、汞等）的增多。人们对精制食品的过度青睐，也容易在精制加工中造成营养物质如维生素、矿物质的大量流失（如小麦过度加工使麦麸中B族维生素流失）。

看似合理的饮食都会在不经意间使机体在营养物质的吸收方面大打折扣，而偏食或厌食更会增加营养物质缺乏的风险。当偏食或厌食导致机体内维生素、蛋白质、矿物质等营养物质的严重缺乏时，就会引起机体合成某些神经递质或激素的原料缺乏，阻碍相关神经递质的合成，影响神经递质对心理和情绪状态的调节，成为导致精神心理疾病发生的因素之一。

另外，不良饮食习惯及生活方式诸如过量饮酒，喝咖啡、浓茶，以及吸烟、缺乏运动、高糖、高脂肪饮食和高盐饮食等，也能使同型半胱氨酸水平升高，导致甲基化能力减弱，致使相关神经递质的合成减少，抗氧化能力下降，极易引发精神和心理疾病。

5. 胃肠道生态环境重创和肝解毒功能不足

胃肠道具有营养功能、屏障功能、排毒功能、免疫功能、生态功能、大脑功能和资讯功能等。生活中诸如压力、过敏因素（主要为食物过敏，引发免疫紊乱，产生组胺等炎性因子，损坏血脑屏障及神经细胞）、滥用抗生素或止痛药等因素都会对胃肠道功能产生不同程度的影响。肠内神经细胞具有神经传递的作用，可与自身的情绪、感官、压力互动，因而又被称为"第二大脑"。

当胃肠道受损和菌群失调时，胃肠道不能很好地消化、吸收、合成、代谢某些营养物质，特别是与神经递质合成和保护神经细胞有关的营养物质，就会导致心理、情绪、行为或精神的异常，引发精神疾病。而且，胃肠道损伤时，其屏障功能和排毒功能也会出现异常。也就是说，胃肠道对毒素、炎性介质或类阿片肽物质的屏障和排毒能力下降，最终导致这些物质通过血液循环进入肝脏，造成肝细胞损伤，解毒能力下降。当大脑受到这些有毒物质的侵害时，引起大脑神经细胞出现炎性反应，就可能产生压抑、烦躁、昏昏欲睡、失眠健忘、抑郁、焦虑等症状。**故笔者提出精神心理疾病根源在肠道，表现在大脑。**

6. 神经内分泌失调

脑的神经生化非常复杂，在神经元的电—化学—电信号的传递中，神经递质起着关键的作用。神经递质来往于神经细胞之间，传递如焦虑、忧郁、警觉、轻松等各种各样的情绪信息，食物中的某些营养物质正是产生这些神经递质的重要原料。当身体摄入所需的营养物质之后，通过机体的合成代谢作用，可以形成相应的神经递质，从而影响它们在体内的浓度水平，最终影响人的情绪、心理和精神状态。比如，多种精神心理疾病都涉及到 5-羟色胺，它与抑郁、睡眠障碍、敌对性、精神错乱及强迫行为等症状有关，而它合成所需的色氨酸需要从食物的蛋白质中获取，在维生素和矿物质和特殊蛋白酶的催化下，色氨酸才能转化为 5-羟色胺，因此，蛋白质、维生素及矿物质的代谢在 5-羟色胺的合成中具有重要作用。精神心理疾病的产生与体内神经递质的失衡有关。

另外，大量研究显示，许多心理和精神障碍与多种内分泌紊乱尤其是下丘脑－垂体－肾上腺轴（HPA 轴）、下丘脑－垂体－甲状腺轴（HPT 轴）以及下丘脑－垂体－生长激素轴（HPGH 轴）功能的异常密切相关。

临床中，一些生化指标代表着神经递质所需物质是否异常。笔者认为，生化指标应该而且能够作为诊断精神疾病的金标准（见抑

第十章
精神心理疾病

郁症章节）。因为大脑对生化失调和营养缺乏的敏感性，远远超过身体的任何一个器官。

二、精神心理疾病治疗的建议

我们认为，精神心理疾病与免疫紊乱和氧化受损引发的代谢有着直接的关系。

1. 祛除过敏原

筛查病人的 IgG 和 IgE，减少组胺对大脑的伤害。

2. 增强抗氧化能力，调整代谢

代谢异常主要是抗氧化物质的合成与吸收的减少，导致大脑神经细胞氧化受损，产生慢性炎性反应，功能下降，出现一系列的精神症状。特别是少年和儿童，其血脑屏障还未建立完全，更容易受到氧化损伤。那么，相应的治疗应从单一调整神经递质水平转向干预代谢异常入手（多服用植物抗氧化、抗炎剂及 omage-3 脂肪酸等），使精神心理疾病的治疗更具有针对性和综合性，从而更有效地缓解和治愈此类疾病，最大程度地避免传统精神科药物带来的副作用。

另外，应对疾病所涉及的脏器尤其是胃肠道和肝脏进行恰当的修护和调理，恢复胃肠道环境，服用纤维素、益生菌和排毒解毒的物质，以缓解病症。

总之，适量运动、缓解压力（增加正性精神能量）能保健大脑，均衡营养能修护大脑，人际交往能改善大脑，疏通经络能敏捷大脑，阳光照射（宇宙能量）能节律大脑，充足的睡眠能放松大脑。

第十一章

失眠

——由免疫紊乱引发的神经递质代谢异常的结果

> 失眠是慢性病和早衰的元凶。
> ——诺贝尔奖获得者
> 杰弗里·霍尔
> 迈克尔·罗斯巴什
> 迈克尔·扬

第一节 概述

一、失眠的现状

睡眠不足、长期慢性疲劳是诱发多种慢性疾病的祸根,睡眠问题已成为新一代年轻人生命资产加速折旧的主要原因之一。近年来,睡眠作为新型交叉学科的研究对象,才开始受到全球关注。国外调查显示,平均每三个成年人中就有一个存在睡眠问题,而在中国这个比例大概是 45.5%。

失眠是最常见的睡眠障碍性疾病,指睡眠质量差,并影响日常工作和生活。失眠以持续睡眠时间过短、早醒以及入睡困难为最主要的三个症状,分别占病人的 61%、52% 以及 38%,其中大概有 50% 的病人同时表现出两个及以上的症状。对于大部分失眠病人而言,失眠症状一般在几周内会自动消失,但是对于那些症状比较严重的,大概有 50% 的病人会发展为慢性失眠障碍。

二、失眠的定义及诊断标准

1. 失眠的定义

人对睡眠的需求因年龄、个体差异而不同。新生儿每天平均睡眠 16 个小时以上，儿童一般为 10 个小时以上，成人则为 6~8 个小时，而老年人则睡眠会相应减少。

失眠是指睡眠启动和睡眠维持障碍，致使睡眠质量不能满足个体需要的一种状况。失眠有多种形式，包括入睡困难、睡眠不深、易醒、多梦早醒、再睡困难、醒后不适或疲劳感，或白天困倦。失眠可引起焦虑、抑郁情绪，或恐惧心理，并可导致精神活动效率下降影响社会功能。

2. 临床表现

失眠病人的临床表现主要有以下方面：

（1）入睡困难。

（2）不能熟睡。

（3）早醒，醒后无法再入睡。

（4）频频从恶梦中惊醒，自感整夜都在做恶梦。

（5）睡过之后精力没有恢复。

（6）发病时间可长可短，短者数天可好转，长者持续数日甚至数年难以恢复。

（7）容易被惊醒，有的对声音敏感，有的对灯光敏感。

（8）很多失眠的人喜欢胡思乱想。

（9）长时间的失眠会导致神经衰弱和抑郁症、焦虑症，而神经衰弱病人的病症又会加重失眠。

3. 诊断标准

根据 CCMD-3 失眠症的诊断标准：

（1）原发性失眠：

①几乎以失眠为唯一的症状。

②具有失眠和极度关注失眠结果的优势观念。

③对睡眠数量、质量的不满，引起明显的苦恼或社会功能受损。

④至少每周发生3次，并至少已达1个月。

⑤排除躯体疾病或精神障碍症状导致的情况。

（2）继发性失眠：由疼痛、焦虑、抑郁或其他可查证因素引起的失眠。

《中国成人失眠诊断与治疗指南》制定了中国成年人失眠的诊断标准：

①失眠表现入睡困难，入睡时间超过30分钟。

②睡眠质量下降，睡眠维持障碍，整夜觉醒次数≥2次、早醒、睡眠质量下降。

③总睡眠时间减少，通常少于6小时。

在上述症状基础上同时伴有日间功能障碍，主要包括：

①疲劳或全身不适。

②注意力下降或记忆力减退。

③学习、工作和（或）社交能力下降。

④情绪波动或易激惹。

⑤日间思睡。

⑥兴趣、精力减退。

⑦工作或驾驶过程中错误倾向增加。

⑧紧张、头痛、头晕，或与睡眠缺失有关的其他躯体症状。

⑨对睡眠过度关注。

4. 失眠的分类

根据病程分为：

①急性失眠：病程＜1个月；

②亚急性失眠：病程≥1个月，＜6个月；

③慢性失眠：病程≥6个月。

根据病因分为：

①原发性失眠症：是与心理因素或躯体疾病有明显直接关系的长期失眠。

②继发性失眠症：是由疼痛、焦虑或抑郁引起的失眠。

根据临床表现分为：

①入睡期失眠（入睡时间＞30分钟）。

②睡眠维持期失眠（夜间觉醒次数＞2次，总觉醒时间＞3分钟）。

③睡眠结束期失眠（早醒，比平时早醒1～2小时，总睡眠时间少于6小时）。

5. 失眠的危害

（1）睡眠质量不好的人经常在睡眠过程中反复出现短时间的清醒，交感神经系统保持兴奋，这意味着他们的血压和血糖仍然保持清醒时的较高水平，长此以往，容易引发高血压、糖尿病（早晨空腹血糖高）和精神心理疾病。

（2）导致人体免疫功能低下、神经内分泌的紊乱，较易受到外来病毒或病菌的侵害，甚至引发呼吸道感染、肿瘤等。

（3）增加心脏的负担，易诱发心脏疾病。

（4）睡眠问题还常与其他精神心理疾病有着重要的关联。尽管目前还没有确切的定论表明失眠会引发精神类疾病，但临床事实是：在精神类疾病的门诊中，大约有70%的病人存在不同程度的失眠问题，尤其是抑郁症病人。有的人甚至在相当长时间内，都无法保证每天2个小时的睡眠。

（5）生活中，很多过劳死、猝死的案例都与睡眠不足有关。经常失眠可引起老年痴呆症或使人过早衰老，缩短寿命。

（6）睡眠不足会影响生长激素的分泌，进而影响儿童、青少年的生长发育。

（7）长期失眠会影响社会功能，造成工作、学习能力下降，记忆力、注意力减退等。

（8）导致自主神经功能紊乱。

第十一章
失 眠

第二节 西医对失眠的认识

一、西医对失眠病因的认识

20世纪60年代起，西医提出了睡眠的单胺假说，开启了治疗睡眠障碍从神经递质入手的大门。至今人们已明确靶点在5-HT、去甲肾上腺素等重要递质上的药物可有效改善失眠症状。近些年来，人们把视角转向了更广泛的领域，着眼于失眠与其他人体系统、常见疾病及更广泛的诊疗方式之间的联系。

西医把失眠的发生概括为三大因素：易感因素，诱发因素和持续因素。易感因素是指病人自身内在素质，包括生理易感素质和心理易感素质，它构成了失眠发生的内在基础。一方面与自身有关的易感素质包括性别、年龄、个性和遗传素质等密切相关；另一方面则与外界的特定条件，如生活质量、经济条件、人际关系、睡眠环境等有关。诱发因素较多，如外感、内伤、劳倦、环境、药物等。持续因素是指病人长期的非适应性睡眠习惯，即其在入睡－床铺－卧室之间建立的一种非适应性条件反射。

二、西医对失眠的治疗

失眠的治疗效果取决于很多因素,包括失眠症状的严重程度以及持续时间、合并症情况和病人对于各种药物副作用的耐受程度。在西医治疗中,主要采取心理和药物治疗的方法。

1. 心理治疗

心理治疗主要采用认知疗法和行为疗法。认知疗法可以提高病人对睡眠的正确认识以及减少睡眠前的焦虑情绪从而达到治疗目的。而行为疗法可以帮助病人建立规律睡眠习惯,并克服睡前焦虑,方法包括放松训练等。

2. 药物治疗

临床上主要采用的苯二氮䓬类药物、非苯二氮䓬药物、褪黑素和抗抑郁药物等。

苯二氮䓬类药物为目前治疗失眠病人应用最广的药物,常见的药物有咪达唑仑、氯硝西泮、氟西泮、硝西泮等。其作为辅助治疗的手段,可以缩短睡眠潜伏期,减少夜间觉醒次数,延长总睡眠时间,但其有日间倦困,认知和精神运动损害,长期使用容易产生依赖性,并可能造成失眠反弹等副作用。

非苯二氮䓬药物可改善病人的睡眠结构,主要有唑吡坦、佐匹克隆、扎来普隆等药物,治疗剂量内,唑吡坦和佐匹克隆一般不产生失眠反弹和戒断综合征。

褪黑素是松果体分泌的一种吲哚类激素,具有催眠镇静、调节睡眠觉醒周期等作用,主要用于睡眠节律障碍,包括睡眠时相延迟综合征、时差反应、倒班工作等所致睡眠障碍，对老年性失眠病人效果较好。但有一些研究认为，褪黑素药物的催眠效果并不确切，且在超过生理剂量时会抑制内源性褪黑素的分泌又加重抑郁作用。

三环类抗抑郁药有较强的镇静作用，可减少睡眠潜伏期和睡眠中觉醒，不同程度减少快速动眼期睡眠和增加 REM 时相活动。选择性 5-羟色胺再摄取抑制剂类抗抑郁药虽然没有特异性催眠作用，但可以治疗抑郁和焦虑症状以改善失眠，但有时可能加重失眠。其他抗抑郁药物如米氮平可以缓解抑郁病人的睡眠障碍症状。

三、西医在治疗失眠上存在的弊端

1. 西医忽视了人体是一个精密、复杂的化学反应体

人体是一个精密、复杂的化学反应体，生理的异常体现着机体化学反应的异常。**笔者认为，失眠往往是由 5-羟色胺、去甲肾上腺素等神经递质的缺乏引起的，而这些神经递质的合成异常往往反映出身体内营养物质缺失，以及催化合成上述物质酶的缺失，从而导致体内对应化学反应的异常，而西医在治疗失眠中往往忽视这一点。**

2. 西医治疗过分注重用药，忽视了饮食平衡的改善作用

西医对失眠的治疗注重药物对脑神经的控制和改善，强调药物对体内神经递质合成以及含量变化的影响，忽视了人体神经递质合成所需原料的主要来源——饮食。

许多失眠病人存在饮食结构不合理、胃肠功能不好等问题，这经常会导致身体营养失调，致使神经递质的合成出现问题，而西医却忽视饮食与吸收的重要性，肠道有益微生物及肠道内环境的健康也是保证睡眠的重要因素。

3. 西医对失眠的治疗"治标不治本"

单纯使用镇静药物治疗失眠的疗效并不理想，化学药物多是抑制神经细胞过度兴奋，进而促进睡眠，但并没有从根本上解决引起失眠的因素，治标不治本。

4. 服用治疗失眠的药物易引起不良反应

西医治疗失眠主要采用苯二氮䓬类药物、非苯二氮䓬药物、褪黑素和抗抑郁药等。每种药物在利用其特点治疗失眠之余，均存在使机体产生不良反应的可能。

治疗失眠药物常见的不良反应有：体重增加、内分泌紊乱、肝功能障碍等，此外这类药物容易使人产生耐药性和药物依赖，偶有嗜睡情况出现。

第三节　失眠与其他疾病

一、失眠与抑郁、焦虑

失眠病人往往存在焦虑、抑郁情绪，而失眠症状又是抑郁症的一个常见伴随症状，会随着抑郁症的缓解而消失。最新的《精神障碍诊断与统计手册（第5版）》和《睡眠障碍国际分类（第3版）》将失眠障碍看作与其他精神障碍共病的状态，这将对未来失眠症的诊疗和临床研究产生重要的影响。

有研究显示，有85%的抑郁症患者有失眠症状。而另一项研究中173例失眠患者存在焦虑情绪的占53.18%，存在抑郁情绪的占58.96%，焦虑抑郁情绪共存的占45.66%。也有研究表明，原发性失眠病人中47.90%存在焦虑情绪，56.30%存在抑郁情绪，40.34%的病人既有焦虑情绪又有抑郁情绪，继发性失眠病人中64.81%存在焦虑情绪，64.81%存在抑郁情绪，57.41%的病人既有焦虑情绪又有抑郁情绪。还有一项研究表明，失眠与焦虑的相关度为62.2%，失眠与抑郁的相关度为59.7%。

失眠和抑郁、焦虑的关系：第一，失眠可独立于精神障碍（抑郁症、焦虑症）和躯体疾病而出现。第二，失眠和抑郁、焦虑之间存在双向病程关系，失眠可预测将来抑郁的发生及抑郁可预测将来失眠的发生。失眠可增加焦虑、抑郁及物质滥用发生的风险。

二、失眠与痴呆

关于高龄人群睡眠障碍与认知功能障碍之间存在的关联,目前还没有一致的纵向研究数据。近期,通过国外五项相关研究综合分析发现,老年人失眠可伴有更高的痴呆症发病风险。研究者发现睡眠减少可致痴呆症发生的风险上升75%。同时,研究结果提示失眠可能会影响大脑的健康,特别是有可能通过减少神经结构,增加细胞死亡的风险,而影响大脑。

三、失眠与心脑血管疾病

国内外很多研究显示,失眠为高血压发生的危险因素之一。美国一项研究对4 810例32~59岁的研究对象进行了为期8~10年的随访,结果显示每晚睡眠≤5 h者,在调整肥胖、糖尿病等因素后,发生高血压的危险仍可增加2.1倍。此外,失眠也可影响血压。

目前认为,失眠可增加人群罹患冠心病的风险,甚至促发心肌梗死、急性心力衰竭、心源性休克等心血管事件,间接或直接影响心脏功能。现有研究显示,失眠可增加人群未来发生心力衰竭的风险,同时可严重影响慢性心力衰竭患者的生活质量。

总之,失眠可通过增加交感神经活性,调节内分泌或代谢情况,促进炎性反应等方式,促进高血压、冠心病、心力衰竭及心律失常等心血管疾病的发生与发展,并增加相关疾病心血管事件发生率。

第十一章
失 眠

第四节 对失眠的新认识

一、对失眠病因的新认识

失眠是能量生命（细胞能量、精神能量和宇宙能量）和生物生命（饮食与基因不匹配、氧化与抗氧化失衡和免疫识别"误判"、不良生活方式、胃肠道生态环境重创、神经内分泌失调、肝肾排毒解毒功能不足）失衡引起的。

1. **心理因素（压力、焦虑、抑郁）**

人的睡眠最容易受到各种心理因素影响。失眠病人大多曾承受过来自自身、家庭和社会等多方的压力。压力源作用下的慢性或严重的应激生活事件容易使人产生焦虑和抑郁情绪，而这已经成为罹患失眠的危险因素。

压力应激因素可促使人体能量和抗氧化物质的大量消耗，易导致大脑神经细胞的氧化受损，功能下降，再加上糖皮质激素本身就具有抑制神经细胞生长及免疫的作用，进一步增加出现失眠的概率。

2. **饮食与基因不匹配（营养失衡、炎性饮食）**

当日常饮食与我们的基因不匹配时，会造成营养失衡而引发抗氧化能力弱化，也会使基因病态或变异表达及炎性反应。营养失衡会使有助于睡眠的神经递质合成出现异常，而炎性饮食会使大脑神经细胞出现炎性反应，造成神经细胞功能受损，影响睡眠节律。

3. 氧化与抗氧化失衡和免疫识别"误判"及慢性炎症

众所周知，在食物消化过程中，大块的食物分子只有被降解为简单的氨基酸、脂肪酸和单糖才能进入人体，其他任何大分子都会被当作是异物，形成抗原抗体复合物（IgG 或 IgE）。未被消化的大分子食物再加上有渗漏问题的肠壁，会给大分子食物提供与免疫系统直接接触的机会，极易引发慢性过敏反应，让人不易觉察。当今社会，我们所食用的天然食品越来越少，大部分均是人为加工过的食品，含大量色素和添加剂等难以降解消化的大分子物质，极易引发过敏现象。食物消化吸收过程中，胃肠道难免会吸收一些有害物质进入身体。正常情况下，威胁身体的物质都会被清除，而食物过敏实际上反映出肠道、肝脏的屏障和解毒功能异常或减弱，同时也反映出抗氧化能力的下降，而毒素、致炎因子、过敏原进入血液，引发免疫反应（组胺增高），破坏血脑屏障；同时，这些物质随着淋巴和血液渗入大脑，脑细胞产生炎性反应，进而受到损伤，造成失眠。

4. 胃肠道生态环境重创

当胃肠道有损伤和菌群失调时，营养物质的吸收、消化和代谢即会发生异常，特别是影响合成某些神经递质原料的吸收，进而造成与睡眠相关神经递质的减少，引发睡眠问题；同时，可使胃肠道对毒素、炎性介质（组胺、缓激肽等）或类阿片肽物质（蛋白质的分解产物）的屏障和免疫能力下降，导致这类物质通过血液循环最终进入大脑，损伤脑神经细胞，产生炎性反应，出现各种情绪和行为异常,对那些血脑屏障功能尚未完全建立的儿童和青少年损伤更大。

5. 不良生活方式

偏食、厌食、饮食不节的生活习惯往往会造成机体的营养失衡。而饮食不洁会使体内毒素增多,加重胃肠道和肝脏的负担,如随着血液进入大脑,会损伤脑神经细胞。饮食不规律则会加重胃肠道负担,更会影响到机体自身的生物节律,影响睡眠。

不良的睡眠习惯是引发失眠的不良因素之一。晚上睡得太晚,在床上玩手机等都属于不良的睡眠习惯,使我们正常的睡眠节律和睡眠认知被打破,进而引起失眠问题。

睡觉之前喝酒,吸烟,饮用浓咖啡、茶水都会使大脑神经兴奋,影响睡眠。

6. 肝脏解毒功能低下

肝脏是人体最大的解毒器官,肠内毒素(包括重金属等)容易引起肝脏解毒负担的加重,导致解毒能力的下降,造成毒素的积累。肝脏中的毒素随血液循环进入大脑,最终导致神经细胞的损伤,同时也造成了肝脏本身的损害,肝功能下降。

7. 老年性失眠

老年性失眠可能还与血管内壁炎症、动脉硬化有关,使大脑缺血缺氧,产生呼吸暂停综合征,影响睡眠。因此,老年人的失眠应该多服用植物抗氧化、抗炎剂,通络活血化瘀的中药来改善睡眠情况。

二、对失眠治疗的建议

1. 正确认识睡眠,减少压力(增加正性精神能量)

睡眠质量往往是评价睡眠的重要指标,但有些人却总是在纠结自己睡了几个小时上。更有甚者偶尔一次的睡眠不良,就会焦虑不堪,进而加重失眠的情况,造成恶性循环。当我们能够正确认识睡眠,减少自己对睡眠的过度关注,保持一颗平常心时,睡眠状况也会有很大改善。

生活中难免会有很多压力事件存在,但这些压力能否成为影响睡眠的因素,在很大程度上取决于一个人的正性精神能量,增加正性精神能量,对失眠的缓解大有裨益。

2. 调整饮食结构、改变不良生活习惯,增加抗氧化能力和免疫功能,减少炎性反应

调整自己的饮食结构,效仿古人的洞穴饮食,让饮食结构与自身的基因相匹配,保证身体的营养均衡,减少炎性反应,保护大脑。

一般来说,一个完整的睡眠周期是 1.5 小时,有质量的睡眠时长应该是 1.5 小时的倍数,常以 7.5 个小时左右为宜。中医提倡"早卧早起,与鸡俱兴"等理论,也认为人生于天地之间,其生命活动要与春夏秋冬四季保持一致,**根据四季变化来调整自己的作息**,顺应自然。现代社会,由于生活节奏和方式的改变,我们通常认为一般成年人在晚上 10～11 点入睡为宜。

如果晚上要工作到很晚才能睡的话,应在中午睡半个小时,以保持精力充沛。但也有研究指出,每天习惯午睡 30 分钟以上的人,患高血压、高血糖、高胆固醇的概率更高,其原因在于过长时间的午睡会扰乱生物钟,不利于血压平稳。午睡时间过长,人会进入深睡眠状态,有的人甚至在突然醒来后,大脑会一过性供血不足,出现头晕等症状。此外,午睡时间过长还会影响夜间的正常睡眠,扰乱正常的生物节律。午睡后经常出现红眼症状的人,更要警惕是否存在高血压诱发眼部病变的问题。养成一个良好的睡眠习惯,对治疗失眠至关重要。

补充大量的植物抗氧化、抗炎剂,有助于增加机体的抗氧化、抗炎能力,也能提高身体的免疫能力。祛除过敏原,筛查病人的 IgG 和 IgE,可减少免疫系统的过度内耗。

3. 恢复胃肠道生态环境稳态和提高肝脏功能

通过调理肠道菌群的平衡和抗氧化能力,使胃肠道功能恢复正常,增加对营养物质的吸收能力和肠道屏障功能。而肝脏的解毒能力增加后,会减少血液中的毒素,进而减少其对大脑的损伤。

4. 练习 619 能量操

我们根据失眠的病因与发病机制,经过数十年的实验室和临床研究,研制出植物抗氧化、抗炎剂,以及补充神经递质剂和调节胃肠道与生物钟的复合小分子中药食疗方案。此方案获得了国家中医药管理局适宜推广项目和国家专利。

总之,平和的心态(空、静、净)、积极的锻炼(宇宙能量)、均衡的营养、健康的生活方式等是治疗失眠的关键因素。

能量生命与健康之道

>> 小贴士

美国亚利桑那州一位医生安德鲁·威尔博士推广一种帮助睡眠的4-7-8呼吸方法，称为"神经系统天然的镇静剂"，也称为"60秒极速入睡法"，可以令人在60秒内进入睡眠，而不用药物，而且该方法可以减轻焦虑，有益于心理健康。

威尔博士解释道，这一帮助睡眠方法的姿势可以很随意，但是练习的时候还是应该后背坐直。他说："方法很简单。可以在任何想睡觉的地方做。"

具体步骤：

1. 用口呼的方式，大呼一口气。

2. 闭嘴，用鼻子吸气，在心中数4个数（1，2，3，4）。

3. 停止吸气，屏住呼吸，在心中数7个数（1，2，3，4，5，6，7）。

4. 用口呼的方式，再大呼一口气，同时心中数数——1，2，3，4，5，6，7，8。

每4次这样的"一呼一吸"为1遍，需要重复3遍。

因为这种呼吸的时候心中要数数，所以威尔医生称这种方法是4-7-8呼吸法。

据英国《每日邮报》报道，威尔医生说，吸气的时候要用鼻子而且不要发出声音，呼气时用口，要有"呼"声，而且一定要舌抵上颚。

威尔博士表示，这种方法非常有效，其原理是让肺吸入更多的

第十一章
失 眠

氧气，身体中氧气增多则能调节人的副交感神经系统的功能。现代人总是处于一种紧张的状态，神经系统因为过度刺激而功能紊乱，于是导致睡眠不足。4-7-8呼吸法调节副交感神经系统的功能，让人少想那些杂七杂八的东西，这样就能安然入梦了。

他还认为，这种呼吸方法能缓解人的焦虑。

每天练习两次4-7-8呼吸法，连续练习6～8周，就能熟练掌握这个方法，达到60秒内进入睡眠的状态。

第十二章 骨关节炎

——由免疫紊乱引发的骨关节慢性炎症的结果

第一节 概述

一、骨关节炎的定义及现状

骨性关节炎（osteoarthritis，OA）又称骨关节病、退行性关节炎和增生性关节炎等，是中老年人常见病、多发病之一。以关节软骨进行性变性、破坏及丧失，关节软骨及软骨下骨边缘骨赘形成和关节面硬化为基本病理改变。其最显著的症状是疼痛，还可伴有无力、关节活动受限、严重影响患者的工作和生存质量。该病的发病人数占各类型关节炎发病人数的 40% 左右，40 岁以上的中老年人好发，全球约有 3.5 亿人患病，仅中国患病人数就超过 1 亿，严重危害人类健康。

骨关节炎在全球发病率为 4% ~ 13%，我国 60 岁以上的人群发病率约为 60%。世界卫生组织将其与心血管疾病、癌症并列为威胁人类健康的"三大杀手"。据世界卫生组织预测，我国将成为世界 OA 患病人数最多的国家。

二、骨关节炎的临床症状

在临床上，骨关节炎受累关节常表现的临床症状包括：

（1）关节疼痛及压痛。

（2）关节肿胀。

（3）早晨关节僵硬（晨僵）。

（4）关节有摩擦音。

骨关节炎在临床上好发于手、膝、髋、脊柱、足等部位的关节处。

临床上将骨关节炎分为不明原因的原发性骨关节炎和在其他因素影响下的继发性骨关节炎。此外，还包括一些特殊类型的骨关节炎：

（1）原发性全身性骨关节炎：以远端指间关节、近端指间关节和第一腕掌关节为好发部位。

（2）侵蚀性炎症性骨关节炎：常见于绝经后的女性。主要累及远端及近端指间关节和腕掌关节。

（3）弥漫性特发性骨质增生症：好发于中老年男性。病变累及整个脊柱，呈弥漫性骨质增生，脊柱韧带广泛增生骨化及其邻近的骨皮质增生。

三、骨关节炎的诊断标准

根据患者的临床表现、体征和影像学等辅助检查，骨关节炎的诊断并不困难。目前，国内多采用美国风湿病学会 1995 年的诊断标准。

1. 手骨关节炎

①近 1 个月，大多数时间有手关节疼痛、发酸、发僵。

②10个指定关节中,骨性膨大关节≥2个。

③掌指关节肿胀≤2个。

④远端指间关节骨性膨大>2个。

⑤10个指丁关节中,畸形关节≥1个。

满足1+2+3+4条或1+2+3+5条者,可诊断手骨关节炎。

注:10个指定关节为双侧第二、三远端及近端指间关节,双侧第一腕掌关节。

2. 膝骨关节炎

(1)临床标准:

①近1个月,大多数时间有膝关节疼痛。

②有骨摩擦音。

③晨僵≤30 min。

④年龄≥38岁。

⑤有骨性膨大。

满足1+2+3+4条或1+2+5条或1+4+5条者,可诊断膝骨关节炎。

(2)临床+放射学标准:

①近1个月大多数时间有膝痛。

②X线片示骨赘形成。

③关节液检查符合骨关节炎。

④年龄≥40岁。

⑤晨僵≤30 min。

⑥有骨摩擦音。

满足 1+2 条或 1+3+5+6 条或 1+4+5+6 条者,可诊断膝骨关节炎。

3. 髋骨关节炎诊断标准

临床 + 放射学标准

①近 1 个月,大多数时间有髋关节疼痛。

②血沉(ESR)≤ 20 mm/1h。

③X 线片示骨赘形成。

④X 线片示髋关节间隙狭窄。

满足 1+2+3 条或 1+2+4 条或 1+3+4 条者,可诊断髋骨关节炎。

第二节　西医对骨关节炎的认识

一、西医对骨关节炎发病机制的认识

1. 人口学因素

骨关节炎的发生与年龄密切相关。50 岁之前，男性 OA 发病率高于女性；50 岁以后，女性高于男性；女性的总体发生率高于男性。80 岁以后，两性骨关节炎的发病率和患病率都趋于平缓或有所降低。

2. 遗传因素

有研究表明，50% 以上的手骨关节炎发生与遗传有关，而膝骨关节炎的发生与遗传的相关性要小得多。另外，女性骨关节炎的遗传易感性较男性高。

3. 骨质疏松症、雌激素紊乱

骨质疏松症病人中，骨关节炎的患病率较低。骨关节炎易发于 50 岁左右的女性，因为这个阶段的女性处于更年期，雌激素分泌紊乱。

4. 营养因素

营养素在人体代谢活动中扮演着重要的角色，维生素 C、维生素 D 对骨关节炎的发生发展有一定的影响。

5. 关节损伤

关节软骨在突发性创伤或反复性活动超出了关节周围肌肉和韧带的承受能力下，容易造成关节软骨的损伤，这会增加骨关节炎的发病风险。

6. 其他因素

西医普遍认为体重过大、肌肉力量不足，以及先天骨关节发育不全也是骨关节炎的致病因素。

二、西医对骨关节炎的治疗

西医治疗该病的主要目的是缓解疼痛、阻止和延缓疾病的发展及保护关节功能。

（1）一般治疗：采用热疗、水疗、经皮神经电刺激疗法、针灸、按摩和推拿、牵引等物理治疗，减轻疼痛和缓解关节僵直。教育病人了解疾病相关知识，在日常生活中减轻关节负荷，保护关节功能。

（2）药物治疗：分为控制症状的药物、改善病情的药物及软骨保护剂。

控制症状的药物：

①非甾体抗炎药（NSAIDs）：NSAIDs是最常用的一类骨关节炎治疗药物，其作用是减轻疼痛及肿胀，改善关节的活动，主要药物包括双氯酚酸等。

②其他止痛剂：对乙酰氨基酚、曲马多等。

③局部治疗：外用NSAIDs或关节腔内注射糖皮质激素等药物。

改善病情药物及软骨保护剂：此类药物具有降低基质金属蛋白酶、胶原酶等的活性作用，既可抗炎、止痛，又可保护关节软骨，有延缓骨关节炎发展的作用。一般起效较慢。主要的药物包括硫酸氨基葡萄糖、葡糖胺聚糖、S-腺苷蛋氨酸及多西环素等。

（3）手术治疗：对晚期病人，在其身体能承受范围内可以进行手术治疗，能有效消除疼痛、矫正畸形、改善功能，大大提高病人的生活质量。

手术治疗方法包括：关节镜手术（关节清理术、关节腔冲洗术、游离体摘除、软骨移植、软骨下骨钻孔术等），截骨术，关节置换术，关节融合术。

第三节 对骨关节炎的新认识

一、对骨关节炎病因及发病机制的新认识

笔者认为,骨关节炎主要是能量生命和生物生命(饮食与基因不匹配、氧化与抗氧化失衡和免疫识别"误判"、不良生活方式、胃肠道生态环境重创、肝肾排毒解毒功能不足)失衡引起的。

1. 精神能量和宇宙能量不足

长期的压力会使机体的能量过度透支、免疫功能紊乱,内自由基增加,容易产生炎性反应,进而引发骨关节炎。而有的时候骨关节炎与过度运动有关,单纯的运动并不能增加更多宇宙能量,还需要结合静态的修炼才能共同提升宇宙能量。

2. 饮食与基因不匹配、炎性饮食

骨关节炎是一个慢性炎性反应,当日常生活中的饮食结构与基因不相匹配或有炎性饮食时,除了会造成营养失衡和基因病态或变异表达,还会造成骨关节的炎性反应。因此在治疗骨关节炎时,会建议病人减少高碳水化合物等的致炎食物的摄入,提倡碱性饮食和抗炎饮食,如补充植物抗氧化、抗炎剂,多吃蔬菜和坚果。

3. 氧化与抗氧化失衡和免疫识别"误判"及慢性炎症

空气的过度污染等产生的外自由基和情绪压力等产生的内自由

基都会损伤机体的细胞,导致免疫紊乱,进而产生慢性炎症,导致骨关节炎。

4. 不良生活方式

偏食、挑食等不良生活习惯会造成机体的营养失衡。饮食不洁致使摄入的防腐剂、添加剂、外来雌激素等过多造成机体毒素增加,引发免疫紊乱,产生骨关节炎。

5. 胃肠道生态环境重创

胃肠道在氧化受损的情况下,添加剂、防腐剂、重金属破坏肠屏障,一些未被消化的食物大分子加上渗漏的肠壁,给食物大分子与免疫系统接触提供了良好的机会,极易引发过敏反应,产生慢性炎症,引发骨关节炎。

肠道菌群失调会影响胃肠道的消化吸收功能,造成机体酸碱失衡,产生酸性体质,而一些有害菌在死亡后,菌体成为抗原,引起胃肠道及骨关节的免疫反应,进而引发骨关节炎。

6. 肝肾排毒解毒功能不足

肝脏的解毒和肾脏的排毒功能下降,会造成毒素在体内堆积,随着血液流到全身各处,损害机体细胞,增加骨关节炎的患病风险。

二、对骨关节炎治疗的建议

骨关节炎的病人,应改变饮食结构,减少炎性饮食,增加碱性饮食,改变偏食挑食的不良生活习惯,从根本上解决营养不均衡

（补充细胞能量）和阻断炎性反应的发生；补充植物抗氧化、抗炎剂及益生菌，减少胃肠道、肝肾的损伤，增强免疫能力和抗氧化、抗炎能力，从而改善骨关节炎。此外，构建骨及软骨的元素如小分子蛋白肽（软骨的"钢筋"）、矿物质（骨与软骨的"沙子和水泥"）、葡萄糖胺和维生素C（骨与软骨的"黏合剂"）的补充对治疗骨关节炎至关重要。除了物质的补充外，平和的心态，适当的运动和静态修炼，也是治疗骨关节炎的有效手段。在临床上，我们采用上述方法对强直性脊柱炎病人进行治疗，也取得了理想的效果。

参考文献

[1] 艾萨克·牛顿. https://baike.so.com/doc/5351751-5587209.html#5351751-5587209-3_2.

[2] 陶然. 西医治不好的病：一位医生对慢性病诊疗的反思[M]. 北京：华夏出版社，2016.

[3] 曾泽波. 中医养生之文化内涵[J]. 岭南文史，2001,1:13-22.

[4] 爱立之家. 地球上的季节与宇宙本质及与人类的关系[DB/OL].[2017-12-18] http://www.sohu.com/a/211353855_656831.

[5] 九万里鸿鹄. 玉石与人体健康[DB/OL].[2016-05-25] http://www.360doc.com/content/17/1210/15/38229376_711814143.shtml.

[6] 唐雪梅. 素问白话解读[M]. 湖南：湖南科学技术出版社，2010，10：60-61.

[7] 徐文兵、梁冬.黄帝内经-异法方宜[M].江西：江西科学技术出版社，2014.

[8] 尹烨和梁冬说意识能改变基因表达，冥想能治病，有依据吗[DB/OL].[2017-12-10]http://www.360doc.com/content/17/1210/15/38229376_711814143.shtml.

[9] 陶然，银娟，刘庆.寻觅心灵的快乐[M].北京：人民卫生出版社，2014.

[10] 尤瓦尔·赫拉利.人类简史[M].北京：中信出版社，2017.

[11] 浅议婴儿喜欢吃手和小孩喜欢玩土[DB/OL].[2017-12-28] http://mp.weixin.qq.com/s/zfSJW2DJOQslWyXLjoMbfA.

[12] 刘昌孝.肠道菌群与健康、疾病和药物作用的影响[J].中国抗生素杂志，2018,1(43):1-14.

[13] 李绍旦，杨明会，王振福，等.亚健康失眠人群脑内神经递质水平分析[J].中国全科医学，2008,1（11）:24-25.

[14] 如皋百岁老人[DB/OL]. https://baike.so.com/doc/7699827-7973922.html.

[15] 氧自由基[DB/OL]. https://baike.so.com/doc/5568903-5784081.html.

[16] 不良生活方式[DB/OL]. https://baike.baidu.com/item/%E4%B8%8D%E8%89%AF%E7%94%9F%E6%B4%BB%E6%96%B9%E5%BC%8F.

[17] 刘延潇.浅析人体内分泌系统对维护身体健康的作用[J].现代医学与健康研究，2017，8（1）：169.

[18] 赵芳.孙丽芳.药源性女性内分泌紊乱[J].药物与临床，

2014，11（11）：27-30.

[19] Johnsen E,Kroken RA,Abaza M,et al.Antipsychoticinduced hyperprolactinemia:a cross-sectional survey[J]. J ClinPsychopharmacol, 2008，28(6):686-690.

[20] 江世虎，周建跃，温红蕾.工作压力大内分泌紊乱[N].健康报，2005.

[21] 郁琦，姚伟峰.内分泌紊乱[DB/OL].http://www.baikemy.com/disease/detail/13214154412033/1

[22] 宋茂民.王磊.外科疾病学[M].北京：高等教育出版社，2017.

[23] David Hawkins.Power vs.Force：The Hidden Determinants of Human Behavior[M].Veritas Pub，1995.

[24] 姚远生.20年人类能量层级惊天跃升[DB/OL].[2017-04-05] https://www.toutiao.com/i6405541109899985409/

[25] 丁延祚.肝脏的解毒功能[J].生物学通报，1985，10:1-6.

[26] 叶增杰，梁木子.失眠障碍的国内外研究进展[J].医学与哲学，2017，38(573)：60-63.

[27] 中华医学会神经病学分会睡眠障碍学组.中国成人失眠诊断与治疗指南[J].中华神经科杂志，2012，45(7):534-540.

[28] 李璐路，刘梅颜，等.中西医对失眠与心血管疾病共病的研究进展[J].疑难病杂志，2016，1(15):96-100.

[29] 李岩，侯彦波.原发性与继发性失眠患者睡眠质量与焦虑抑郁情绪的研究[J].吉林医学，2009,30(19)：2264-2267.

[30] 刘晓辰,张蓉,杨云霜.原发性失眠症不同证型与焦虑、抑郁评分的关联性研究[J].陕西中医,2015,36(6):693-695.

[31] 陈伟伟,高润霖,刘力生.中国心血管病报告2017概要[J].中国循环杂志,2018,33:1-8.

[32] 于利平.心脑血管病的危险因素与预防管理对策[J].中医药管理杂志,2017,25(5):178-179.

[33] 廖德发.我国骨性关节炎流行病学调查现状[J].微创医学,2017,12(4):521-524.

[34] 啜阿丹.失眠症患者相关因素、证候与汉密尔顿焦虑量表的相关研究[D].北京中医药大学,2014.

[35] 范瑞明,杨丽.失眠症的临床治疗进展[J].中国临床康复,2006,10(10):149-151.

[36] 刘瑞,张波.失眠障碍的基础研究现状[J].中医药临床杂志,2017,10(29):1757-1760.

[37] 张继辉,刘亚平,潘集阳.失眠与抑郁关系2008—2013年研究进展及存在问题[J].中国心理卫生杂志,2015,2(29):81-85.

[38] 王筱君,阎红,李俊.失眠与焦虑、抑郁相关性的临床研究[J].中国误诊学杂志,2009,22(9):5325-5326.

[39] 罗鸿宇,华琦.失眠对心血管疾病的影响[J].中国心血管杂志,2016,2(21):161-163.

[40] 赵晓东,时晶.失眠的诊断与中西医治疗[J].中华中医药杂志,2011,11(26):2641-2643.

[41] 许晓伍,黄妙纯.失眠的病因学研究进展[J].世界睡眠医学

杂志．2017，5(4):307-312．

[42] 张海川．失眠的病因及药物治疗进展 [J]．中国美容医学，2012，7(21):375-376．

[43] 赵娟．辟谷养生 [A]．弘养中华养生文化共享健康新生话——中华中医药学会养生康复分会第七届学术年会论文集 [C]，2010．

[44] 孩子有没有出息，全靠这张家庭教育表！越早知道越好 [DB/OL]．[2018-02-25]http://mp.weixin.qq.com/s/MnVwpRaABQ_pgW9uzswCSA．

[45] 许金森．经络研究的现状与展望 [J]．中华中医药杂志，2016，31(11)：4355-4360．

[46] 肖开，苗明三．补气中药相关研究 [J]．中医学报，2014，29(5)：718-720．

[47] 吕倩倩，杨晓男，李飞，等．代谢组学对中药作用机制的理解与认识 [J]．江西中医药大学学报，2017，29(2)：109-120．

[48] 神经递质 [DB/OL]．https://baike.baidu.com/item/%E7%A5%9E%E7%BB%8F%E9%80%92%E8%B4%A8/7514143?fr=aladdin．

[49] 母亲勒死 5 年级儿子后跳楼：有多少爱，最后都变成了杀人魔鬼?[DB/OL].http://mp.weixin.qq.com/s/_HzD3dblvB2Ifz3kVToCdw．

[50] 武敏，黄传兵．骨关节炎的中医药治疗研究进展 [J]．世界中西医结合杂志，2013，9(8)：964-967．

[51] 中华医学会风湿病学分会．骨关节炎诊治指南（草案）[J]．中华风湿病学杂志，2003，11(7)：702-704．

[52] 谷艳超 刘世清 夏韶强，等．骨关节炎发病机制和治疗的研

究进展 [J]. 中国骨与关节杂志，2016，5(10)：770-774.

[53] 袁普卫，杨威，康武林，等. 骨关节炎的康复治疗研究进展 [J]. 风湿病与关节炎，2016，5(2)：63-67.

[54] 吕厚山，孙铁铮，刘忠厚. 骨关节炎的诊治与研究进展 [J]. 中国骨质疏松杂志，2004，10(1)：7-33.